Rudolf Schweitzer
**Infektionskrankheiten**
**Die Heilpraktiker-Akademie**

W0196456

Rudolf Schweitzer

# Infektionskrankheiten

## Die Heilpraktiker-Akademie

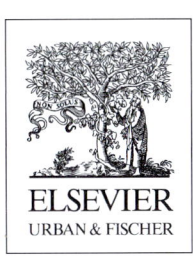
ELSEVIER
URBAN & FISCHER

URBAN & FISCHER München

**Zuschriften und Kritik an:**
Elsevier GmbH, Urban & Fischer Verlag, Hackerbrücke 6, 80335 München

**Wichtiger Hinweis für den Benutzer**
Die Erkenntnisse in der Medizin unterliegen laufendem Wandel durch Forschung und klinische Erfahrungen. Der Autor dieses Werkes hat große Sorgfalt darauf verwendet, dass die in diesem Werk gemachten therapeutischen Angaben (insbesondere hinsichtlich Indikation, Dosierung und unerwünschter Wirkungen) dem derzeitigen Wissensstand entsprechen. Das entbindet den Nutzer dieses Werkes aber nicht von der Verpflichtung, anhand weiterer schriftlicher Informationsquellen zu überprüfen, ob die dort gemachten Angaben von denen in diesem Buch abweichen und seine Verordnung in eigener Verantwortung zu treffen.
Wie allgemein üblich wurden Warenzeichen bzw. Namen (z. B. bei Pharmapräparaten) nicht besonders gekennzeichnet.

**Bibliografische Information der Deutschen Nationalbibliothek**
Die Deutsche Nationalbibliothek verzeichnet diese Publikation in der Deutschen Nationalbibliografie; detaillierte bibliografische Daten sind im Internet über http://dnb.d-nb.de abrufbar.

Um den Textfluss nicht zu stören, wurde bei Patienten und Berufsbezeichnungen die grammatikalisch maskuline Form gewählt. Selbstverständlich sind in diesen Fällen immer Frauen und Männer gemeint.

Planung: Ingrid Puchner, München
Projektmanagement: Dr. rer. nat. Andreas Dubitzky, München
Redaktion: Dr. med. Stefanie Gräfin v. Pfeil, Kirchheim/Teck
Herstellung: Marion Kraus, München; Kerstin Wilk, Leipzig
Satz: abavo GmbH, Buchloe/Deutschland; TnQ, Chennai/Indien
Druck und Bindung: Printer Trento, S.r.l., Trento/Italien
Fotos/Zeichnungen: siehe Abbildungsnachweis
Umschlaggestaltung: SpieszDesign, Büro für Gestaltung, Neu-Ulm
Titelbild: © fotolia

ISBN 978-3-437-58120-5

Aktuelle Informationen finden Sie im Internet unter **www.elsevier.de** und **www.elsevier.com**

# Vorwort

Das wichtigste Ziel der vorliegenden Lehrbuchreihe besteht darin, den Heilpraktiker-Studenten auf eine Weise zur Prüfung zu begleiten, dass der Weg dorthin trotz aller Anstrengungen Spaß macht. Die Heilpraktikerprüfung hat sich in den zurückliegenden Jahren verändert. Sie wurde um zahlreiche Krankheitsbilder erweitert und hinsichtlich abgefragten Detailwissens erheblich erschwert. Während zuvor vergleichsweise einfache medizinische Grundkenntnisse zum Bestehen der Prüfung ausreichten, geht es nun darum, Erkrankungen unterschiedlichster Fachbereiche nicht nur hinsichtlich ihrer Symptome zu kennen, sondern sie tatsächlich auch in all ihren Aspekten verstanden zu haben. Überprüft wird zunehmend medizinisches Verständnis. Dies muss man nicht bedauern. Der berufliche Alltag des Heilpraktikers kann nur gewinnen, wenn eher vage medizinische Vorstellungen durch Sachverstand ersetzt werden.

Die Heilpraktikerprüfung setzt sich aus einem schriftlichen und einem mündlichen Teil zusammen, wobei in beiden Teilen nahezu ausschließlich schulmedizinische Inhalte abgefragt werden. Es kann demzufolge in der üblichen zwei- bis dreijährigen Ausbildung nicht darum gehen, Teilbereiche der komplementären oder Ganzheitsmedizin zu erlernen. Vielmehr reicht diese Zeitspanne gerade dazu aus, sich die Prüfungsinhalte anzueignen – als Fundament für angestrebte Spezialisierungen im Anschluss an die Prüfung.

Die Lehrbuchreihe ist aus Skripten hervorgegangen, die unterrichtsbegleitend beständig und über viele Jahre an die sich verändernde Prüfungssituation und damit an die jeweils neu zu optimierende Ausbildung angepasst worden sind. Ihr Zweck besteht darin, dem angehenden Heilpraktiker medizinische Lehrbücher an die Hand zu geben, die es ihm ermöglichen, sich den vollständigen Prüfungsstoff aus einem einzigen Werk zu erarbeiten. Die Lehrbuchreihe erhebt den Anspruch, auf jede Frage, die jemals in den Prüfungen gestellt worden ist, eine vollkommen ausreichende Antwort zur Verfügung zu stellen. Sie geht zusätzlich immer dann über dieses Ziel hinaus, wenn ein vollständiges Verständnis medizinischer Inhalte andernfalls nicht hätte erreicht werden können. Von daher werden Sachverhalte so manches Mal eingehender als unbedingt notwendig erörtert, denn Medizin wird genau dann interessant bzw. geradezu spannend, wenn man die Zusammenhänge ganz versteht. Und sie wird mühsam und unbefriedigend, wenn verlangt wird, endlose Auflistungen von Fakten auswendig zu lernen – ganz abgesehen davon, dass auswendig Gelerntes, Unverstandenes sehr schnell in Vergessenheit gerät. Zusätzlich soll das angestrebte Verständnis Reserven für die Heilpraktikerprüfung wie für den nachfolgenden medizinischen Alltag schaffen.

Die Vollständigkeit der Lerninhalte ermöglicht es dem ausgebildeten Therapeuten gleichzeitig, das Lehrbuch in den Folgejahren zum schnellen Nachschlagen zu benutzen, um verloren gegangenes Wissen wieder aufzufrischen. Diesem Ziel dienen zusätzlich einzelne Kapitel, die sich mit wichtigen medizinischen Themen befassen, die (noch) nicht prüfungsrelevant, jedoch auf besondere Weise praxisorientiert sind. Um den Lernenden im Hinblick auf die Prüfung nicht zu überfordern, sind solche Themenbereiche gesondert gekennzeichnet.

Einzelne medizinische Fächer kann man als Puzzlesteinchen betrachten. Sie müssen, um ein Bild zu ergeben, zusammengesetzt werden. Dies beinhaltet auch, dass die Einzelteile zunächst noch kein vollständiges Verständnis erzeugen können, weil dieses Verständnis im Ganzen liegt und nicht in seinen Teilen. Fächer wie Herz/Kreislauf, Atmung, Endokrinologie oder Hämatologie müssen getrennt voneinander erarbeitet werden, doch greifen sie ineinander, sind abhängig voneinander, können im wachsenden Verständnis nicht isoliert bleiben. Von daher benötigt der Studierende zunächst nicht nur Fleiß, sondern auch sehr viel Geduld. Nicht alles wird auf Anhieb verstanden werden. Erst wenn das Bild beginnt, Gestalt anzunehmen, wenn in nachfolgenden Fächern bereits gelernte Inhalte aus neuer Perspektive betrachtet werden, beginnt der eigentliche medizinische Denk- und Lernprozess. Und so besteht ein weiteres Ziel dieser Lehrbuchreihe darin, den Lernenden bis zum Ende seiner Ausbildung dorthin zu führen, wo er begreift, dass Medizin nicht nur spannend ist, sondern letztendlich auch äußerst logisch und in weiten Teilen fast naiv in dem Sinne, dass alles aufeinander aufbaut, das eine aus dem anderen folgt und der Studierende die Symptome einer Krankheit selbst formulieren kann, sobald er ihr Wesen ganz verstanden hat.

Aus dem Erreichen dieses Ziels resultiert gleichzeitig die Befähigung zu medizinisch verantwortlichem Handeln. Ich wünsche den Studenten auf dem Weg dorthin Fleiß und Ausdauer, aber auch sehr viel Freude beim Betrachten des entstehenden Bildes.

Es ist mir ein Bedürfnis, an dieser Stelle denjenigen Dank zu sagen, die auf besondere Weise zum Gelingen der Lehrbuchreihe beigetragen haben. Treffender formuliert wäre sie ohne die Mitwirkung dieser Personen nicht zustande gekommen. Auf Seiten des Verlags ist dies Frau Ingrid Puchner, die das anspruchsvolle Werk von Anfang an in verantwortlicher Position begleitet und mit großem Sachverstand und menschlicher Kompetenz an allen Hindernissen vorbei zum Ziel geführt hat. In besonderer Dankbarkeit blicke ich auch auf die Redaktionsarbeit, für die in Gestalt der geschätzten Kollegin Dr. med. Stefanie Gräfin v. Pfeil eine dem Anspruch der Reihe höchst angemessene, ungewöhnlich kompetente Redakteurin gefunden wurde. Die menschliche und fachliche Kompetenz beider Persönlichkeiten finden sich schließlich auch in meiner geliebten Frau Florentine wieder. Sie hat dieses Werk viele Jahre lang mitgetragen, fachliche und sprachliche Unsauberkeiten aufgedeckt, Unverständliches angeprangert und nicht zuletzt klaglos auf zahllose Stunden gemeinsamer Zeit verzichtet.

Bad Wurzach, im Juli 2011
Rudolf Schweitzer

# Optimale Nutzung des Buches

## Fachbegriffe

Der Einstieg in die medizinische Terminologie ist für den Anfänger schwierig. Dennoch wird von ihm erwartet, dass er sich die Begriffe aneignet. In diesem Buch werden die fachspezifischen Begriffe erklärt und sowohl die deutsche als auch fremdsprachige Bezeichnung angegeben. Im Text wird dann zwischen den Begriffen gewechselt, wenn beide gebräuchlich sind.

Im Unterkapitel Terminologie des ➤ Bandes Basiswissen sind die wichtigsten Bezeichnungen mit Erklärungen erläutert. In diesem Band finden sich

- auf der Innenseite des Rückumschlages: die allgemeinen Lagebezeichnungen und Ebenen des menschlichen Körpers
- auf S. VIII: alle wichtigen Bezeichnungen für die Infektionskrankheiten.

## Abbildungen und Tabellen

Die Abbildungen und Tabellen sind getrennt voneinander innerhalb jedes Kapitels fortlaufend nummeriert.

Die große Menge an Abbildungen zeichnet dieses Buch aus. Nutzen Sie diese zusätzlichen Informationsquellen – ein Bild sagt häufig mehr als viele Worte, ist einprägsam und macht schwierige Zusammenhänge anschaulicher.

## Querverweise

Der menschliche Körper ist ein überaus fein abgestimmter Organismus, bei dem unzählige Rädchen ineinandergreifen, damit er funktioniert. Verweise finden sich daher auch auf andere Bände dieser Reihe und sind z. B. mit ➤ Fach Dermatologie gekennzeichnet.

## Abkürzungen

Die verwendeten Abkürzungen finden sich auf S. VII.

## Kurzlehrbuch

Das Studium der Kästen „Merke" und „Zusammenfassung" ermöglicht stichpunktartig ein rasches Wiederholen des Stoffes kurz vor der Prüfung. Damit können Sie überprüfen, ob Sie die wichtigsten Fakten parat haben.

## Kästen

Ein System aus farbigen Kästen erleichtert das Lernen.

---

### Einführung

Hinführung zum Thema

**ACHTUNG**
Hinweise auf unverzichtbare Notfall- oder Vorsichtsmaßnahmen

**HINWEIS PRÜFUNG**
wichtige Anmerkungen zur Prüfung

**MERKE**
Informationen zum Einprägen, hilfreiche, interessante Tipps, Hinweise oder Merksätze

**EXKURS**
interessante Informationen, die über das Thema hinausgehen, um Zusammenhänge aufzuzeigen oder herzustellen

**HINWEIS DES AUTORS**
Erfahrungen des Autors, die über das allgemeine schulmedizinische und prüfungsrelevante Wissen hinausgehen

**Zusammenfassung**
fasst die einzelnen Abschnitte kurz zusammen und bildet mit den Merke-Kästen ein optimales stichpunktartiges „Kurzlehrbuch" zur schnellen Wiederholung aller wichtigen Fakten

# Abkürzungsverzeichnis

| | |
|---|---|
| **A. (Aa.)** | Arteria (Arteriae) |
| **ASL** | Antistreptolysin-Titer |
| **ATP** | Adenosintriphosphat |
| **BSE** | bovine spongiforme Enzephalopathie (Rinderwahnsinn) |
| **BSG** | Blutkörperchen-Senkungsgeschwindigkeit |
| **CT** | Computertomographie/Computertomogramm (geschichtete Röntgenaufnahmen werden im Computer zu einem Bild hoher Auflösung zusammengesetzt) |
| **CCT** | kraniale Computertomographie (Computertomographie des Schädels) |
| **CJK** | Creutzfeldt-Jakob-Krankheit |
| **EEG** | Elektroenzephalogramm (Aufzeichnung der Hirnströme) |
| **HUS** | hämolytisch-urämisches Syndrom |
| **IfSG** | Infektionsschutzgesetz |
| **KHK** | koronare Herzkrankheit |
| **M. (Mm.)** | Musculus (Musculi) |
| **Min.** | Minute(n) |
| **N. (Nn.)** | Nervus (Nervi) |
| **PCR** | polymerase chain reaction = Polymerase-Kettenreaktion (Labormethode, mit der eine geringe Menge an Nukleinsäure aus Bakterien oder Viren so weit vermehrt wird, dass sie nachgewiesen und dem Erreger zugeordnet werden kann) |
| **R.** | Ramus (Ast, Zweig, z. B. Gefäßast einer Arterie) |
| **RKI** | Robert-Koch-Institut |
| **sec.** | Sekunden |
| **SSPE** | subakute sklerosierende Panenzephalitis |
| **STD** | sexually transmitted deseases (sexuell übertragbare Krankheiten) |
| **STIKO** | Ständige Impfkommission am Robert-Koch-Institut in Berlin |
| **Tbc** | Tuberkulose |
| **V. (Vv.)** | Vena (Venae) |
| **vCJK** | Variante der Creutzfeldt-Jakob-Krankheit |
| **ZNS** | Zentralnervensystem |

# Bezeichnungen für Infektionskrankheiten

**Abdomen**    Bauch (abdominelle Schmerzen = Bauchschmerzen)

**Adipositas**    Fettleibigkeit

**Adnexe**    dem Uterus anhängend (Eileiter und Ovar)

**Aer**    Luft (aerobe Bakterien vermehren sich ausschließlich bei Anwesenheit von Luft bzw. Sauerstoff; Gegenteil: anaerobe Bakterien)

**akut**    plötzlich einsetzend, kurz dauernd (Gegenteil: chronisch)

**Anamnese**    Krankengeschichte (eigentlich Erinnerung)

**Angina**    Enge (Angina pectoris = Engegefühl in der Brust; Angina tonsillaris = Enge durch entzündlich angeschwollene Mandeln)

**anti**    gegen, entgegen (Antihypertonika = Medikamente gegen hohen Blutdruck)

**Axilla**    Achselhöhle (Axillarlinie = senkrechte Linie seitlich am Thorax; axilläre Lymphknoten)

**bradys**    langsam (Bradykardie = langsamer Herzschlag)

**durus**    hart (Ulcus durus = hartes Geschwür)

**dys-**    das Fehlerhafte, Missempfundene (Dyspnoe = erschwerte Atmung; Dysphagie = Missempfindung beim Schlucken)

**Embryo**    ungeborenes Kind vor der 13. Schwangerschaftswoche (ab der 13. SSW = Fetus)

**Febris**    Fieber (> 38 °C) (subfebril = Temperaturerhöhung ≤ 38 °C)

**Fet, Fetus**    ungeborenes Kind nach der 12. Schwangerschaftswoche

**Fluor**    Ausfluss (Fluor vaginalis = Ausfluss aus der Vagina)

**Hepar**    Leber (Hepatitis = Entzündung der Leber)

**hyper**    darüber (hinaus) (Hyperthyreose = Überfunktion der Schilddrüse)

**hypo (sub)**    unterhalb (Hypothyreose = Unterfunktion der Schilddrüse)

**Ikterus**    Gelbsucht (Gelbfärbung der Haut)

**Ileus**    Darmverschluss

**inapparent**    unbemerkt, symptomlos

**Inappetenz**    Appetitlosigkeit (= Anorexia)

**inguinal**    in der Leistengegend gelegen (inguinale Lymphknoten)

**Insuffizienz**    unzureichende Funktion (Herzinsuffizienz = Herzschwäche)

**Inzidenz**    Zahl der Neuinfektionen einer bestimmten Erkrankung pro Jahr

**-itis**    Wortendung, die eine Entzündung des Wortteiles anzeigt, der davor steht (Arthritis = Gelenkentzündung, Kolitis = Darmentzündung, Hepatitis = Leberentzündung)

**Kontagiosität**    Ansteckungskraft eines Erregers

**Larynx**    Kehlkopf (Laryngitis = Kehlkopfentzündung)

**Letalität**    Anteil (in Prozent der Erkrankten) der an einer bestimmten Krankheit Verstorbenen

**leukos**    weiß (Leukozyten = weiße Blutzellen)

**Lupus**    Wolf; steht für entstellende Hauterscheinungen (Lupus vulgaris = Hauttuberkulose des Gesichts)

**mollis, molle**    weich (Pulsus mollis = weicher, gut unterdrückbarer Puls; Ulcus molle = weiches Geschwür)

**Morbus**    Krankheit, Erkrankung (Morbus Bechterew = Bechterew-Krankheit)

**Morbidität**    Zahl der von einer bestimmten Krankheit Betroffenen, in Relation zur Gesamtbevölkerung

**Mortalität**    Sterbefälle (allgemein) in einem bestimmten Zeitraum, in Relation zur Gesamtbevölkerung

**Mykose**    Pilzinfektion (Antimykotika = Medikamente gegen Pilzinfektionen)

**Myo-**    Muskel (Myokard = Herzmuskel)

**nuchal**    der Bereich des Nackens (nuchale Lymphknoten)

**obligat**    immer, unbedingt, in jedem Fall

**Ödem**    Schwellung, Flüssigkeitsansammlung

**Palpation**    Untersuchung durch Betasten mit den Händen

**Paralyse**    vollständige Lähmung (= Plegie)

**Parästhesie**    Missempfindung, Sensibilitätsstörung

**Parasympa- thikus**    Teil des vegetativen Nervensystems, Gegenspieler des Sympathikus

**Parese**    unvollständige Lähmung (Hemiparese = Halbseitenlähmung)

**-pathie**    von Pathos = Krankheit abgeleitet (Kardiomyopathie = Erkrankung des Herzmuskels; Enzephalopathie = nicht näher definierte Erkrankung des Gehirns)

**Pharynx**    Rachen (Epipharynx = oberer Anteil des Rachens; Pharyngitis = Rachenentzündung)

**Plegie**    vollständige Lähmung (Paraplegie = Lähmung beider Beine)

**recurrere**    zurücklaufen (N. laryngeus recurrens = aus dem Mediastinum zum Kehlkopf zurücklaufender Nerv; Borrelia recurrentis = Erreger des Rückfallfiebers)

**Rezidiv**    Rückfall, Wiederkehr einer Krankheit

**Salpinx (Tube)**    Eileiter (Salpingitis = Eileiterentzündung)

**simplex**    einfach, „simpel" (Herpes simplex)

**Splen (Lien)**    Milz

**subfebril**    Temperaturerhöhung ≤ 38 °C (Febris = Fieber)

**Sympathikus**    Teil des vegetativen Nervensystems

**Tonsilla**    Mandel (Tonsilla palatina = Gaumenmandel; Angina tonsillaris)

**ubiquitär**    entspricht in etwa „generalisiert": überall, allgegenwärtig

**Ulcus, Ulkus**    Geschwür (Ulcus cruris = Unterschenkelgeschwür)

**Zoonose**    Erkrankung, die bei Wirbeltieren vorkommt und auf den Menschen übertragen werden kann

# Inhaltsverzeichnis

2001 wurden mehrere Gesetze durch das **Seuchenrechts-neuordnungsgesetz** abgelöst. Der v.a. für Ärzte und Heilpraktiker wesentliche **Artikel 1** dieses Gesetzes trägt den Namen **Infektionsschutzgesetz (IfSG).** Inzwischen wurden bereits mehrmals kleinere Veränderungen vorgenommen. Das IfSG ( ➤ Kap. 5) listet detailliert nicht nur die diversen Meldepflichten, sondern auch die davon betroffenen Personen und Institutionen auf, beschäftigt sich daneben aber auch mit der Verhütung (Impfungen) und der Bekämpfung übertragbarer Erkrankungen sowie (wie allgemein üblich) mit den Straf- und Bußgeldvorschriften.

Nach wie vor gilt, dass eine gute Kenntnis der diversen Gesetze, besonders auch des IfSG, im Hinblick auf die Heilpraktikerprüfung unabdingbar ist.

Hinsichtlich der Meldepflichten ist zu beachten, dass „**Meldepflicht nach § 6**" bedeutet, dass die betreffende Erkrankung bereits bei **Verdacht,** daneben auch bei **Erkrankung** und **Tod** des Patienten ans Gesundheitsamt zu melden ist, und dass diese Pflicht uneingeschränkt auch für den Heilpraktiker gilt. Dagegen bedeutet „**Meldepflicht nach § 7**", dass die Erkrankung nur bei erbrachtem **Nachweis** des Erregers oder der Antikörper und bei **Tod** des Patienten zu melden ist. In diesen Fällen betrifft die Meldepflicht allerdings nicht den Arzt oder Heilpraktiker, sondern den **Laborarzt** oder **Pathologen,** der den Nachweis erbracht hat. Der § 7

hat also für den Heilpraktiker lediglich insofern eine Bedeutung, als die darin aufgelisteten Erkrankungen als prinzipiell prüfungsrelevant zu gelten haben und gleichzeitig unter das **Behandlungsverbot** fallen.

Hinsichtlich der **Therapie** von Infektionskrankheiten kann man ganz pauschal formulieren, dass jede Erkrankung durch den Heilpraktiker behandelt werden darf, die **nicht** nach den **§§ 6 und 7 meldepflichtig** ist, die **nicht im § 34 erwähnt** wird und die schließlich **nicht zu den sexuell übertragbaren Erkrankungen** gehört. Formuliert wird dies im **§ 24.**

Der bei den einzelnen Erkrankungen angegebene **Kontagionsindex** benennt die Wahrscheinlichkeit einer Erregerübertragung beim Kontakt zu einem Infizierten. Dabei steht 1,0 für eine Übertragungswahrscheinlichkeit von 100%; bei einem Kontagionsindex von 0,25 kommt es nur bei jedem 4. Kontakt zur Infektion. Dagegen bezeichnet der **Manifestationsindex** den relativen Anteil derjenigen, die im Rahmen einer eingetretenen Infektion **sichtbar (apparent)** erkranken. Werden diese Werte im Folgenden nicht angegeben, sind sie nicht bekannt oder können nicht genau definiert werden.

Die Besprechung der Erkrankungen durch Pilze, Würmer und Protozoen (abgesehen von der Malaria) erfolgt im ➤ Fach Mikrobiologie.

# KAPITEL

# 1 Bakterielle Infektionen

In ➤ Tab. 1.1 sind die bakteriellen Infektionen nach Prüfungs- und Praxisrelevanz eingestuft.

## 1.1 Staphylokokken

Der einzige für den Menschen pathogene Vertreter, gleichzeitig auch ein Keim von eminenter Bedeutung im medizinischen Alltag, ist **Staphylococcus aureus**. Wegen seiner Unempfindlichkeit gegenüber Trockenheit und der dadurch bedingten weiten Verbreitung auch in Erdreich und Staub wurde er früher als sog. **Trocken- und Luftkeim** bezeichnet. Die von diesem Keim hervorgerufenen Erkrankungen sind weit überwiegend auf sein **invasives Wachstum**, teilweise aber auch auf seine **Toxine** zurückzuführen.

Erwähnt sei zusätzlich, als Vertreter der **physiologischen Flora** der Oberhaut, **Staphylococcus epidermidis**. Die Keime sind im Mikroskop von den pathogenen Staphylokokken nicht zu unterscheiden.

**MERKE**

Die Infektion erfolgt zumeist an gesunden Keimträgern durch **Tröpfchen- oder Schmierinfektion**: Jeder 4. Erwachsene beherbergt den Keim im Nasen-Rachen-Raum.

**Tab. 1.1** Bedeutung der bakteriellen Infektionen für Prüfung und Praxis.

| Bakterienart | Besonders prüfungsrelevant | Prüfungsrelevant | Praxisrelevant |
|---|---|---|---|
| Staphylokokken (➤ 1.1) | Abszess | Lebensmittelvergiftung | Kolitis |
| Streptokokken (➤ 1.2) | • Pneumonie<br>• Scharlach | • Meningitis<br>• Angina<br>• Pyodermie (Erysipel, Phlegmone) | Karditis |
| Enterokokken (➤ 1.3) | | | • Harnwegsinfekt<br>• Endokarditis<br>• Lobärpneumonie |
| Neisserien (➤ 1.4) | • Gonorrhö<br>• Meningitis | | |
| Korynebakterien (➤ 1.5) | Diphtherie | | |
| Enterobakterien (➤ 1.6) | HUS | • Enteritis<br>• Salmonellen-Enteritis<br>• Typhus abdominalis | • Yersinien-Enterokolitis<br>• Pest<br>• Ruhr |
| Vibrionen (➤ 1.7) | | Cholera | |
| Campylobacter (➤ 1.8) | | | Enterokolitis |
| Helicobacter (➤ 1.8) | Gastritis | Ulcus ventriculi | |
| Clostridien (➤ 1.9) | • Tetanus<br>• Botulismus | Gasbrand | |
| Mykobakterien (➤ 1.10) | Tuberkulose | | Lepra |
| Spirochäten (➤ 1.11) | Lyme-Borreliose | Syphilis | • Rückfallfieber<br>• Morbus Weil |
| Chlamydien (➤ 1.12) | | • Adnexitis<br>• Ornithose<br>• urogenitale Infektionen | • Trachom<br>• Konjunktivitis<br>• Lymphogranuloma venereum<br>• atypische (interstitielle) Pneumonie |
| Rickettsien (➤ 1.13) | | | • Q-Fieber<br>• Fleckfieber |
| Bazillen (➤ 1.14) | | Milzbrand | |
| Bordetellen (➤ 1.15) | Keuchhusten | | |
| Legionellen (➤ 1.16) | Legionärskrankheit | Pontiac-Fieber | |
| Brucellen (➤ 1.17) | | | • Morbus Bang<br>• Maltafieber |
| Listerien (➤ 1.18) | | Listeriose | |
| Francisellen (➤ 1.19) | | | Tularämie |
| Pseudomonaden (➤ 1.20) | | | • nosokomiale Infektionen<br>• Rotz |
| Haemophilus (➤ 1.21) | Epiglottitis | | Ulcus molle |

## 1.1.1 Erkrankungen

Staphylokokken können folgende Krankheitsbilder verursachen:

- Abszess, Furunkel und Karbunkel (➤ Fach Dermatologie)
- Impetigo contagiosa (➤ Fach Dermatologie)
- Mastitis puerperalis (➤ Fach Gynäkologie)
- Osteomyelitis (➤ Fach Bewegungsapparat)
- Sinusitis und Otitis media (➤ Fach Atmungssystem)
- Endokarditis (➤ Fach Herz-Kreislauf-System)
- Pneumonie, Meningitis oder Enzephalitis v. a. bei Säuglingen
- Lyell-Syndrom (Syndrom der verbrühten Haut) bei Säuglingen durch ihre Toxine (➤ Fach Dermatologie).

Ganz allgemein kann Staphylococcus aureus zu **eitrigen Infektionen** an **jedem Organ** des Körpers führen. Diese Eiterungen zeichnen sich dadurch aus, dass sie in der Regel **umschrieben** bleiben und unter **Einschmelzung** des jeweiligen Gewebes zu **Abszessen** führen. Daraus lässt sich im Umkehrschluss ableiten, dass die Abszesse eines Patienten an Haut oder inneren Organen (Leber, Niere, Lunge, Gehirn usw.) zumeist durch Staphylokokken verursacht werden – teilweise als Mischinfektion mit weiteren Bakterien.

Zusätzlich ist der Keim auch noch besonders häufig an einer **Sepsis** beteiligt. Im Krankenhaus gehört Staphylococcus aureus zu den häufigen Verursachern schwer beherrschbarer **nosokomialer Infektionen**. Dies gilt besonders für die **MRSA** (**M**ethicillin-**r**esistenter **S**taphylococcus **a**ureus), die nur noch gegenüber wenigen (Reserve-)Antibiotika wie Vancomycin sensibel sind. Inzwischen (2010) breiten sich zunehmend Stämme aus, die antibiotisch nicht einmal mehr mit Reserve-Antibiotika beherrscht werden können.

### Lebensmittelvergiftung

Rund ⅓ aller Staphylococcus aureus-Stämme bildet während der Vermehrung in Lebensmitteln (v. a. in Milch und Fleisch) **Enterotoxine**. Die Namensgebung dieser Exotoxine (➤ Fach Mikrobiologie) erfolgt aufgrund ihrer Wirkung auf den **(Dünn-)Darm** (= Enteron). Die Toxine werden, obwohl sie aus Eiweiß bestehen, bei der üblichen Zubereitung und Erhitzung der befallenen Speisen **nicht zuverlässig zerstört**. Werden solche Lebensmittel gegessen, werden die Enterotoxine in die Darmwand resorbiert und führen innerhalb von **2–6 Stunden** zu **Übelkeit mit Erbrechen**, **Bauchschmerzen** und **Durchfall**. Je nach Ausmaß der Vergiftungserscheinungen sind die Patienten einzuweisen.

**MERKE**

Staphylokokken sind neben den Enteritis-Salmonellen die **häufigsten Erreger bakterieller Lebensmittelvergiftungen**.

### Enterokolitis

Eine Entzündung von Dünn- und/oder Dickdarm durch Staphylococcus aureus tritt v. a. dann auf, wenn die Darmflora durch **Breitspektrumantibiotika** massiv geschädigt worden ist, sodass die Staphylokokken Raum zu ihrer eigenen Vermehrung finden. Die Erkrankung ist nicht allzu häufig und lässt sich gut behandeln. Im Vordergrund stehen **durchfällige Stühle**.

## 1.1.2 Differenzialdiagnose

Gefährlicher ist die **pseudomembranös-nekrotisierende Kolitis (Colitis pseudomembranacea)**, die nicht durch Staphylokokken ausgelöst wird, sondern sich durch das physiologischerweise im Darm befindliche Bakterium **Clostridium difficile** im Rahmen einer Antibiotikatherapie entwickeln kann. Dabei entstehen im Kolon **Geschwüre**, **Nekrosen** und **Pseudomembranen**, mithin auch **blutige Durchfälle** (➤ Abb. 1.1). Die Krankheit muss umgehend ärztlich behandelt (v. a. mit dem Antibiotikum Vancomycin) bzw. der Patient eingewiesen werden.

**EXKURS**

Es gibt mehrere Ursachen dafür, warum im Rahmen einer **Antibiotikatherapie Durchfälle** entstehen können:

- Zum einen besitzen manche Antibiotika **eigene Wirkungen** auf die Darmwand. Zum Beispiel stimuliert Erythromycin die Motilin-Rezeptoren; Amoxicillin beschleunigt die Darmpassage, während Neomycin Entzündungen hervorruft.
- Zum anderen führt die **Verdrängung physiologischer Bakterien** zu einer Überwucherung mit pathogenen Keimen (sog. Dysbiose), die nicht nur direkt zu einer Enteritis führen können, sondern auch die übliche Verstoffwechselung von Ballaststoffen nur unzureichend durchführen, sodass eine osmotische Diarrhö entsteht. Die Dysbiose des Darmes lässt sich problemlos therapieren (➤ Fach Verdauungssystem).

## 1.1.3 Meldepflicht

Staphylokokken sind **nicht meldepflichtig** und fallen nicht unter das Behandlungsverbot. Seit 2010 gilt allerdings für MRSA eine Meldepflicht nach § 7 IfSG, sofern der Keim aus

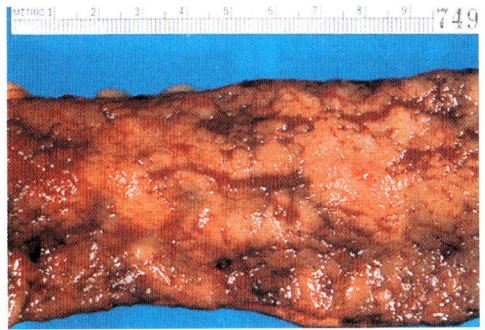

**Abb. 1.1** Pseudomembranös-nekrotisierende Kolitis (Colitis pseudomembranacea) durch Clostridium difficile im Rahmen einer Antibiotikatherapie. [22]

Blut oder Liquor isoliert wurde. Außerdem gilt nach § 6 IfSG, dass infektiöse oder durch Lebensmittelintoxikationen verursachte Erkrankungen des Magen-Darm-Traktes unter bestimmten Voraussetzungen meldepflichtig werden. Grundsätzlich resultiert aus einer entstehenden Meldepflicht immer auch ein Behandlungsverbot für den Heilpraktiker.

**Zusammenfassung**

**Staphylococcus aureus:**
- **Übertragungswege:** Tröpfchen- oder Schmierinfektion von gesunden Trägern
- **Inkubationszeit:** 2–6 Stunden (Lebensmittelintoxikation) bis wenige Tage (Abszess)
- **Symptome:**
  - Abszessbildungen in sämtlichen Organen
  - Lebensmittelintoxikation (durch Toxine) mit Übelkeit, Bauchschmerzen und Diarrhö
  - Enterokolitis (Diarrhö) nach Antibiotikatherapie
- **Impfung:** keine
- **Meldepflicht:** nein
- **Behandlungsverbot:** nein
- Ausnahme MRSA: Meldepflicht (und Behandlungsverbot) nach § 7 IfSG bei Nachweis aus Blut oder Liquor

## 1.2 Streptokokken

Streptokokken werden nach ihren Oberflächenantigenen in die **Gruppen A–Q** eingeteilt. Dies hat für den medizinischen Alltag keinerlei Bedeutung. Lediglich bei der **Streptococcus-pyogenes-Gruppe**, die auch als **β-hämolysierende Streptokokken** bezeichnet werden, sollte man wissen, dass sie die **Gruppe A** repräsentieren und **immer (obligat) pathogen** sind (➤ Abb. 1.2). Die übrigen Streptokokken, die auf der Blutplatte keine (= γ-Hämolyse) oder nur eine geringe Hämolyse (= α-Hämolyse) verursachen (➤ Fach Mikrobiologie), gehören dagegen überwiegend zur physiologischen Standortflora der Schleimhäute.

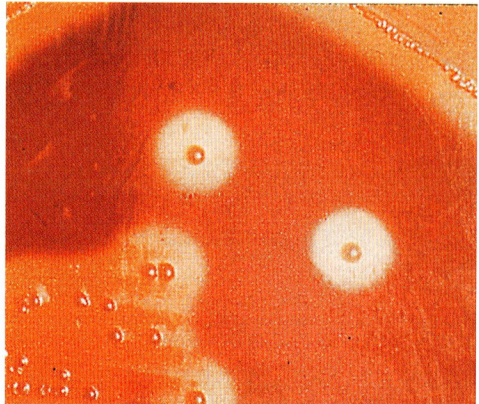

**Abb. 1.2** Durch Anzüchten auf bluthaltigen Kulturmedien lässt sich die β-Hämolyse (komplette Hämolyse) obligat pathogener Streptokokken nachweisen. [39]

### 1.2.1 Erkrankungen durch Non-A-Streptokokken

#### Karditis

Am Herzen können A-Streptokokken nicht nur „indirekt" in der Form einer Autoimmunerkrankung (rheumatisches Fieber) eine Karditis auslösen, sondern auch direkt über eine Bakteriämie – entweder hochakut oder subakut (schleichend).

Die subakute **Endocarditis lenta** wird allerdings nicht durch A-Streptokokken, sondern durch physiologische Keime der Mundhöhle wie **Streptococcus mutans** oder **sanguis** (sog. **vergrünende Streptokokken** = α-Hämolyse) verursacht. Die Keime „bevorzugen" durch z. B. angeborene Vitien oder ein rheumatisches Fieber **vorgeschädigte Herzklappen**. Ins Blut verschleppt werden sie über Mikrotraumen der Mundhöhle oder nach Zahnextraktionen. Es ist daher üblich, Patienten mit vorgeschädigten Herzklappen vor entsprechenden zahnärztlichen Eingriffen antibiotisch abzudecken. Der Streptokokken-Nachweis gelingt häufig erst durch wiederholt angelegte Blutkulturen. Besprochen werden die Karditiden im ➤ Fach Herz-Kreislauf-System.

**MERKE**

**Formen der Streptokokken-Karditis:**
- rheumatisches Fieber (Autoimmunerkrankung): A-Streptokokken
- hochakute Endokarditis: A-Streptokokken
- Endocarditis lenta: physiologische Streptokokken der Mundhöhle (vergrünende Streptokokken wie Streptococcus mutans oder sanguis)

#### Pneumonie und Meningitis

Die durch **Streptococcus pneumoniae (Pneumokokken)** und weitere Bakterien hervorgerufene Pneumonie wird als **Lobärpneumonie** oder als **typische Pneumonie** bezeichnet (➤ Fach Atmungssystem) und der **atypischen Pneumonie** gegenübergestellt, die durch Viren oder durch intrazellulär lebende Bakterien (u. a. Mykoplasmen, Chlamydien, Legionellen und Rickettsien) ausgelöst wird. Weltweit versterben pro Jahr etwa 1 Million Menschen an einer Pneumokokken-Pneumonie (in Deutschland bis zu 10.000).

Neben einer solchen Lobärpneumonie können Pneumokokken auch eine **eitrige Meningitis** verursachen. Sie sind die häufigste Ursache der bakteriellen (eitrigen) Meningitis beim Erwachsenen (Letalität > 30%) (➤ Fach Neurologie).

Streptococcus pneumoniae gehört zu den **α-hämolysierenden** („**vergrünenden**") **Streptokokken** und wird demnach nicht den obligat pathogenen Streptokokken der Gruppe A zugeordnet. Etwa 50% der Menschen beherbergen einzelne der insgesamt 90 Serotypen physiologischerweise auf den Schleimhäuten des Mundes.

## Impfung

Nach Empfehlung der STIKO wird die **Pneumokokken-Impfung** im ersten Lebensjahr insgesamt 4-mal verimpft ( > 6.1). Zusätzlich wird die Impfung auch den über 60-Jährigen sowie Menschen mit z. B. kardiopulmonalen Vorerkrankungen empfohlen. Gegen sämtliche weitere Streptokokken (A-Streptokokken, physiologische Streptokokken) existieren keine Impfungen.

---

**Zusammenfassung**

**Non-A-Streptokokken**:
- **Übertragungswege:**
  - Tröpfcheninfektion von gesunden Keimträgern
  - Schmierinfektion
  - Bakteriämie aus der Mundhöhle (z. B. Zahnextraktion)
- **Inkubationszeit:** wenige Tage
- **Erkrankungen:**
  - Endokarditis lenta (vergrünende Streptokokken)
  - Pneumonie (Pneumokokken)
  - Meningitis (Pneumokokken)
- **Diagnostik:**
  - Sputum
  - Röntgen
  - Blutkultur
  - Lumbalpunktion (Meningitis)
- **Therapie:** Antibiotika
- **Impfung:** nur gegen Pneumokokken möglich; 4-mal im 1. Lebensjahr (STIKO)
- **Meldepflicht:** nein
- **Behandlungsverbot:** nein

## 1.2.2 Erkrankungen durch A-Streptokokken

Der Mensch ist der einzige Wirt der **β-hämolysierenden, obligat pathogenen** Streptokokken der Gruppe A. Nach einer Infektion des Nasen-Rachen-Raumes, die auch unbemerkt (inapparent) verlaufen kann, überleben A-Streptokokken oft über Monate und können so von scheinbar gesunden Trägern verbreitet werden. Sehr viel häufiger erfolgt allerdings die Übertragung von frisch Erkrankten durch Tröpfcheninfektion. Besonders wesentliche Erkrankungen durch A-Streptokokken sind neben **eiternden Prozessen** an Haut, Nasennebenhöhlen und Mittelohr die **Angina tonsillaris** und der **Scharlach.**

### Pyodermie

Im Bereich von **Haut** und **Unterhaut** führen die A-Streptokokken zu **eitrigen Entzündungen**. Diese bleiben nicht wie bei den Staphylokokken in der Form von Abszessen lokal begrenzt, sondern breiten sich aufgrund der verschiedenen Ausbreitungsfaktoren, die von diesen Bakterien produziert werden

(z. B. Hyaluronidase), im Gewebe aus. Auf diese Weise entstehen großflächige Erkrankungen wie das **Erysipel** oder die **Phlegmone** ( > Fach Dermatologie). Daneben sind sie häufig, alleine oder gemeinsam mit Staphylococcus aureus, an der **Impetigo contagiosa** beteiligt.

Ganz allgemein bezeichnet man eitrige Prozesse im Bereich der Haut als Pyodermien (Pus = Eiter, Derma = Haut). Häufigste Ursache einer Pyodermie ist der Befall durch Staphylococcus aureus oder durch A-Streptokokken.

### Angina tonsillaris

#### Symptomatik

Die Inkubationszeit der eitrigen Streptokokken-Tonsillitis liegt bei **2–5 Tagen**. Die Krankheit beginnt mit **Fieber, Halsschmerzen** und Schluckbeschwerden. Die **Gaumenmandeln** sind geschwollen und zeigen fleckförmige Eiterherde (sog. **Eiterstippchen**), welche die sichtbaren Zeichen für die tief in den Krypten liegenden Eiteransammlungen darstellen ( > Abb. 1.3). Man nennt diese Form der Tonsillitis deswegen auch Angina lacunaris.

Die Tonsillitis **beginnt** zumeist **einseitig**, greift dann aber (im Gegensatz zur Angina Plaut-Vincenti) auf die andere Seite über. Die regionären **Lymphknoten** an Unterkiefer und Hals sind in der Regel kräftig **geschwollen und schmerzhaft**. Das Fieber kann sehr hoch sein, liegt aber in der Regel eher bei 38–39 °C. Kopfschmerzen und allgemeines Krankheitsgefühl sind meist vorhanden.

Bei **tonsillektomierten** Patienten fehlt in der Regel der Eiter. Man sieht bei diesen lediglich eine Rötung und Schwellung des Gewebes. Komplikationen sind in diesen Fällen deutlich seltener. Teilweise entsteht dabei allerdings eine Tonsillitis der **Zungenmandel** (Tonsilla lingualis) oder eine Rötung und eventuell Eiterbildung im Bereich der **Seitenstränge**.

#### Komplikationen

Komplikationen sind eine **Sinusitis** oder **Otitis media**, eventuell mit Fortleitung ins Mastoid **(Mastoiditis)**. Gefürchtet ist besonders auch die Entwicklung eines **Peritonsillarabszesses**, der das Schlucken weiter erschwert und sich unbehandelt der

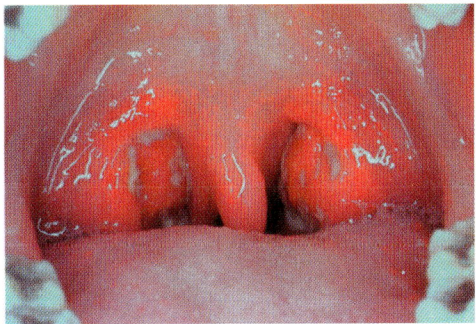

**Abb. 1.3** Angina tonsillaris (lacunaris) [3]

Schwerkraft nach bis ins obere Mediastinum absenken kann. Er wird vom HNO-Arzt inzidiert.

Die **Folgekrankheiten** der Angina tonsillaris sind die gleichen **wie beim Scharlach**.

## Differenzialdiagnosen

### Angina Plaut-Vincenti

Die Angina Plaut-Vincenti wird nicht durch Streptokokken, sondern durch physiologische Mundbakterien ausgelöst, im Allgemeinen durch einen gemeinsamen Befall von **Treponema (Borrelia) vincentii** und **Fusobakterien**. Das besondere Merkmal dieser Erkrankung ist der einseitige Befall. Es entsteht eine **einseitige**, nekrotisierende und ulzerierende **Tonsillitis** mit **Aphthen** der Mundhöhle, **Mundgeruch** und Schwellung der regionalen Lymphknoten. Die Tonsille ist mit einer **grau-gelben Pseudomembran** belegt ( ➤ Abb. 1.4). Das Allgemeinbefinden ist zumeist nicht gestört (auch wenig oder gar kein Fieber).

Diese Form einer Tonsillitis ist vergleichsweise selten und hauptsächlich bei immunsupprimierten Patienten zu sehen. Therapiert wird mit **Penicillin**.

### Angina catarrhalis

Bei der Angina catarrhalis sieht man Rötungen und Schwellungen der Mandeln, eventuell mit Schleimbildungen, aber immer **ohne Eiter** ( ➤ Abb. 1.5). Auslösende Erreger sind in der Regel **Viren** aus der Gruppe der Erkältungsviren (Adenoviren, Parainfluenza-Viren u. a.).

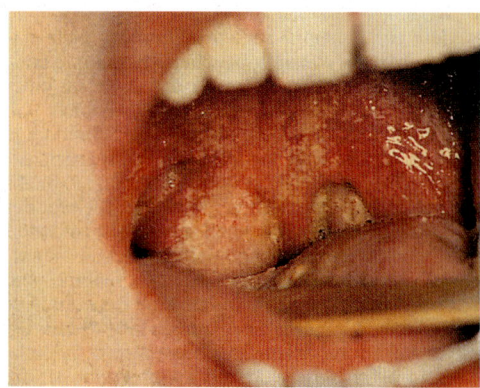

**Abb. 1.4** Angina Plaut-Vincenti [9]

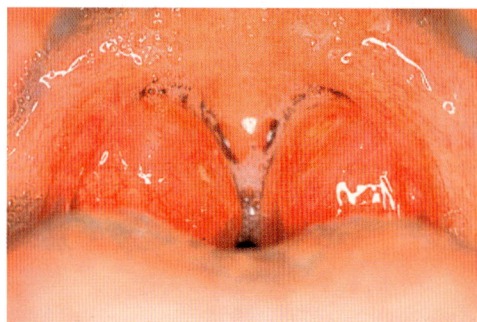

**Abb. 1.5** Angina catarrhalis [22]

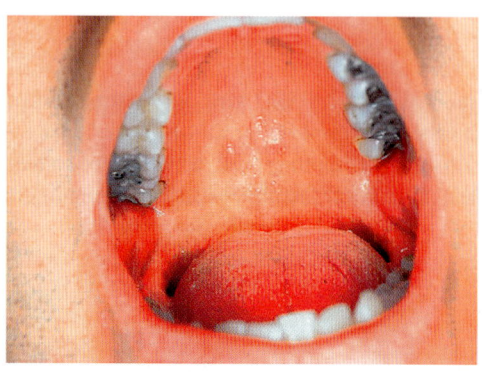

**Abb. 1.6** Herpangina [3]

### Herpangina

Auch die Herpangina wird durch Viren (**Coxsackie-Viren**) verursacht. An Gaumen und **Rachen** entstehen **Bläschen** und **Aphthen** ( ➤ Abb. 1.6), zumeist in Verbindung mit Fieber, Kopfschmerzen und Übelkeit. Betroffen sind in der Regel Kleinkinder.

### Hand-Fuß-Mund-Krankheit

Diese seltene Erkrankung wird durch **Coxsackie-Viren** verursacht. Betroffen sind meist Kinder unter 10 Jahren. Nach einer Inkubationszeit von **4–8 Tagen** entstehen an Hand, Fuß und Mund Effloreszenzen: An **Händen und Füßen** sieht man **Bläschen** auf gerötetem Grund, in der **Mundhöhle** ein Enanthem mit **Aphthen** ( ➤ Abb. 1.7). Teilweise kommt es zu Krankheitsgefühl mit leichtem Fieber.

Die Erkrankung ist selbstlimitierend, eine Therapie weder möglich noch erforderlich.

### Infektiöse Mononukleose

Eine weitere Differenzialdiagnose von Bedeutung stellt mit ihrer **Monozytenangina** die infektöse Mononukleose (Pfeiffersches Drüsenfieber) dar ( ➤ 2.13).

## Therapie

Die Abheilung erfolgt ohne Therapie zumeist innerhalb von 5–10 Tagen. Standardtherapie, notwendig v. a. im Hinblick auf die drohenden Folgekrankheiten, ist **Penicillin** über 10 Tage, alternativ auch andere Antibiotika wie Erythromycin.

### HINWEIS DES AUTORS

**Theoretisch** möglich wäre durch den Heilpraktiker, sofern kein Behandlungsverbot nach den §§ 24 und 34 IfSG bestünde, auch eine **homöopathische** Behandlung. Eine antibiotisch therapierte Tonsillitis rezidiviert üblicherweise in unregelmäßigen Abständen. Dagegen vermag eine homöopathisch durchgeführte Therapie die Krankheit zumeist auf Dauer zu heilen.

Auffallend im medizinischen Alltag ist, dass es sich bei Kindern oder jungen Erwachsenen, die an rezidivierenden eitrigen Tonsilliden leiden, fast ausnahmslos um **Atopiker** handelt. Entscheidende Hinweise liefern die auffallend trockene Haut, der Milchschorf in der Säuglingszeit und der teilweise „lymphatische" Aspekt mit tastbaren Lymphknoten zervikal und/oder submandibulär sowie

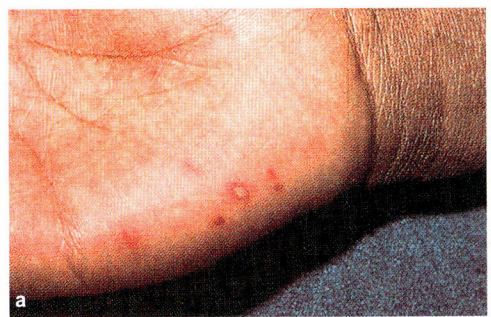

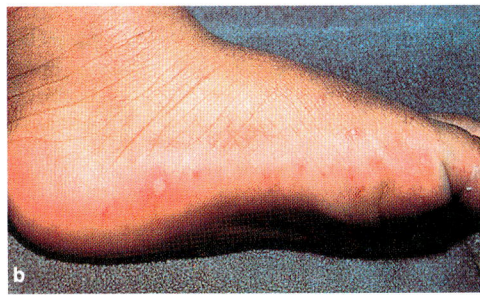

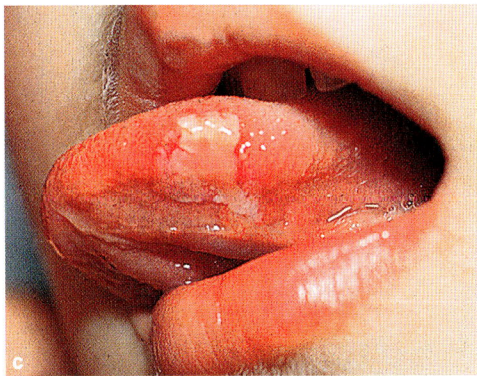

**Abb. 1.7** Hand-Fuß-Mund-Krankheit. **a** Bläschen an den Händen. **b** Bläschen an den Füßen. **c** Enanthem mit Aphthen auf der Zunge. [30]

behinderter Nasenatmung. Es lohnt sich immer, das IgE bestimmen zu lassen, um die Anlage mittels γ-Linolensäure auszuheilen (➤ Fach Immunologie).

## Meldepflicht

Für sämtliche aufgelisteten, differenzialdiagnostisch bedeutsamen Anginen gilt, dass sie weder meldepflichtig sind noch unter das Behandlungsverbot für den Heilpraktiker fallen. Allerdings darf der Heilpraktiker nach dem Zahnheilkundegesetz die **Mundhöhle** selbst, von der Innenseite der Lippen bis zum vorderen Gaumenbogen, **nicht behandeln**.

## Scharlach

Der Scharlach (Scarlatina) ist eine typische Kinderkrankheit, kann aber selbstverständlich wie jede „Kinderkrankheit" in jedem Alter vorkommen, sofern der ältere oder alte Mensch in seiner Kindheit keine Gelegenheit hatte, sich an den betreffen-

den Keimen zu infizieren (mangels Kontakt oder wegen guter Resistenz), oder auch bei nachlassendem Immunsystem trotz stattgehabter Erkrankung.

Ausgelöst wird der Scharlach entsprechend der eitrigen Angina durch **β-hämolysierende Streptokokken der Gruppe A**, wobei aber nur die **4 Serotypen** in Frage kommen, die bestimmte Toxine (sog. erythrogene Toxine) bilden können. Scharlach ist also lediglich eine **besondere Form einer Streptokokken-Angina**.

Die Übertragung erfolgt durch Tröpfcheninfektion. Enges Zusammenleben in der Familie, in Schulen und Kindergärten begünstigt die Weitergabe der Infektion, doch beträgt der Kontagionsindex lediglich 0,25, sodass es nur bei jedem 4. Kontakt zur Infektion kommt. Außerordentlich selten tritt Scharlach auch ohne eitrige Angina aufgrund einer Impetigo contagiosa oder einer Wundinfektion durch Scharlach-Streptokokken auf.

Von den das Exanthem auslösenden Toxinbildnern gibt es **4 verschiedene Serotypen**. Nach der Infektion mit einem dieser Serotypen besteht **gegen diesen Keim Immunität**, d.h. die spezifische Immunabwehr hat einen ausreichenden Schutz aufgebaut, der sich allerdings nicht auf die weiteren Serotypen erstreckt. Es ist deshalb möglich, insgesamt 4-mal an Scharlach zu erkranken. Ähnlich verhält es sich bei der Angina tonsillaris, nur dass es dabei sogar 80 unterschiedliche Serotypen unter den A-Streptokokken gibt, sodass sich die eitrige Angina bei einem Patienten theoretisch bis zu 80-mal wiederholen könnte. Andererseits sollte nicht übersehen werden, dass sich eine Penicillinbehandlung gleich zu Beginn von Angina oder Scharlach auch auf die Immunisierung auswirken muss. Die Immunantwort wird abgeschwächt, sodass auch eine Infektion **mit demselben Subtyp ein 2. Mal** angehen kann, abhängig von der Virulenz des Erregers und der Anzahl übertragener Keime.

### Symptomatik

Die Symptome im Bereich von Rachen und Tonsillen unterscheiden sich nicht von der „normalen" Angina tonsillaris. Auch hinsichtlich weiterer Gegebenheiten wie Inkubationszeit (2–5 bis maximal 7 Tage) oder Penicillintherapie bestehen keine Unterschiede. Der **Beginn** ist allerdings zumeist **heftiger** mit **hohem Fieber** um 40 °C, **Kopfschmerzen** und begleitender **Übelkeit** mit Erbrechen.

Etwa 1–2 Tage nach Beginn der Erkrankung, einer etwas „heftigeren" Angina tonsillaris, entsteht mit Beginn am oberen Thorax, axillär oder in den Leisten das typische **kleinfleckige** (stecknadelkopfgroße), **konfluierende Scharlach-Exanthem** (➤ Abb. 1.8), begleitet von einem **Enanthem** mit tiefrot verfärbten Schleimhäuten. Auf der Zunge bildet sich ein weißer Belag. Das Exanthem breitet sich auf den gesamten Körper aus und lässt nur die Umgebung des Mundes frei (**periorale Blässe**; ➤ Abb. 1.9). Die Haut fühlt sich rau an.

Weitere 2 Tage nach Beginn von Exanthem und Enanthem verschwindet der weiße Zungenbelag, wodurch sich aufgrund der geschwollenen Zungenpapillen auf hochroter Schleimhaut nun das Bild der **Himbeer- bzw. Erdbeerzunge** ergibt

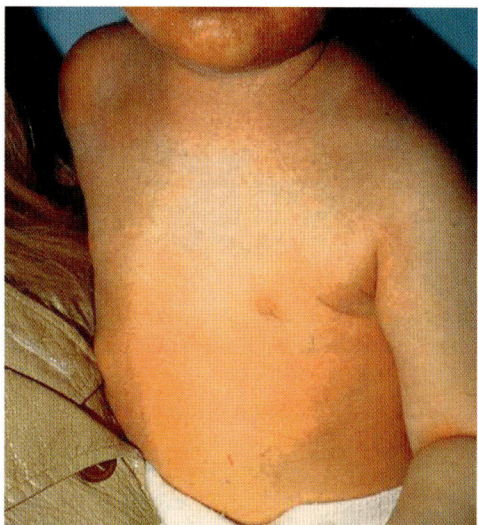

**Abb. 1.8** Konfluierendes kleinfleckiges Scharlach-Exanthem. [52]

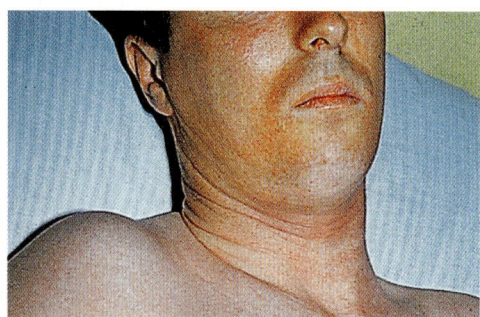

**Abb. 1.9** Das Scharlach-Exanthem spart die Umgebung des Mundes aus (periorale Blässe). [19]

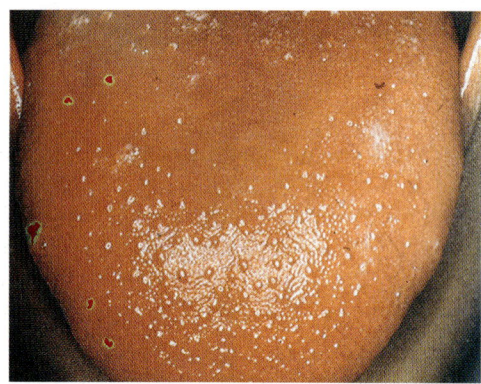

**Abb. 1.10** Tiefrote Erdbeer- bzw. Himbeerzunge bei Scharlach. [4]

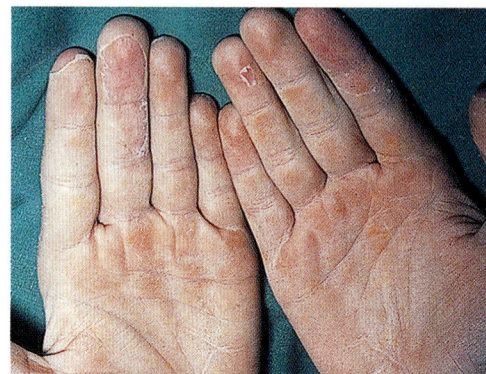

**Abb. 1.11** Groblamelläre Schuppung an den Handflächen nach durchgemachtem Scharlach. [37]

Ein bis mehrere Wochen nach durchgemachtem Scharlach kommt es überwiegend an **Handflächen** und **Fußsohlen** zu einer **groblamellären Schuppung** (➤ Abb. 1.11). Des Weiteren verursacht die Krankheit häufig Wachstumsstörungen der **Nägel** (auch bei Masern oder Typhus), die als **quer verlaufende Rillen** sichtbar werden und über Monate mit dem Nagelwachstum nach vorne zum freien Rand wandern.

## Komplikationen

Als mögliche Komplikationen während der Akutphase bilden sich v. a. eine **Otitis media** oder eine **Sinusitis** aus, nicht so selten auch ein **Peritonsillarabszess**. Sehr selten kommt es zur **Sinus-cavernosus-Thrombose**.

## Diagnostik

Der Nachweis der A-Streptokokken erfolgt vorzugsweise durch einen **Rachenabstrich**, wobei auch **Schnellteste** zur Verfügung stehen. Die weitere Differenzierung in die einzelnen Serotypen sollte im Labor erfolgen, wobei dann zwischen „Scharlach-Streptokokken" und „Tonsillitis-Streptokokken" unterschieden werden kann.

Im Blut findet man eine ausgeprägte Leukozytose als **Neutrozytose** (mindestens 20.000 Zellen), zumeist auch eine Vermehrung der Eosinophilen. Der **Antistreptolysin-Titer** (ASL) ist hoch. Die erhöhte Kapillarbrüchigkeit könnte bei Bedarf auch mit dem **Rumpel-Leede-Test** (➤ Fach Hämatologie) nachgewiesen werden.

## Therapie

Die Behandlung erfolgt durch **Penicillin** oder weitere Antibiotika über **10 Tage**. Da es beim Scharlach auch inapparente Verläufe gibt bzw. eine Übertragung der Streptokokken wie bei jeder Infektion schon in der Inkubationszeit erfolgen kann, werden bei vermutetem oder nachgewiesenem Scharlach üblicherweise sämtliche **Familienmitglieder** untersucht und therapiert, soweit sie einen positiven Rachenabstrich aufweisen. Häufiger im Alltag werden allerdings sogar ohne Einzelnach-

(➤ Abb. 1.10), das sehr typisch für den Scharlach ist. Das Exanthem blasst bereits 2–4 Tage nach seinem Entstehen wieder ab. Etwa 1 Woche nach Krankheitsbeginn kommt es bei unbehandelten Patienten zur allmählichen (lytischen) Entfieberung.

Das **Exanthem** wird durch die **Toxine** der Streptokokken verursacht. Durch Schädigung der Endothelien kommt es zur erhöhten Kapillarbrüchigkeit mit teilweisem Blutaustritt, sodass das entstehende Exanthem mit dem **Glasspatel weggedrückt** werden kann, woraufhin eine leicht ikterische Verfärbung erkennbar wird.

weis ganze Familien mit Penicillin versorgt, worüber man geteilter Meinung sein kann.

## Meldepflicht

Streptokokken sind grundsätzlich **nicht meldepflichtig**. Allerdings gilt für alle Erkrankungen durch die β-hämolysierenden **Streptokokken der Gruppe A** (Angina und Scharlach, Pyodermien) nach den §§ 24 und 34 IfSG ein **Behandlungsverbot**.

## Folgekrankheiten

Die verbreitete und wohlbegründete Angst vor eitriger Angina und Scharlach hat teilweise mit den Erkrankungen selbst zu tun (v. a. beim Scharlach), gründet sich aber v. a. auch auf die möglichen Folgekrankheiten.

Einzelne Serotypen derjenigen **A-Streptokokken**, die eine eitrige **Angina** bzw. einen **Scharlach** auszulösen vermögen, tragen Bestandteile in ihren Membranen oder im Inneren der Zelle, die eine **Antigengemeinschaft** (= Identität einzelner Strukturen) mit menschlichen Strukturen in Endokard, Myokard, Perikard, Gelenkstrukturen, Gefäßintima oder Haut aufweisen. Dies gilt also in der Regel nicht für A-Streptokokken, die z. B. Erysipel oder Phlegmone auslösen, sondern im Wesentlichen nur für diejenigen der Tonsillitis. Antikörper, die vom Immunsystem gegen diese Serotypen gebildet werden, können demnach zumindest teilweise **mit menschlichen Strukturen kreuzreagieren**. Es ist dies der übliche Mechanismus einer Autoimmunerkrankung.

In den **Gewebeläsionen** der Folgekrankheiten sind **keine Streptokokken** zu finden, sondern **lediglich Antikörper** gegen dieselben. Die Erkrankungen können aus diesem Grunde auch nicht gleichzeitig mit Angina bzw. Scharlach beginnen, sondern frühestens dann, wenn etwa **nach 2–3 Wochen IgG-Moleküle** produziert werden. Die Nachfolgekrankheiten beginnen also im zeitlichen Abstand von 2–3 Wochen (rheumatisches Fieber) bzw. bis zu 5 Wochen (Glomerulonephritis) nach Angina oder Scharlach.

Die wesentlichen Folgekrankheiten sind das **rheumatische Fieber** (mit oder ohne Herzbeteiligung; ➤ Fach Herz-Kreislauf-System) und die **Glomerulonephritis** ( ➤ Fach Urologie). An dieser Stelle soll lediglich auf ihre unterschiedliche Pathogenese hingewiesen werden:

- Beim **rheumatischen Fieber** wird körpereigenes Gewebe durch die Autoantikörper direkt angegriffen. Es handelt sich also um eine **Autoimmunkrankheit** im üblichen Sinne.
- Bei der **Glomerulonephritis** finden sich dagegen zirkulierende **Antigen-Antikörper-Komplexe**, die sich in den Glomeruli der Niere ablagern und an Ort und Stelle über Komplementaktivierung und Anlockung von Leukozyten Nierenschädigungen hervorrufen (**Allergie vom Typ III**).

---

**Zusammenfassung**

**Scharlach:** verursacht durch β-hämolysierende **Streptokokken** der Gruppe A

- **Übertragungswege:** Tröpfcheninfektion
- **Inkubationszeit:** 2–5 (maximal 7) Tage
- **Kontagionsindex:** 0,25
- **Symptome:**
  – Angina tonsillaris (lacunaris)
  – hohes Fieber, Übelkeit
  – nach 1–2 Tagen kleinfleckiges, konfluierendes Exanthem (Beginn oberer Thorax oder Leiste), periorale Blässe
  – ab dem 3. Tag Erdbeer- bzw. Himbeerzunge
  – groblamelläre Schuppung der Handflächen und Fußsohlen nach 1–3 Wochen
- **Komplikationen:**
  – Otitis, Sinusitis
  – Peritonsillarabszess
  – Sinusthrombose
- **Diagnostik:**
  – Rachenabstrich
  – Leukozytose, ASL-Titer
- **Therapie:** Penicillin über 10 Tage, Kontrolle der Kontaktpersonen
- **Folgekrankheiten:**
  – rheumatisches Fieber (Autoimmunkrankheit)
  – Glomerulonephritis (Allergie vom Typ III)
- **Impfung:** keine
- **Meldepflicht:** nein
- **Behandlungsverbot:** ja nach den §§ 24 und 34 IfSG

# 1.3 Enterokokken

Diese Streptokokken gehören zur **physiologischen Darmflora** des Menschen und einiger Tiere, werden aber nicht zu den Enterobakterien gezählt, da es sich im Gegensatz zu diesen um grampositive Kokken und nicht um gramnegative Stäbchen handelt. Enterokokken sind **Opportunisten**, weil sie einerseits harmlose Mitglieder der physiologischen Flora des Menschen sind, andererseits aber bei geschwächter Abwehrlage oder unzureichender Hygiene invasiv werden können und dann über eine Bakteriämie zu Erkrankungen führen. Auch im Rahmen invasiver Untersuchungen (z. B. Koloskopie) kommt es nicht so selten zur Streuung von Bakterien (Bakteriämie).

Die wesentlichen Erkrankungen sind **Harnwegsinfekte** (bis zu 25 % aller Harnwegsinfektionen) sowie **Endokarditis** (ca. 10 % aller Endokarditiden). Sehr selten entsteht aus einer Bakteriämie auch einmal eine **Lobärpneumonie**.

Die Therapie komplizierter Harnwegsinfekte oder einer Endokarditis bzw. Pneumonie durch Enterokokken erfolgt wegen der geringen Empfindlichkeit der Bakterien durch **Breitspektrumantibiotika**. Wie alle physiologischen Bewohner des Menschen hinterlassen auch die Enterokokken **keine Immunität** für eine neuerliche Infektion.

**Zusammenfassung**

**Enterokokken:** physiologische Darmkeime
- **Übertragungswege:**
  – Schmierinfektion
  – invasive Untersuchungen (Koloskopie)
- **Inkubationszeit:** nicht definiert (wenige Tage)
- **Erkrankungen:**
  – Harnwegsinfekt
  – Endokarditis
  – Lobärpneumonie (selten)
- **Impfung:** keine
- **Meldepflicht:** nein
- **Behandlungsverbot:** nein

## 1.4  Neisserien

Neisserien sind kleine, gramnegative, obligat aerobe **Diplo-kokken**. Die jeweils beieinander liegenden beiden Kokken sind an ihrer Berührungsstelle abgeflacht, wodurch insgesamt das Bild einer **Kaffeebohne** oder **Semmel** entsteht.

Etliche Neisserien-Arten gehören zur physiologischen Flora der menschlichen Schleimhaut. Im Wesentlichen sind nur zwei Arten als **obligat pathogen** einzustufen:
- **Neisseria gonorrhoeae (Gonokokken):** Erreger der Gonor-rhö
- **Neisseria meningitidis (Meningokokken):** Erreger einer eitrigen Meningitis.

### 1.4.1  Gonorrhö

Die Gonorrhö („**Tripper**") gehört zu den klassischen Ge-schlechtskrankheiten und ist von diesen nach wie vor die häu-figste. Inzwischen spricht man nicht mehr von „Geschlechts-krankheiten", sondern von **sexuell übertragenen Krankhei-ten** (STD für **s**exually **t**ransmitted **d**iseases). Gonokokken kommen nur beim Menschen vor. Die Übertragung erfolgt durch **Schleimhautkontakt**, seltener auch durch Schmierin-fektion.

#### Infektion des Mannes

Nach einer Inkubationszeit von **2–5 Tagen** beginnt die Erkran-kung beim Mann mit einer **Urethritis** und gelblich-grünli-chem, **eitrigem Ausfluss** aus der Harnröhre (**>** Abb. 1.12). Die Entzündung kann in der Folge auf die Prostata (**Prostati-tis**) oder den Nebenhoden (**Epididymitis**) übergreifen. Nur in

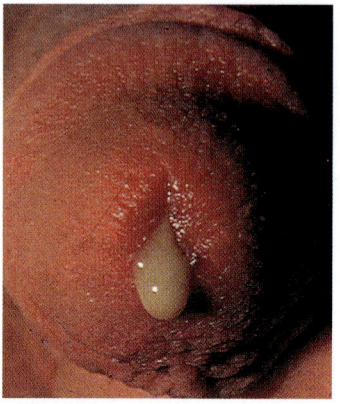

**Abb. 1.12**  Gonokokkenurethritis mit eitrigem Fluor. [19]

diesen Fällen entstehen allgemeine Entzündungszeichen wie Fieber oder eine Leukozytose.

Auch bei fehlender Therapie verschwindet die Gonorrhö häufig im Verlauf der folgenden Wochen. Bei Persistenz der Erreger entsteht als einziger Hinweis oft nur ein v. a. morgend-licher, schleimiger Ausfluss aus der Urethra, von den Franzo-sen als **Bonjour-Tröpfchen** bezeichnet.

#### Infektion der Frau

Bei der Frau verläuft die Infektion grundlegend anders, weil primär nicht die Harnröhre mit entsprechenden Hinweizei-chen, sondern der Gebärmutterhals (Cervix uteri) infiziert wird. Nach einer Inkubationszeit von **3 Tagen bis zu 3 Wo-chen** kommt es in rund der Hälfte der Fälle zu einer **Zervizitis** mit **vaginalem Fluor**. In der anderen Hälfte der Fälle verläuft die Infektion weitgehend **unbemerkt** (inapparent). Dies gilt in erster Linie für Patientinnen, die ohnehin schon unter chroni-schem vaginalen Fluor leiden.

Bei jeder 5. Patientin aszendiert die Infektion über den Ute-rus (**Endometritis**) in die Tuben (**Salpingitis, Adnexitis**), sel-ten sogar in die freie Bauchhöhle bis hin zur **Perihepatitis**. Häufig entstehen schließlich auch Symptome von Seiten der Harnröhre (**Urethritis**). Die Ausbreitung in Eileiter und Bauchhöhle kann **mit hohem Fieber und einer Peritonitis verbunden** sein. Die Salpingitis führt in jedem 4. Fall zur **Steri-lität**, wobei die Symptome der chronischen Infektion – ähnlich wie bei der Chlamydien-Salpingitis – oftmals so milde vorlie-gen, dass sie von der Patientin nicht zur Kenntnis genommen und vom Gynäkologen nicht erkannt werden. Solche Patientin-nen bilden ein hervorragendes Erregerreservoir und verbreiten die Infektion weiter.

Bei der Gonorrhö einer **Schwangeren** infiziert sich das **Kind** zumeist erst unter der Geburt. Die wesentliche Manifestation ist dann eine **eitrige Konjunktivitis** (Gonoblennorrhö; **>** Abb. 1.15). Es kann allerdings auch zum **vorzeitigen Bla-sensprung** bzw. zur **Frühgeburt** und zum **Tod des Kindes** kommen.

## Extragenitale Manifestationen

Bei der Gonorrhö kommt es in manchen Fällen zu extragenitalen Manifestationen ( > Abb. 1.13) wie z.B. einer **Pharyngitis**, bedingt durch entsprechende sexuelle Praktiken, aber auch zu einer **Arthritis**, besonders häufig im **Knie**- oder **Sprunggelenk** ( > Abb. 1.14). Die eitrige Arthritis zumeist nur eines Gelenkes entsteht in gut 1% aller Fälle. Ursache ist die seltene Bakteriämie durch besonders widerstandsfähige Gonokokkenstämme, wobei dann auch **Exantheme** im Bereich der Haut ( > Abb. 1.15), eine **Endokarditis** oder sogar (selten) eine **Pneumonie** oder **Meningitis** entstehen können.

Eine **eitrige Konjunktivitis (Gonoblennorrhö)** entsteht durch Schmierinfektion bzw. beim Neugeborenen durch Infektion in den Geburtswegen ( > Abb. 1.16). Sie kann unbehandelt bis zur **Erblindung** führen. Die bis 1998 gesetzlich vorgeschriebene, auch heute noch übliche **Credé-Prophylaxe** durch Einträufeln einer Silbernitratlösung in die Konjunktiven aller Neugeborenen wurde bereits 1881 eingeführt. Vor Einführung dieser Prophylaxe war die Gonokokkeninfektion des Auges die häufigste Ursache der Blindheit in Europa. Für manche Entwicklungsländer gilt dies bis heute.

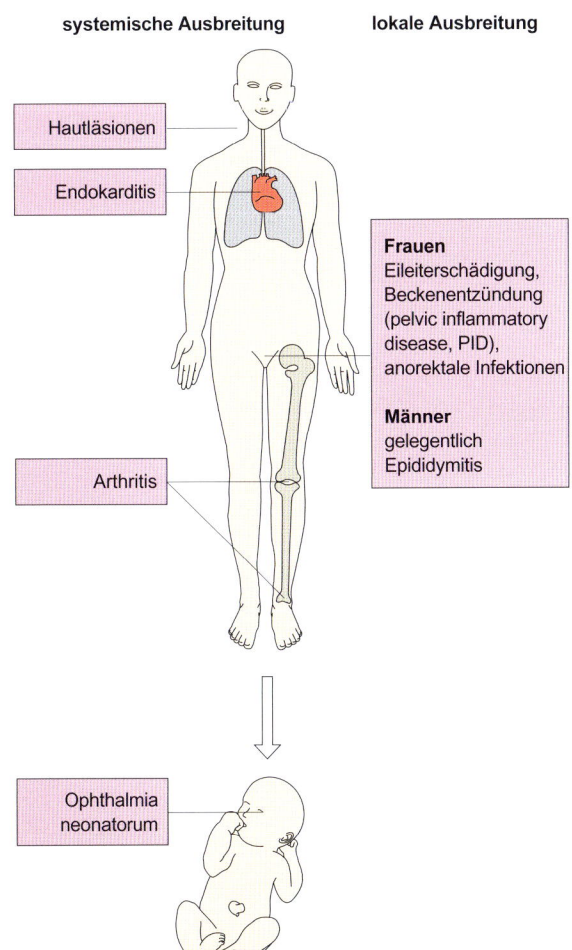

**Abb. 1.13** Extragenitale Manifestationen der Gonorrhö. [39]

## Therapie

Die Therapie der Gonorrhö erfolgte früher durch Penicillin, inzwischen wegen der verbreiteten Penicillinresistenz mit anderen **Antibiotika**. Untersuchung und Therapie des **Partners** sind stets erforderlich.

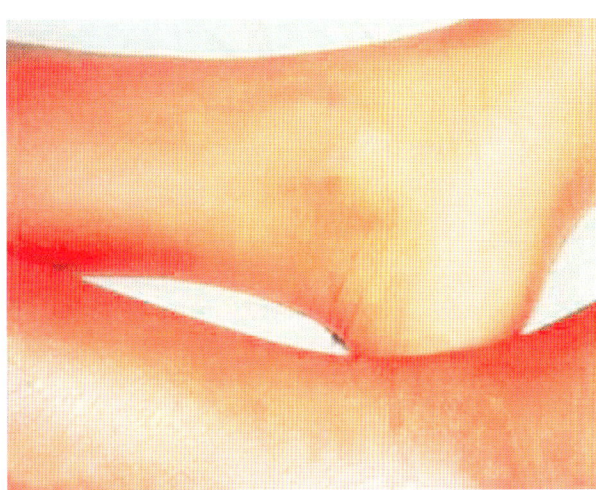

**Abb. 1.14** Arthritis des oberen Sprunggelenks im Rahmen einer Gonokokkeninfektion. [11]

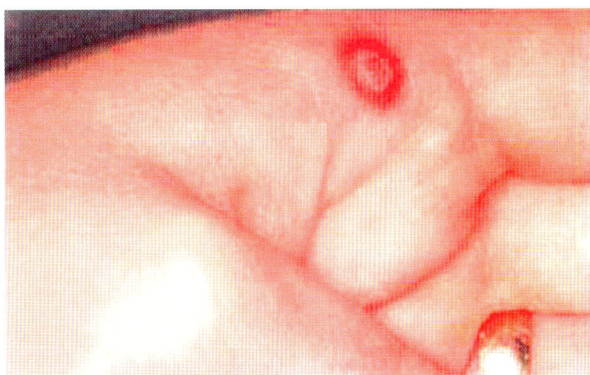

**Abb. 1.15** Exanthem bei Gonokokkeninfektion. [11]

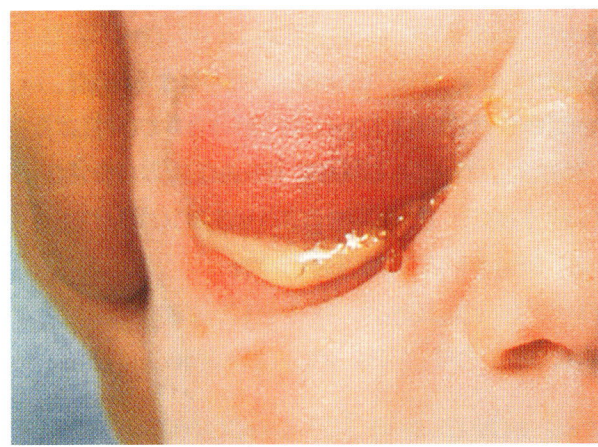

**Abb. 1.16** Gonoblennorrhö (eitrige Konjunktivitis) beim Neugeborenen. [12]

## Impfung und Meldepflicht

Es gibt **keine Impfung** und **keine Meldepflicht**. Wegen der sexuellen Übertragbarkeit gilt nach § 24 IfSG allerdings ein **Behandlungsverbot** für den Heilpraktiker.

---

### Zusammenfassung

**Gonorrhö:** verursacht durch **Gonokokken** (Neisseria gonorrhoeae)
- **Übertragungswege:**
  - sexueller Kontakt
  - Schmierinfektion
- **Inkubationszeit:** 2–5 Tage (♂), 3 Tage–3 Wochen (♀)
- **Symptome:**
  - beim **Mann**: eitrige Urethritis, evtl. Prostatitis oder Epididymitis mit allgemeinen Entzündungszeichen
  - bei der **Frau**: inapparente Infektion (50%) oder eitrige Zervizitis und Urethritis, teilweise Adnexitis mit Gefahr der Sterilität, selten Perihepatitis oder Peritonitis
  - beim **Fetus**: Abort, Frühgeburt, Gonoblennorrhö mit drohender Blindheit
  - **extragenitale** Manifestationen (1%): Monarthritis, Gonoblennorrhö, evtl. Endokarditis
- **Diagnostik:** Abstrichdiagnostik, Gelenkpunktion
- **Therapie:** Antibiotika unter Einschluss des Partners
- **Impfung:** keine
- **Meldepflicht:** nein
- **Behandlungsverbot:** ja nach § 24 IfSG

## 1.4.2 Meningitis

Die Erreger **(Neisseria meningitidis)** werden häufig nur als **Meningokokken** bezeichnet, weil etwa 50% der Erkrankungen als Meningitis auftreten. Die zweite wesentliche Erkrankung ist die Meningokokken-Sepsis (25% der Fälle). Bei weiteren 25% kommt es zu Mischformen. Insgesamt beobachtet man in Deutschland nach der Zahl der Meldungen rund 600 Fälle/Jahr (Stand 2009), was bereits einen deutlichen Rückgang seit Einführung der Impfung bedeutet.

Die Bakterien kommen in zumindest 13 Serotypen vor, von denen die Typen a–c die größte Bedeutung haben. Die besonders hohe Virulenz der Meningokokken entsteht durch die Ausbildung einer **Polysaccharidkapsel** (entsprechend Pneumokokken und Haemophilus influenzae), die eine Phagozytose erschwert. Andere Neisserien (Gonokokken) sind unbekapselt.

### Übertragungswege

Erregerreservoir ist der **Nasopharynx** des Menschen. Mindestens 10% der Menschen beherbergen den Keim auf ihren Schleimhäuten. Die Ansteckung erfolgt also an gesunden Keimträgern durch Tröpfcheninfektion oder direkten Kontakt. Im Nasopharynx des Infizierten kommt es in der Regel ledig-lich zur lokalen, asymptomatischen Besiedelung, zur nachfolgenden Antikörperbildung und zum Trägertum über Monate oder auf Dauer.

Vor allem bei **Kleinkindern** zwischen 6 Monaten und 3 Jahren können aber besonders virulente Bakterien über eine **Bakteriämie** die Meningen besiedeln, sodass eine eitrige **Meningitis** entsteht.

Eine weitere Risikogruppe stellen **Jugendliche** dar, wobei Jungen durchschnittlich zwei Jahre älter sind als Mädchen. Dies weist auf den Übertragungsweg durch **orale Kontakte** hin.

### MERKE
Die Meningokokken-Meningitis ist nach der durch Pneumokokken verursachten Erkrankung die zweithäufigste Form einer eitrigen Meningitis in Deutschland.

### Symptomatik

Die Meningitis beginnt innerhalb von 1–3 Tagen nach erfolgter Bakteriämie, also mit einer Inkubationszeit von etwa **2–5 Tagen** im Anschluss an die Übertragung, mit **Kopfschmerzen**, hohem **Fieber**, **Übelkeit** und **neurologischen Ausfallserscheinungen** ( ➤ Fach Neurologie). Zu beachten ist, dass eine Meningitis bei Säuglingen, alten Menschen oder im Koma auch ohne Fieber und ohne spezifische Meningitiszeichen (Meningismus, Zeichen nach Brudzinski oder Kernig) verlaufen kann.

### Sepsis

Gefürchtet ist wegen ihrer hohen Letalität die **Meningokokken-Sepsis**. Sie entsteht in jedem vierten Fall einer Bakteriämie, die bei 10–15% der betroffenen Kleinkinder von einer hämorrhagischen Nekrose der Nebennieren begleitet und dann als **Waterhouse-Friderichsen-Syndrom** ( ➤ Abb. 1.17) bezeichnet wird.

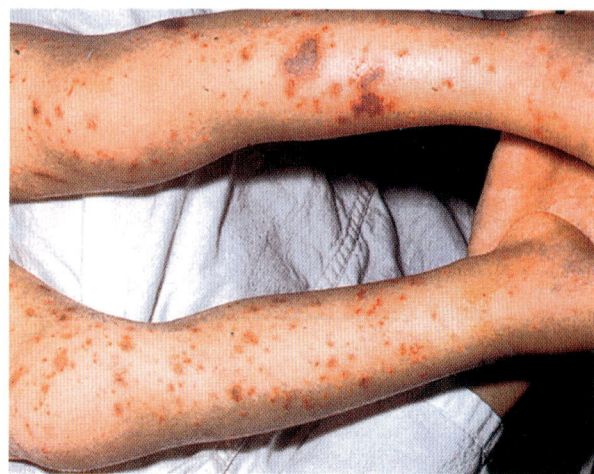

**Abb. 1.17** Waterhouse-Friderichsen-Syndrom. Schwere nekrotisierende Hautläsionen bei Meningokokken-Sepsis. [30]

Die Krankheit beginnt **hochakut mit hohem Fieber**, **Erbrechen**, makulopapulösem **Exanthem** und **Einblutungen** in die Haut und kann innerhalb weniger Stunden zum Tode führen – auch deswegen, weil sich zur ohnehin lebensgefährdenden Sepsis noch der Ausfall der Nebennierenrinde (Addison-Krise) hinzugesellt.

## Diagnostik

Hinweise erhält man durch die Symptomatik des Patienten, durch den **Meningismus** und die Zeichen nach **Brudzinski** bzw. **Kernig**. Im Vordergrund steht bei einem Meningitisverdacht die **Lumbalpunktion**, bei der neben der erhöhten Zellzahl des Liquors (Pleozytose) auch der verursachende Erreger gefunden bzw. angezüchtet werden kann. Bildgebende Verfahren (MRT, CT) lassen evtl. das Ausmaß der Schädigung erkennen.

## Therapie

Die Therapie einer eitrigen Meningitis wird unter **Intensivbedingungen** durchgeführt. Allgemein ist die Letalität auch heute noch sehr hoch. Ähnlich wie beim Scharlach wird deshalb speziell bei der Meningokokken-Meningitis eine sofortige **antibiotische Therapie** auch der **Kontaktpersonen** empfohlen, seit Juli 2009 möglichst in Verbindung mit einer **Meningokokken-Impfung** bei allen noch nicht geimpften Personen (sog. Riegelungsimpfung).

## Impfung

Seit 2006 wird von der STIKO eine **einmalige Impfung** ab dem 12. Lebensmonat empfohlen. Zu beachten ist, dass die Impfung wohl Antigene der Serotypen A und C enthält, nicht jedoch solche der besonders wichtigen Gruppe B. Von daher kann die Impfung **keinen vollständigen Schutz** aufbauen.

Die sofortige Impfung, zusätzlich zur Chemoprophylaxe mit Antibiotika, wird seit 2009 auch für Personen empfohlen, die Kontakt zu einem an Meningokokken Erkrankten hatten.

## Meldepflicht

Meningokokken-Meningitis und -Sepsis sind nach § 6 IfSG bereits bei **Verdacht** meldepflichtig.

### Zusammenfassung
**Meningokokken-Meningitis und -Sepsis:**
- **Übertragungswege:**
  - Tröpfcheninfektion von (gesunden) Trägern
  - direkter Kontakt
- **Inkubationszeit** (Meningitis, Sepsis): 2–5 Tage
- **Symptome:**
  - hohes Fieber
  - Kopfschmerzen

– Erbrechen
– neurologische Ausfallserscheinungen, Koma
– Einblutungen
– evtl. Addison-Krise (Waterhouse-Friderichsen-Syndrom)
- **Diagnostik:**
  - Zeichen nach Brudzinski und Kernig
  - Lumbalpunktion, Blutkultur
  - ggf. CCT
- **Therapie:**
  - Antibiotika unter Einschluss der Kontaktpersonen
  - Riegelungsimpfung
- **Impfung:** einmalig ab dem 12. Lebensmonat (STIKO)
- **Meldepflicht:** bereits bei Verdacht nach § 6 IfSG
- **Behandlungsverbot:** ja (folgt aus der Meldepflicht)

## 1.5 Korynebakterien

Korynebakterien sind grampositive, leicht gekrümmte Stäbchen, die durch endständige Auftreibungen ein **keulenartiges Aussehen** (Korynä = Keule) erhalten. Einzelne Unterarten wie z. B. Corynebacterium minutissimum sind physiologische Bewohner der Haut. Für uns von Bedeutung ist **Corynebacterium diphtheriae**, der Erreger der **Diphtherie**. Der Keim kommt ausschließlich beim Menschen vor.

### 1.5.1 Diphtherie

Sie ist eine Erkrankung dicht besiedelter, gemäßigter Klimazonen. Seit Einführung der Schutzimpfung ist sie in den westlichen Ländern außerordentlich selten geworden.

Die Ansteckung erfolgt an Erkrankten oder an inapparent Infizierten durch **Tröpfchen-**, seltener durch **Schmierinfektion**. Der **Kontagionsindex**, der die Wahrscheinlichkeit einer Ansteckung nach Kontakt zu einem Infizierten beschreibt, liegt allerdings lediglich bei **0,15** (Masern oder Windpocken 0,95). Die Bakterien gelangen auf die Schleimhäute des Rachens, aber auch auf diejenigen des Auges oder der Vagina oder auf Wunden. Entsprechend der Ansiedelungsstelle ergibt sich eine **Rachen-, Augen-, Vaginal-** oder **Wunddiphtherie**.

Entscheidend bei der Diphtherie ist, dass die Bakterien ein **Toxin** bilden und sezernieren. Dieses Toxin, nicht die Bakterien selbst, verursacht alle Krankheitssymptome. Codiert wird das Toxin interessanterweise durch eine **Phagen-Nukleinsäure** ( ➤ Fach Mikrobiologie), also nicht wie üblich durch Plasmide. Bakterien, die nicht viral infiziert sind, bilden demnach auch keine Toxine und führen beim Menschen nicht zur Erkrankung.

## Symptomatik

Die Diphtherie des **Rachens** beginnt nach einer Inkubationszeit von **2–5 Tagen** mit mäßigem **Fieber** und **Halsschmerzen**.

In Relation dazu auffallend ist ein schweres Krankheitsgefühl. Es bildet sich auf **Tonsillen** und **Schleimhäuten** ein dicker grau-weiß-gelblicher Belag, die sog. **Pseudomembran** ( > Abb. 1.18), die einen süßlichen bzw. **süßlich-fauligen Mundgeruch** bewirkt. Im Gegensatz zu einer echten, strukturierten Membran besteht die unstrukturierte Pseudomembran der Diphtherie aus einem Fibrinnetz, in das Bakterien, Leukozyten und Gewebetrümmer eingelagert sind. Sie ist nur sehr schwer und unter Blutungen von der Unterlage abhebbar. Das Gewebe darunter ist nekrotisch. Die Pseudomembran kann sich auf den **gesamten Nasen-Rachen-Raum** ausbreiten. Wenn sie sich zusätzlich auf den **Kehlkopf** erstreckt, geraten die Patienten in **Erstickungsgefahr.**

Die Stenosierung des Kehlkopfs bei der Diphtherie wird als **Krupp** bzw. diphtherischer oder „echter" Krupp bezeichnet. Jede weitere infektiöse Kehlkopfstenosierung wird im Gegensatz dazu als Pseudokrupp bezeichnet. Der Pseudokrupp der Kleinkinder wird viral verursacht – mehrheitlich durch Parainfluenza-Viren. Beim Krupp, eher selten auch beim Pseudokrupp, muss eine Tracheotomie bzw. Koniotomie durchgeführt werden.

Das Toxin gelangt über die Blutbahn in nahezu **alle Zellen** des Körpers und führt dort durch vollständige Blockade der Proteinsynthese zu erheblichen Schäden:
- Am Herzen entsteht eine schwere **Myokarditis.**
- Die Nierenschäden können zum **Nierenversagen** noch nach Wochen führen.
- Die toxischen Schäden am peripheren und zentralen Nervensystem bedingen **Lähmungen** bis hin zur Tetraplegie, häufig auch Lähmungen des weichen Gaumens (Gaumensegel-Parese), die zur Regurgitation der aufgenommenen Nahrung durch die Nase führen kann. Eine Recurrensparese oder Lähmungen der Augenmuskulatur kommen vor.
- Auch diffuse **Einblutungen** als Folge von Gefäßwandschäden sind möglich.

Die Schäden zeigen sich in unterschiedlicher zeitlicher Abfolge. Während sich z. B. die Gaumenmuskelparese innerhalb der

ersten Krankheitstage einstellt, tritt die Tetraplegie erst nach Wochen auf.

Die **Letalität** zu spät behandelter Fälle liegt bei **30%.** Der Tod tritt dann durch Erstickung, Herzversagen oder eine Niereninsuffizienz ein.

## Diagnostik

Die Diagnose erfolgt **klinisch** aufgrund der typischen Pseudomembranen und der Atemnot. Der Bakteriennachweis mittels angelegter Kultur muss aus **Abstrichmaterial unterhalb der Pseudomembranen** erfolgen, was schwierig ist, weil sich dieselben nur schwer ablösen lassen.

## Therapie

Die Therapie beinhaltet **Penicillin** über **10 Tage,** wodurch die Bakterien sicher abgetötet werden. Sehr viel entscheidender ist allerdings die **sofortige Gabe** von **Diphtherie-Antitoxin,** weil allein das Toxin die schweren Schäden verursacht, das durch eine Antibiotikatherapie nicht verschwindet. Selbst das Antitoxin wirkt aber nur innerhalb der ersten 2 Tage, da das Toxin nach diesem Zeitpunkt bereits in die Gewebe des Körpers verteilt ist und nicht mehr neutralisiert werden kann. Der weitere Erkrankungsfortgang ist dann nicht mehr aufzuhalten.

## Impfung

Die Impfung erfolgt mit einem leicht veränderten Toxin, dessen antigene Eigenschaften erhalten blieben, das sich aber durch Inaktivierung nicht mehr an menschliche Zellen anheften kann (**Diphtherie-Toxoid**). Die Impfung wird im 1. Lebensjahr 4-mal durchgeführt und sollte auch beim Erwachsenen alle 10 Jahre aufgefrischt werden (STIKO). Dadurch entsteht ein sicherer Schutz **gegen das Toxin** der Korynebakterien, nicht aber gegen die Infektion mit dem Bakterium selbst. Man kann also jederzeit trotz Impfung an der Infektion durch Corynebacterium diphtheriae erkranken, nicht jedoch an der Diphtherie, denn diese ist definiert durch die sichtbaren, toxinverursachten Schäden. **Infizierte** können aber jederzeit eine **Infektionsquelle** für **Nichtgeimpfte** darstellen, die dann an der Diphtherie selbst erkranken.

## Meldepflicht

Meldepflichtig ist nach § 6 IfSG bereits der Krankheits**verdacht.**

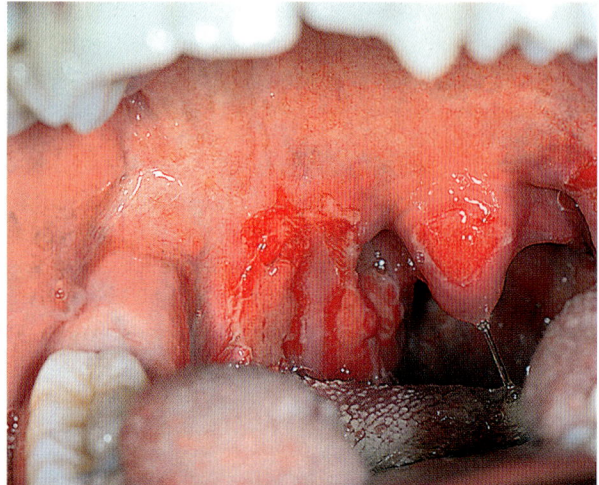

**Abb. 1.18** Diphtherie des Rachens. [47]

---

**Zusammenfassung**

**Diphtherie:** verursacht durch **Corynebacterium diphtheriae**
- **Übertragungswege:**
  - Tröpfcheninfektion
  - Schmierinfektion
- **Inkubationszeit:** 2–5 Tage

- **Kontagionsindex:** 0,15
- **Manifestationsindex:** > 0,95
- **Symptome (Rachendiphtherie):**
  - Fieber, schweres Krankheitsgefühl
  - Atemnot
  - Tachykardie, Rhythmusstörungen, Herzversagen
  - Lähmungen (u. a. Gaumensegelparese) bis hin zur Tetraplegie
  - Einblutungen
  - Nierenschäden bis hin zur Anurie
- **Diagnostik:**
  - klinisch: Pseudomembranen, typischer Mundgeruch
  - Bakteriennachweis
- **Therapie:**
  - Antitoxin
  - Antibiotika, intensivmedizinische Maßnahmen
- **Impfung:** Toxoidimpfung, 4-mal im 1. Lebensjahr, Auffrischimpfungen (STIKO)
- **Meldepflicht:** nach § 6 IfSG bereits bei Verdacht
- **Behandlungsverbot:** ja

## 1.6 Enterobakterien

Die Enterobakterien stellen eine große Gruppe im Darm des Menschen lebender Bakterien dar, die teilweise als Opportunisten zur **physiologischen Darmflora** gehören, teilweise aber auch **obligat pathogen** sind, also erst durch Ansteckung in den Körper gelangen und dann Krankheiten verursachen.

Das gemeinsame Merkmal der Enterobakterien ist ihre Morphologie. Es handelt sich um **gramnegative, gerade, plumpe Stäbchenbakterien**, die dadurch sämtlich nahe miteinander verwandt sind und sowohl aerob als auch anaerob wachsen können. Etliche Arten sind begeißelt, können sich also aktiv fortbewegen. Wegen ihrer geringen Nährstoffansprüche, ihrer Umweltresistenz und ihrem gehäuften Vorkommen in feuchtem Milieu bezeichnet man die Enterobakterien, gemeinsam mit Legionellen und Pseudomonaden, auch als **Nass- und Pfützenkeime**.

**MERKE**

Zu den **physiologischen** Enterobakterien gehören:
- Escherichia coli
- Klebsiella
- Enterobacter
- Proteus
- Serratia.

Zu den **obligat pathogenen** Enterobakterien rechnet man:
- Salmonellen
- Yersinien
- Shigellen
- einzelne pathogene Unterarten von Escherichia coli.

### 1.6.1 Physiologische Enterobakterien

Unter den physiologischen Keimen der menschlichen Darmflora hat **Escherichia coli** die größte Bedeutung. Escherichia coli ist das erste Bakterium, das nach der Geburt den zunächst sterilen Darm des Neugeborenen besiedelt und den nachfolgenden physiologischen Darmbewohnern das Milieu bereitet. Der Keim wird, besonders bei der Frau, häufig aus dem Darm in den Urogenitaltrakt verschleppt und löst dort entzündliche Erkrankungen aus. **50–80% aller Harnwegsinfekte** gehen auf sein Konto, was auch die eminente Bedeutung einer einwandfreien Hygiene gerade bei der „anatomisch gefährdeten" Frau verdeutlicht. Daneben findet man Escherichia coli häufig als Verursacher abdomineller Erkrankungen wie **Appendizitis**, **Peritonitis**, **Cholezystitis** oder bei **Wundinfektionen** (Übertragung durch Schmierinfektion). Neben Staphylococcus aureus ist Escherichia coli der mit Abstand häufigste Verursacher einer **Sepsis** (jeweils 30% aller Fälle).

Die weiteren opportunistischen Enterobakterien der Darmflora verursachen gelegentlich **Harnwegsinfekte** (z. B. Proteus), eine **Endokarditis** oder Erkrankungen des Respirationstraktes bis hin zur **Pneumonie** (z. B. durch Klebsiella).

**MERKE**

Es ist zu beachten, dass die **physiologischen Darmkeime** dann zu **Erkrankungen** führen, wenn sie **in andere Kompartimente** des Körpers gelangen. Im Darmlumen selbst können sie keine Erkrankungen verursachen; dort sind sie physiologisch und überaus bedeutsam für ein gesundes Darmmilieu (sog. Eubiose).

Für extraenterale Infektionen durch die physiologischen Enterobakterien (Harnwegsinfekte, Appendizitis, Cholezystitis, Pneumonie, Sepsis usw.) gibt es **keine Meldepflicht** und **kein Behandlungsverbot** für Heilpraktiker.

### 1.6.2 Obligat pathogene Coli-Bakterien

Obligat pathogene Coli-Stämme werden durch **Schmierinfektion** (fäkal-oral) von Infizierten auf Gesunde übertragen, noch häufiger allerdings aus **infiziertem Fleisch** oder **Milch** aufgenommen.

Ein Teil von ihnen führt zu **Dünndarm-Infektionen** mit **wässrig-schleimigen Durchfällen,** v. a. bei Säuglingen und Kleinkindern **(EPEC)**. In südlichen Ländern sind sie für den größten Teil (> ⅔) der **Reisediarrhöen** („Montezumas Rache") verantwortlich **(ETEC)**. Etwa jeder 3. Reisende ist davon betroffen.

Weitere Stämme der pathogenen Escherichia coli, die sog. **EHEC** und **EIEC**, befallen bevorzugt den **Dickdarm** und führen dort zu Nekrosen und Ulzerationen. Sie verursachen eine **wässrig-blutige Diarrhö** ähnlich den Shigellen, deren Shiga-Toxin EHEC über Plasmide auch tatsächlich übernommen hat.

## EHEC-Erkrankungen

EHEC wird v. a. von **Rindern** (direkter Kontakt) und ihren **Produkten** (Rohmilch, Hackfleisch, Salami usw.) übertragen. Auch aus kontaminiertem **Wasser** oder direkt von **Mensch zu Mensch** sind Übertragungen möglich (Schmierinfektion bzw. fäkaloral). Ähnlich wie bei den Shigellen genügen bereits 100 Bakterien zur Infektion. Gehäuft findet man den Keim manchmal in **Gemeinschaftseinrichtungen** wie z. B. Altersheimen. In Deutschland kommt es zu knapp 1.000 Infektionen pro Jahr.

## Enteritis

Nach einer Inkubationszeit von **1–3 Tagen** entstehen **Bauchschmerzen**, **Übelkeit** mit Erbrechen, **wässrige Durchfälle** und evtl. Fieber. In 15% der Fälle werden die Durchfälle **blutig**. EHEC kann danach noch über mehrere Wochen mit dem Stuhl ausgeschieden werden.

## Hämolytisch-urämisches Syndrom (HUS)

EHEC löst zusätzlich zu seiner Wirkung auf den Dickdarm, meist wenige Tage nach Beginn der Durchfallerkrankung, in bis zu 10% der Fälle (v. a. bei Säuglingen, Kleinkindern, alten und immungeschwächten Menschen) das hämolytisch-urämische Syndrom aus. Dabei führen die resorbierten **Toxine** (Shiga-Toxin = Verotoxin) dieser Bakterien über eine Blockierung der Proteinsynthese in den **Kapillarendothelien** zu deren Schädigung.

In der Folge kommt es zu einer **Verbrauchskoagulopathie** mit **Thrombopenie**, **Anämie** und **Mikroblutungen** in Haut und Nieren. Die **Nierenschädigung** kann über Oligurie und Proteinurie bzw. Hämaturie bis hin zum Nierenversagen führen. Die Anämie entsteht durch die Blutverluste ins Gewebe und über die Niere, aber auch durch direkte Toxinwirkung. In Deutschland kommt es zu knapp 100 Erkrankungen/Jahr (2008 nur noch 59 Fälle, 2009: 66 Fälle).

## Therapie

Zur Therapie gibt man in nahezu allen Fällen einer Enteritis oder (blutigen) Colitis **glukosehaltige Elektrolytlösungen**, weil der Ersatz von Flüssigkeit und Elektrolyten im Vordergrund jeglicher Therapie steht und in der Regel auch völlig ausreicht. Schwere Fälle gehören selbstverständlich in stationäre Behandlung.

**HUS** mit einer Letalität von etwa 5% wird **intensivmedizinisch** mit Plasmapherese, Dialyse und Transfusionen behandelt.

## Meldepflicht

Alle obligat pathogenen Enterobakterien sind **meldepflichtig** nach § 7 IfSG. **HUS** ist zusätzlich bereits bei **Krankheitsverdacht** meldepflichtig nach § 6 IfSG.

**Zusammenfassung**
**Obligat pathogene Coli-Bakterien:**
- **Übertragungswege:**
  - Tierkontakt
  - durch tierische Ausscheidungen kontaminierte Nahrungsmittel
  - fäkal-oral (Schmierinfektion)
- **Inkubationszeit:** 1–3 Tage (Enteritis)
- **Symptome:**
  - **Enteritis:** Durchfall – evtl. blutig (EHEC, EIEC), Bauchschmerzen und Übelkeit, teilweise Fieber
  - **HUS:** Verbrauchskoagulopathie mit Einblutungen und akutem Nierenversagen (Anurie) als Leitsymptome
- **Diagnostik:**
  - Stuhluntersuchung
  - HUS: klinisch aus Gesamtkonstellation mit Durchfall, Anämie mit Retikulozytose, Thrombopenie, Hyperbilirubinämie, Anurie
- **Therapie:** Flüssigkeits- und Elektrolytersatz, bei HUS Intensivtherapie mit Dialyse
- **Impfung:** keine
- **Meldepflicht:** ja nach § 7 IfSG für alle obligat pathogenen Enterobakterien; bereits bei Verdacht nach § 6 IfSG bei HUS
- **Behandlungsverbot:** ja

## 1.6.3 Salmonellen

Salmonellen sind peritrich begeißelt. Es gibt verschiedene Untertypen:
- **Salmonella enteritidis** und **Salmonella typhimurium**: Beschränken sich auf den Darm und rufen dort eine **Enteritis** hervor. Sie leben im Darm **zahlreicher Tiere**. Der Mensch ist gewissermaßen nur ein Zufallswirt. Prinzipiell stellt **jedes Nahrungsmittel**, das durch tierische Ausscheidungen kontaminiert ist, eine Infektionsquelle dar.
- **Salmonella typhi** und **Salmonella paratyphi**: Verursachen Allgemeininfektionen, den **Typhus abdominalis** und den **Paratyphus A, B und C**. Sie kommen nur beim **Menschen**

vor, werden also nur über **Trinkwasser** oder **Nahrungsmittel**, die durch menschliche Exkremente verunreinigt wurden, weitergegeben.

**M E R K E**

Grundsätzlich gilt für den Infektionsweg, dass man „**Salmonellen entweder isst oder trinkt**".

Ein Großteil der Bakterien geht in der Salzsäure des Magens zugrunde. Für das Angehen einer Infektion sind deshalb bei Typhus oder Paratyphus Keimzahlen von etwa $10^5$ (100.000) erforderlich. Für ein Angehen der Enteritis-Salmonellen sind noch wesentlich größere Zahlen notwendig, zumindest $10^6$ oder noch mehr Keime. Deshalb kann die Infektion kaum bei der Salmonellenenteritis, sehr wohl aber bei Typhus und Paratyphus auch durch Schmierinfektion erfolgen.

## Salmonellen-Enteritis

Die moderne Lebensweise mit Massentierhaltung, großen Wohngemeinschaften und Gemeinschaftsküchen begünstigt das wiederholte Auftreten kleiner Epidemien. Durch die **Widerstandsfähigkeit gegen Kälte** (einschließlich Einfrieren) und **Wärme** und die **schnelle Vermehrungsfähigkeit** der Salmonellen (Generationszeit 10–15 Minuten) ist es wichtig, Lebensmittel wie Eier, Backwaren oder Fleisch sehr **gründlich** zu erhitzen bzw. aufgetautes Geflügel möglichst **umgehend** und unter Verwerfen des Tauwassers zu **erhitzen**, bevor die Keimzahlen zu hoch geworden sind. Zur Abtötung der Salmonellen notwendig sind Temperaturen von etwa **75 °C** (für wenige Minuten) oder **55 °C** (1 Stunde). Milchprodukte wie z. B. Speiseeis kann man allerdings schlecht erhitzen.

In Deutschland gibt es Jahr für Jahr mehrere 100.000 Salmonellen-Enteritiden – bei rund 40.000 gemeldeten Fällen. Damit ist die Salmonellen-Enteritis die wahrscheinlich **häufigste bakterielle Durchfallursache**, auch wenn sie inzwischen (2009) nach der Zahl der Meldungen von der Campylobacter-Enteritis überholt wurde.

Gelangt eine genügend große Anzahl an Salmonellen in den Magen-Darm-Trakt, wandern sie im **terminalen Ileum** in die Darmwand ein und werden dort von Makrophagen phagozytiert, aber **nicht lysiert**. Vielmehr können sie sich sogar in denselben vermehren.

Angemerkt werden soll, dass Salmonellen bei ihrer Vermehrung in **Lebensmitteln** auch **Exotoxine (Enterotoxine)** bilden, die entsprechende Krankheitssymptome hervorrufen können. Zumeist erfolgt die Infektion sowohl an den Toxinen als auch an den Bakterien selbst, sodass diese beiden Faktoren gar nicht zu trennen sind.

## Symptomatik

Nach einer Inkubationszeit von **8 Stunden** bis zu **2 Tagen** (zumeist 12–24 Stunden; **kürzeste Inkubationszeit** aller In-

fektionskrankheiten) kommt es aufgrund der entzündlichen Reaktion in der Darmwand abrupt zu **mäßigem Fieber** und **Schüttelfrost**, **Bauchschmerzen**, **grünlichen, wässrigen Durchfällen** und **Erbrechen**. Dieses Bild hält für 2–4 Tage an, um dann wieder abzuklingen. Die Salmonellen können allerdings auch danach noch über Wochen im Stuhl nachgewiesen werden.

## Komplikationen

In knapp 5% der Fälle, v. a. bei geschwächten Menschen oder Säuglingen, kommt es über eine Bakteriämie auch zu Erkrankungen wie **Pleuritis**, **Meningitis**, **Osteomyelitis** oder **Harnwegsinfekten**. Auch **septische Zustände** sind möglich. Solche Patienten müssen antibiotisch behandelt werden.

Auch ohne extraintestinale Manifestationen kann die Salmonellen-Enteritis bei geschwächten Menschen oder bei Säuglingen und Kleinkindern zum Tode führen, weil hier der üblicherweise (prozentual) **sehr große Flüssigkeitsverlust** nicht schnell genug ausgeglichen werden kann. So besteht gerade beim Säugling ein besonders krasses „Missverhältnis" zwischen dem (geringen) Körpergewicht und dem vergleichsweise riesigen Volumen, das verloren gehen kann.

**A C H T U N G**

Jede Durchfallerkrankung wird beim **Säugling** sehr schnell **gefährlich**, wenn das verlorene Volumen nicht alsbald durch Trinken oder Infusionen ersetzt wird.

Selten kommt es im Anschluss an die Enteritis, analog zu Erkrankungen durch z. B. Chlamydien oder Yersinien und v. a. bei Menschen mit HLA-B27, zu einer **reaktiven Arthritis** oder sogar zu einem **Morbus Reiter** (Trias aus Arthritis, Konjunktivitis und Urethritis).

## Diagnostik

Der Nachweis aus dem Stuhl kann nicht mikroskopisch erfolgen, weil sich die gramnegativen Stäbchen nicht von anderen Enterobakterien unterscheiden. Sie werden durch Anlegen einer **Kultur** auf definierten Nährböden nachgewiesen.

## Therapie

Üblicherweise bedarf die Salmonellenenteritis keiner besonderen Therapie. Ganz im Vordergrund steht wie bei jeder Enteritis der Ersatz von **Flüssigkeit** und **Elektrolyten**, wozu die handelsüblichen Präparate gut geeignet sind (Oralpädon®, Elotrans® u. a.).

Antibiotika sind eher kontraindiziert, weil sie die Krankheit nicht abkürzen und die Zahl an Dauerausscheidern eher erhöhen. Sie werden deshalb nur bei besonderer Gefährdung oder bei den wenigen extraenteralen Formen gegeben.

## Dauerausscheider

Ein kleiner Prozentsatz der Erkrankten wird zu sog. Dauerausscheidern, die je nach ihrer Tätigkeit eine Gefährdung anderer bedeuten (z. B. bei Tätigkeit in Gemeinschaftsküchen). Sie zeigen **keinerlei Gesundheitsstörungen**, in aller Regel auch keine Durchfälle. Deshalb muss der **Stuhl** eines jeden an Salmonellen Erkrankten so lange kontrolliert werden, bis er vom Labor **3-mal** als **negativ** bewertet worden ist. Dies wird vom Gesundheitsamt überwacht. Der Ort, an dem die Bakterien angeblich überleben, ist die Gallenblase.

Dauerausscheider können mit **Lactulose** (Bifiteral®, Lactuflor® u. a.), das den Stuhl ansäuert, erfolgreich behandelt werden. Teilweise werden aber auch **Antibiotika** gegeben. Die zumeist erfolgreiche Sanierung von Dauerausscheidern mittels Lactulose zeigt, dass die Keime im Dickdarm überleben, denn angesäuert wird der Darm und nicht die Gallenblase.

## Meldepflicht

Die Salmonellen-Enteritis ist **meldepflichtig** nach § 7 IfSG.

> **Zusammenfassung**
>
> **Salmonellen-Enteritis:** verursacht durch **Salmonella enteritidis** und **Salmonella typhimurium**
> - **Übertragungswege:** durch tierische Ausscheidungen kontaminierte Nahrungsmittel
> - **Inkubationszeit:** 12–24 Stunden (8 Stunden bis 2 Tage)
> - **Symptome:**
>   – grünlich-wässrige Durchfälle
>   – Bauchschmerzen
>   – Übelkeit, Erbrechen
>   – Fieber
> - **Diagnostik:** Stuhluntersuchung
> - **Therapie:**
>   – Ersatz von Flüssigkeit und Elektrolyten
>   – bei systemischer Beteiligung Antibiotika
>   – bei Dauerausscheidern: Ansäuerung des Stuhls durch Lactulose
> - **Impfung:** keine
> - **Meldepflicht:** nach § 7 IfSG
> - **Behandlungsverbot:** ja

## Typhus abdominalis und Paratyphus

Die Erkrankung kommt nur beim **Menschen** vor. Infektionsquelle sind also Erkrankte, subklinisch Infizierte und Dauerausscheider. Die übliche Ansteckung erfolgt aus **kontaminiertem Trinkwasser** oder **verunreinigten Speisen** („Salmonellen isst man oder trinkt man"). **Schmierinfektionen** sind möglich, sofern die erforderlichen Keimzahlen ($10^5$) erreicht werden.

Die Erkrankung ist v. a. in den **Entwicklungsländern** (Afrika, Südamerika, Südostasien) endemisch, wo jährlich etwa

17 Mio. Menschen daran erkranken und 600.000 versterben. 2009 wurden in Deutschland 141 Erkrankte registriert, wobei besonders Reisende die Krankheit mitbringen. Typhus ist etwas häufiger als Paratyphus. Die beiden Erkrankungen lassen sich kaum voneinander unterscheiden, doch verläuft der Paratyphus im Allgemeinen deutlich milder – manchmal nur als „etwas heftigere Salmonellenenteritis".

Typhus abdominalis und Paratyphus A, B, C stellen, entsprechend der Mehrzahl der systemischen Infektionskrankheiten, **zyklische Allgemeininfektionen** dar, die in unterscheidbaren Zyklen bzw. Stadien verlaufen. Die Salmonellen gelangen über die Darmwand des **Ileums** zum lymphatischen Gewebe der **Peyer-Plaques**. Ein Teil der Bakterien wird dort von Makrophagen phagozytiert. Ein weiterer Teil gelangt mit dem Lymphstrom zu den regionären **Mesenteriallymphknoten**. Nur ein sehr kleiner Anteil findet von dort aus noch den Weg ins Blut, sodass eine **Bakteriämie** mit Verschleppen in verschiedene Organe möglich ist. Auch dort werden die Keime von Zellen des **RES** phagozytiert.

Entsprechend den Enteritis-Salmonellen (und weiteren Keimen) sind die Makrophagen nicht in der Lage, die phagozytierten Keime abzutöten. Ganz im Gegenteil **vermehren** sich die Salmonellen nun für die folgenden **10 Tage** (3–60 Tage) in großen Teilen des RES. Diese Zeitspanne stellt die Inkubationszeit des Typhus bzw. Paratyphus dar. Krankheitserscheinungen bestehen während der Inkubationszeit wie immer nicht oder fast nicht.

### Stadieneinteilung und Symptomatik (> Abb. 1.19)

#### Stadium I
#### (Stadium der Generalisation, Stadium incrementi)

Wenn die Zahl der Salmonellen nach etwa 10 Tagen eine kritische Anzahl überschritten hat, sterben die Makrophagen ab,

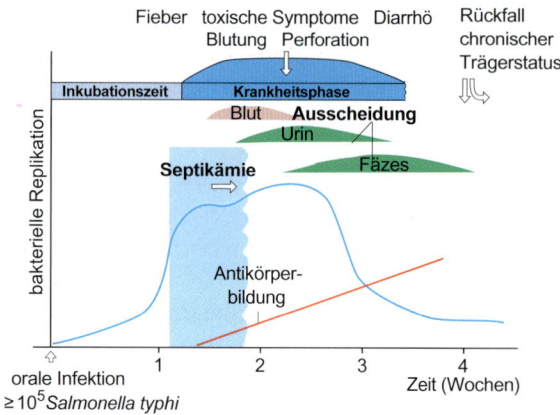

| Woche | Invasion von: |
|-------|---------------|
| 1 | Dünndarm, Lymphgefäßen, Streuung ins Blut (Bakteriämie) |
| 2 | retikuloendotheliales System (Makrophagen in Leber, Milz, Knochenmark) |
| 3 | Niere, Gallenblase, Darm (Peyer-Plaques) |

**Abb. 1.19** Verlauf des Typhus. [39]

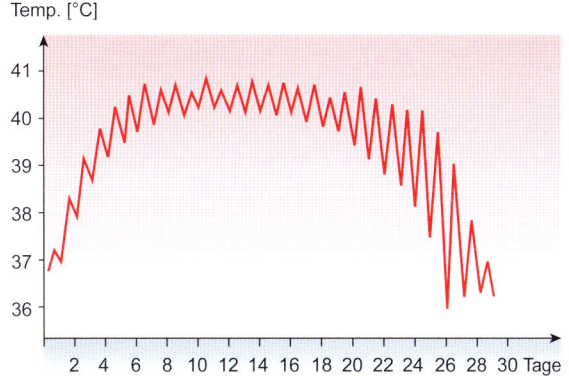

**Abb. 1.20** Fieberverlauf bei Typhus bzw. Paratyphus.

wodurch die Bakterien freigesetzt werden. Es kommt zur **sekundären Bakteriämie**, in deren Verlauf die Salmonellen in nun weit größerer Zahl einen beträchtlichen Teil der Körpermakrophagen in **nahezu allen Organen** einschließlich des Gehirns besiedeln. Dieses Stadium dauert etwa **1 Woche**.

Hier bestehen nun allgemeine Krankheitssymptome mit **Müdigkeit**, **Kopfschmerzen** und eventuell **abdominellen Symptomen**. Es entwickelt sich ein **treppenförmig ansteigendes**, am Übergang zum Stadium II schließlich **hohes Fieber um 40–41 °C**, das auf diesem Niveau für weitere 1–2 (–4) Wochen verharrt (Fieber-Kontinua; ➤ Abb. 1.20). Es kommt zu **Bewusstseinstrübungen** und zu einer **relativ** zum hohen Fieber auffallenden **Bradykardie**.

### Stadium II
### (Stadium der Organmanifestation; Stadium acmes)
Erst gegen Ende des Stadiums I, also etwa 7 Tage nach dem erkennbaren Krankheitsbeginn, erscheinen Antikörper im Blut. Dadurch verbessert sich nun die **Phagozytoseaktivität** der Phagozyten und die Bakterien verschwinden aus dem Blut. In den befallenen Organen bilden sich Granulome aus Makrophagen und Lymphozyten, sog. **Typhome**. Dieses Stadium lässt sich zeitlich nicht so exakt definieren wie das Stadium I, dauert aber in der Regel **1–2 (–4) Wochen** und entspricht damit der **Fieber-Kontinua** (➤ Abb. 1.20).

Die Milz wird groß und weich (**Splenomegalie**). Im Blut sieht man eine **Leukopenie** (2.000–4.000 Zellen) mit Linksverschiebung und Fehlen der Eosinophilen (**Eosinopenie**), häufig allerdings auch normale Leukozytenzahlen, die lediglich in Relation zur Schwere der Erkrankung zu niedrig erscheinen. Ursache der Leukopenie ist der massive Verbrauch in der Peripherie.

Die Zunge ist grau-gelb belegt (**Typhuszunge**; ➤ Abb. 1.21). Der Stuhl ist v. a. bei Kindern teilweise durchfällig, bei Erwachsenen eher obstipiert. Erst im weiteren Verlauf des Stadiums II wird er **durchfällig**, typischerweise **erbsbreiartig**.

In den Makrophagen der **Typhome** befinden sich zahlreiche Salmonellen. Die Typhome der Lunge führen zur **Pneumonie** oder **Bronchopneumonie**, diejenigen im ZNS zur **Enzephalitis**; im Herzen entsteht eine **Myokarditis**, im Knochen eine

**Osteomyelitis**, die Skelettmuskulatur ist entzündet (**Myositis**) und sogar in der **Kehlkopfschleimhaut** kommt es zu **Ulzerationen**.

In den Kapillaren der **Haut** entstehen **Mikroemboli**, die kleine, ovale, rosafarbene Flecke überwiegend an Bauch und Rücken verursachen – die für den Typhus sehr typischen **Roseolen** (➤ Abb. 1.22a). Sie erscheinen etwa 7–10 Tage nach Krankheitsbeginn, also am Beginn des Stadiums II, und bleiben für 1–2 Wochen sichtbar. Da sich die Typhome auch in der Haut bilden, erscheinen die Roseolen teilweise erhaben (**makulopapulöses Exanthem** (➤ Abb. 1.22b).

Mit der weiteren Aktivierung des Immunsystems und dem Wirksamwerden der T-Zell-vermittelten Abwehr schmelzen die **Typhome** schließlich ein und werden **nekrotisch**. Damit beginnt im Verlauf des Stadiums II gleichzeitig auch die für den Patienten **gefährlichste** Zeit: Die **Nekrosen der Peyer-Plaques** können zu **Darmwandperforationen** mit nachfolgender **Peritonitis** führen oder **massive Darmblutungen** verursachen. Die **Milz** kann **rupturieren**. Die Nekrotisierung der Herzmuskulatur kann ein **Herzversagen** zur Folge haben. Bereits vorher kann der Patient am (septischen) **Kreislaufversagen** versterben.

### Stadium III (Stadium decrementi)
Im Stadium III fällt das Fieber schrittweise ab, der Patient nimmt wieder Anteil an seiner Umgebung. Die Organmanifestationen bilden sich im Verlauf mehrerer Wochen allmählich zurück, die Pulsfrequenz erreicht normale Werte.

### Rezidiv

In etwa **15%** der Fälle kommt es, auch wenn antibiotisch behandelt worden war, nach fieberfreiem Intervall erneut zum Rezidiv mit allen Krankheitssymptomen in allerdings abgeschwächter Form: Nach überstandenem Typhus bzw. Para-

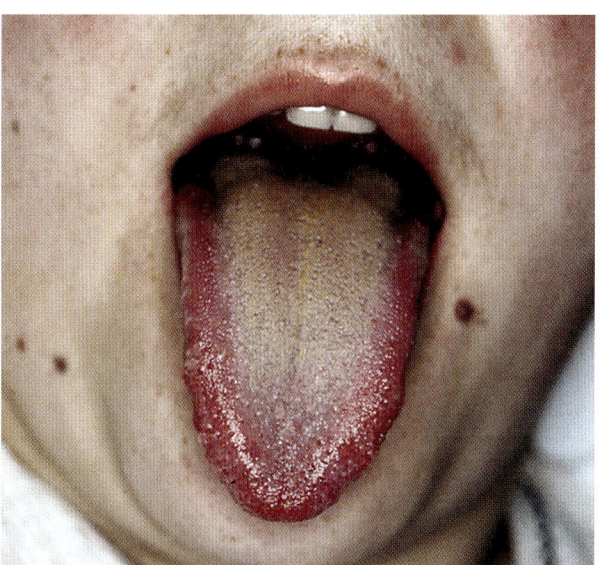

**Abb. 1.21** Typhuszunge [25]

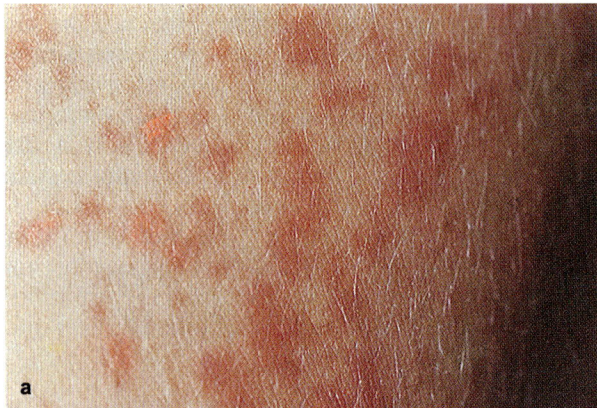

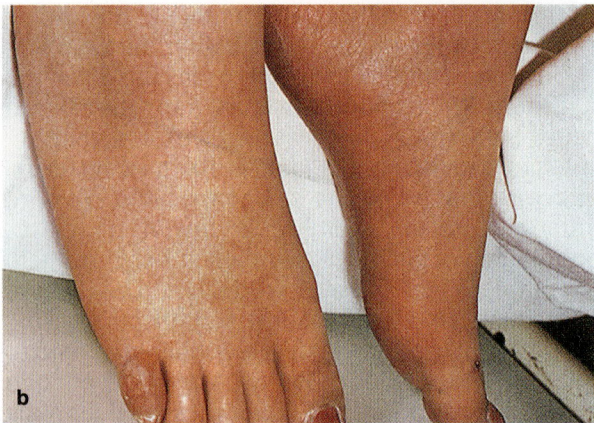

**Abb. 1.22  a** Typhus-Roseolen. **b** Makulopapulöses Exanthem bei Typhus. [9]

typhus entsteht lediglich eine **Teilimmunität**, die auf Antikörpern der Klasse IgA und IgG sowie auf der spezifischen zellulären Körperabwehr beruht. Diese Immunität schützt aber bei Weitem nicht vollständig. Die Salmonellen werden wohl in ihrer Aufnahme über die Darmwand gehemmt, die Bakteriämie vermindert und die Krankheitsdauer verkürzt. Es kann aber dennoch zu Organmanifestationen kommen, aus denen dann weitere septische Herde (z. B. als lang andauernde **Osteomyelitis**) entstehen.

Salmonella typhi und S. paratyphi gehören also sicherlich zu denjenigen Bakterien, die einen besonders effektiven Schutz vor dem Immunsystem entwickelt haben. Die **Letalität** des Typhus liegt **ohne Antibiotika bei 15 %**.

## Diagnostik

Der Nachweis der Bakterien gelingt nur bei genauer Kenntnis der einzelnen Stadien mit den zugehörigen Zeiten. Der Nachweis aus der **Blutkultur** ist mit einiger Sicherheit nur in den ersten Tagen nach Krankheitsbeginn erfolgreich, also am **Beginn des Stadiums I** während der dabei erfolgenden **Bakteriämie**.

Im **Stadium II** kann der Erreger aus **Knochenmarkpunktaten** isoliert werden. Ebenfalls im Stadium II können die Salmonellen, nachdem sie während ihrer Generalisation auch die

Peyer-Plaques erneut und massiv besiedelt haben, in **Stuhlkulturen** angezüchtet werden, allerdings nur bei etwa jedem 2. Patienten. Teilweise gelingt die Anzüchtung auch aus **Urin**.

Ergänzend zu diesen Methoden des direkten Erregernachweises können **agglutinierende Antikörper** aus dem Serum bestimmt werden **(Widal-Reaktion)**. Bei frühzeitig erfolgter Therapie ist dieser Nachweis aber nicht möglich, auch andernfalls nicht sehr zuverlässig.

## Therapie

Die Therapie erfolgt unter Intensivbedingungen durch eine (mindestens) zweiwöchige Behandlung mit dem **Antibiotikum** Ciprofloxacin. Die **Letalität** wird damit von 15 auf **1 %** gesenkt.

## Dauerausscheider

Häufiger als bei den Enteritis-Salmonellen gibt es nach überstandenem Typhus Dauerausscheider, wobei v. a. hier die **Gallenblase** das wesentliche Reservoir darstellt. Betroffen sind **2–5 %**, in der Regel **ältere und weibliche** Patienten. Ursache das bei diesen Personen besonders häufige Vorkommen von **Steingallenblasen**, die von den Salmonellen bevorzugt besiedelt werden.

Die Betroffenen stellen für ihre Umwelt eine ständige Gefahr dar und müssen saniert werden. Dies wird mit Ciprofloxacin über 4 Wochen oder mit einer Kombinationstherapie versucht. Diese Therapie ist heute zumeist erfolgreich, während in früheren Jahren oft eine Cholezystektomie zur endgültigen Sanierung erforderlich wurde. Der Nachweis wird aus **Stuhlproben** geführt, die **3-mal hintereinander** (in zumindest 2-tägigen Abständen) **negativ** ausfallen müssen.

### MERKE

Menschen mit überstandenem Typhus abdominalis unterstehen der Kontrolle des jeweils zuständigen Gesundheitsamtes, das auch die Ergebnisse der Stuhlproben überwacht und bei Personen, die beruflich mit Lebensmitteln umgehen, spätere Nachkontrollen anordnen kann. Gelingt die Sanierung nicht, dürfen diese Menschen nach § 42 IfSG in Lebensmittelbetrieben nicht mehr beschäftigt werden und haben darüber hinaus auch strenge Hygienevorschriften zu beachten.

## Impfung

Seit 1999 sind gut verträgliche **parenterale Impfstoffe** (Typhim®, Typherix®) auf dem Markt, die **Polysaccharide** der Salmonellen enthalten und eine gute Wirksamkeit besitzen. Den „physiologischeren" Impfschutz (mit Bildung von IgA) gewährleistet die **Schluckimpfung** aus lebenden Mutanten, also leicht veränderten, **attenuierten Bakterien** (Typhoral L®). Die Wirkung der Impfungen hält 1–3 Jahre an.

Wie man allerdings an den möglichen Rezidiven erkennt, kann der Impfschutz **keinesfalls vollständig** sein. Er senkt lediglich die Wahrscheinlichkeit, an einer bestimmten, nicht übermäßig hohen Dosis oral aufgenommener Bakterien zu erkranken bzw. mindert die Schwere der Erkrankung nach erfolgter Infektion. Dagegen sind **Rezidive** bzw. Neuansteckungen nach überstandener Krankheit eher **selten**.

## Meldepflicht

Typhus abdominalis und Paratyphus sind nach § 6 IfSG meldepflichtig bereits bei **Verdacht**, nach § 7 nur bei **direktem Nachweis** der Bakterien.

---

**Zusammenfassung**

**Typhus abdominalis und Paratyphus:** verursacht durch **Salmonella typhi** und **Salmonella paratyphi**

- **Übertragungswege:** fäkal-oral (Schmierinfektion, durch menschliche Ausscheidungen kontaminierte Nahrungsmittel)
- **Inkubationszeit:** 10 Tage
- **Kontagionsindex:** 0,5
- **Symptome des Stadiums I (Stadium der Generalisation):**
  - Dauer: 1 Woche
  - treppenförmig ansteigendes Fieber
  - Krankheitsgefühl, Kopfschmerzen, Obstipation
- **Symptome des Stadiums II (Stadium der Organmanifestation):**
  - Dauer: ca. 1–2 Wochen
  - Fieber-Kontinua (40–41 °C)
  - Exanthem, Roseolen
  - Enzephalitis mit Bewusstseinsstörungen
  - Myokarditis mit relativer Bradykardie, Herzversagen
  - Bronchopneumonie
  - Osteomyelitis, Myositis
  - Cholezystitis
  - Hepatomegalie, Splenomegalie – evtl. Milzruptur
  - Leukopenie mit Linksverschiebung und Eosinopenie
  - erbsbreiartige Durchfälle, Darmblutungen, Darmwandperforation mit Peritonitis
  - Sepsis mit Kreislaufversagen
- **Symptome des Stadiums III (Stadium decrementi):**
  - allmählicher Fieberabfall
  - Rückgang der Organmanifestationen
- **Diagnostik:**
  - Stadium I: Erregernachweis aus der Blutkultur, Widal-Reaktion (unsicher)
  - Stadium II: Erregernachweis aus Stuhl, Urin oder Knochenmarkpunktion
- **Therapie:**
  - Antibiotika (Ciprofloxacin) über 3 Wochen, intensivmedizinische Behandlung
  - bei Dauerausscheidern: Antibiotika, Überwachung durch das Gesundheitsamt
- **Impfung:** bei Bedarf (Auslandsreisen)
- **Meldepflicht:** nach § 6 IfSG bereits bei Verdacht
- **Behandlungsverbot:** ja

## 1.6.4 Yersinien

Diese obligat pathogenen Enterobakterien ähneln in nahezu allen Eigenschaften den **Enteritis-Salmonellen**. Verbreitung im Tierreich, orale Aufnahme über verunreinigte Nahrungsmittel, Vermehrung in Makrophagen des terminalen Ileums und die Entstehung einer Enteritis entsprechen weitgehend den Enteritis-Salmonellen.

In Deutschland wurden 2009 ca. 4.000 Infektionen gemeldet (bei hoher Dunkelziffer), womit die Yersinien-Enteritis bei den bakteriellen Enteritiden hinter Salmonellen- und Campylobacter-Erkrankungen an 3. Stelle liegt.

### Yersinien-Enteritis

#### Symptomatik

Auch **Yersinia enterocolitica** ist in der Regel nicht invasiv, sondern beschränkt sich auf die Darmwand. Es entsteht nach einer Inkubationszeit von **3–10 Tagen** eine **Enteritis** oder **Enterokolitis** mit breiigen Durchfällen, Fieber und kolikartigen Bauchschmerzen, die wenige Tage bis zu maximal 2 Wochen anhält.

Regelmäßig mitbefallen sind die mesenterialen Lymphknoten (**mesenteriale Lymphadenitis**) sowie auch einmal die Appendix vermiformis, sodass eine **Appendizitis** entstehen oder durch die Lymphadenitis vorgetäuscht werden kann (**Pseudoappendizitis**).

Häufig entstehen in der **Darmwand Granulome**, wodurch die Erkrankung insgesamt, auch wegen des segmentalen Befalls von Darmabschnitten, dem regelmäßigen Befall des terminalen Ileums und der teilweisen Einbeziehung des Kolons an einen „akuten Morbus Crohn" erinnert und den dringenden Verdacht auf dessen Verursachung begründet (➤ Fach Verdauungssystem).

#### Therapie

Die Therapie erfolgt vorzugsweise durch den Ersatz von **Flüssigkeit** und **Mineralien**. Antibiotika sind selten erforderlich.

#### Meldepflicht

Es besteht **Meldepflicht** nach § 7 IfSG.

#### Folgekrankheiten

Wichtig sind die möglichen Nachkrankheiten der Yersinien: Einige Tage bis zu etwa 4 Wochen nach einer Yersinien-Enterokolitis entstehen in einem Teil der Fälle, v.a. bei Menschen mit dem Histokompatibilitäts-Antigen **HLA-B 27**, ein **Erythema nodosum** (prätibiale rötliche, flächig-knotige Indurationen; ➤ Abb. 1.23), eine **Arthritis** oder ein **Morbus Reiter** (Trias aus Konjunktivitis, Arthritis und Urethritis). Man sollte

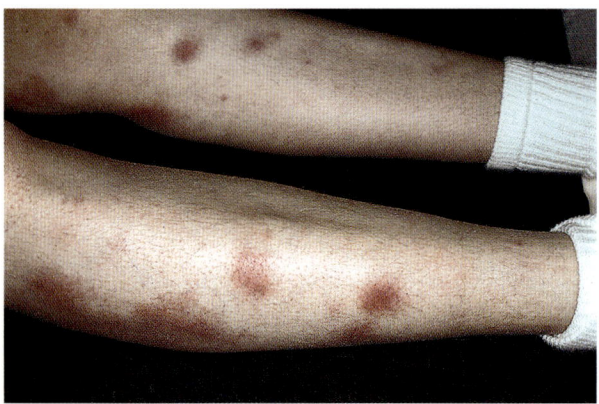

**Abb. 1.23** Erythema nodosum nach Yersinien-Enterokolitis. [25]

also bei Patienten mit einer dieser Erkrankungen gezielt nach einer Enteritis in der Vorgeschichte fragen, in deren Folge dann die aktuelle Erkrankung aufgetreten ist.

Die angeführten Nachkrankheiten sind aber **nicht beweisend** für eine Yersinien-Infektion. Zum Beispiel sieht man das Erythema nodosum auch bei der Tuberkulose, der Sarkoidose sowie nach Salmonellen- oder Chlamydieninfektionen. Sämtliche Yersinien-Folgekrankheiten können auch beim Morbus Crohn beobachtet werden.

Die Folgekrankheiten sind antibiotisch teilweise recht gut zu behandeln, sodass es möglich scheint, dass sie v. a. dann auftreten, wenn noch irgendwo im Körper, z. B. im lymphatischen Gewebe des Darmes, lebende Yersinien (oder eben andere Keime an anderer Stelle) vorhanden sind. Diese könnten dann den Autoimmunprozess der Nachfolgekrankheiten unterhalten.

---

**Zusammenfassung**

**Yersinien-Enteritis:** verursacht durch **Yersinia enterocolitica**

- **Übertragungswege:**
  – fäkal-oral
  – kontaminierte tierische Nahrungsmittel
- **Inkubationszeit:** 3–10 Tage
- **Symptome:**
  – breiige Durchfälle
  – kolikartige Bauchschmerzen
  – evtl. Übelkeit
- **Diagnostik:** Stuhluntersuchung
- **Therapie:** Ersatz von Flüssigkeit und Elektrolyten, evtl. Antibiotika
- mögliche **Folgekrankheiten**:
  – Erythema nodosum
  – Monarthritis
  – Morbus Reiter
- **Impfung:** keine
- **Meldepflicht:** nach § 7 IfSG
- **Behandlungsverbot:** ja

---

## Pest

Seit dem 6. Jahrhundert n.Ch. bis ins 19. Jahrhundert hinein war die Pest, gemeinsam mit der Tuberkulose, *die* große Seuche der Menschheit. Zum Beispiel rottete sie im 14. Jahrhundert in Europa und im nahen Osten 25 Millionen Menschen aus, ein Drittel der Gesamtbevölkerung. Noch 1898 starben alleine in Bombay 6 Millionen Menschen daran. Inzwischen hat sie ihre Bedeutung verloren. 1975 wurden weltweit nur noch 1.478 Pestkranke gemeldet, von denen 88 verstarben. Begrenzte Endemiegebiete existieren aber auch heute noch in Afrika, Asien und Amerika.

**Yersinia pestis** ist der Erreger der Pest. Die eigentlichen Wirte dieser Bakterien sind **Ratten** und **Mäuse**. Über Flöhe und Zecken werden sie unter diesen Tieren weitergetragen. Auch die Übertragung auf den Menschen erfolgt durch den **Rattenfloh,** nachdem dieser zuvor eine Blutmahlzeit bei einer infizierten Ratte eingenommen hat ( ➤ Abb. 1.24).

### Symptomatik

An der Stichstelle entsteht der sog. **Primäraffekt**, eine sich rasch entwickelnde **Papel**, die nekrotisch-ulzerös zerfallen kann – in der Regel an den unteren Extremitäten. Über die Lymphe gelangen die Yersinien zu den regionären Lymphknoten in der Leiste und werden dort phagozytiert.

Es kommt nach einer Inkubationszeit von **2–7 Tagen** zu der **äußerst schmerzhaften Beulenpest = Bubonen-Pest** (Bubo = Leistendrüse). Die Leistenlymphknoten nekrotisieren und können sogar geschwürig zerfallen. Entsprechend der Stichlokalisation können auch die axillären oder zervikalen Lymphknoten betroffen sein. Begleitend bestehen ein **hohes Fieber** mit Schüttelfrost, **Kopf- und Gliederschmerzen** sowie ein **schweres Krankheitsgefühl**.

Schließlich kommt es in etwa 50 % der Fälle zur **Sepsis** mit Befall multipler Organe und einer Verbrauchskoagulopathie. Nun können die Yersinien auch durch **Tröpfcheninfektion** übertragen werden. Für die Entstehung einer Epidemie bedarf es also **keiner Zwischenwirte** mehr. Die Inkubationszeit ist bei diesem Übertragungsweg mit **1–2 (–4) Tagen** sehr kurz.

Die entstehende **Pestsepsis** oder **Pneumonie (= Lungenpest)** führt innerhalb weniger Tage zum **Tode**. Nur Menschen, denen es gelingt, die Yersinien in ihren regionären Lymphknoten zu halten (als Beulenpest) und schließlich nach Aktivierung der spezifischen Abwehr abzutöten, überleben (Letalität > 50 %). Nach **überstandener Krankheit** besteht **Immunität**.

### Therapie

Die Therapie mittels **Antibiotika** muss sehr schnell beginnen, spätestens mit Beginn der hämatogenen Aussaat. Die **Letalität** wird dadurch auf **unter 5 %** gesenkt. **Impfungen** sind in den USA, Kanada und Russland erhältlich.

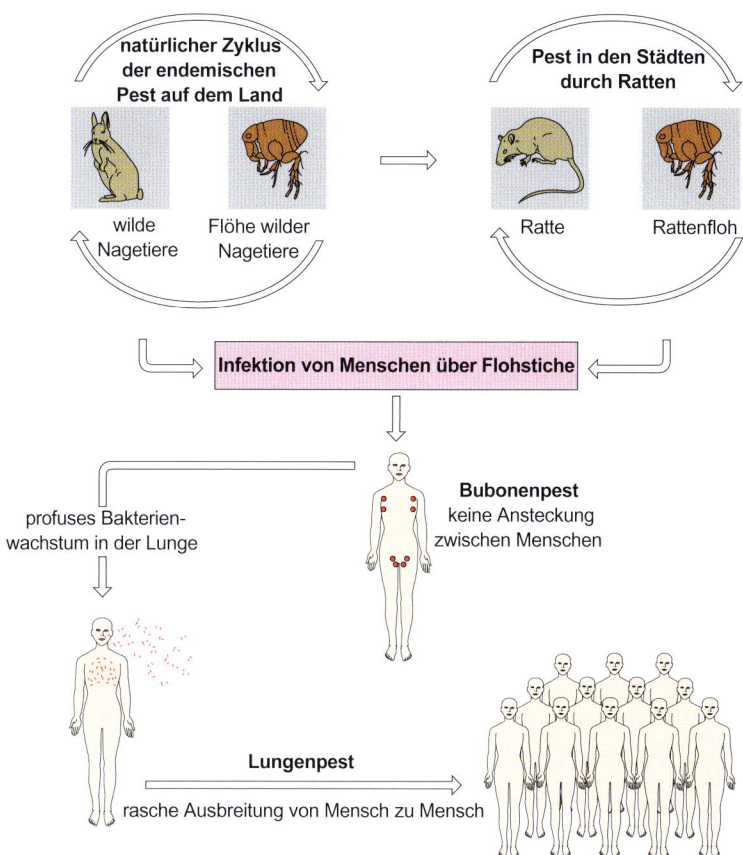

natürlicher Zyklus der endemischen Pest auf dem Land

wilde Nagetiere    Flöhe wilder Nagetiere

Pest in den Städten durch Ratten

Ratte    Rattenfloh

**Infektion von Menschen über Flohstiche**

profuses Bakterienwachstum in der Lunge

**Bubonenpest** keine Ansteckung zwischen Menschen

**Lungenpest** rasche Ausbreitung von Mensch zu Mensch

**Abb. 1.24** Übertragungswege von Yersinia pestis [39]

## Meldepflicht

Meldepflicht besteht nach § 6 IfSG bereits bei **Verdacht**. Darüber hinaus gehört die Lungenpest, gemeinsam mit dem virusbedingten hämorrhagischen Fieber, zu den **Quarantänekrankheiten** (§ 30 IfSG).

### Zusammenfassung
**Pest**: verursacht durch **Yersinia pestis**
- **Übertragungswege:**
  - Rattenfloh (Bubonenpest)
  - Tröpfcheninfektion (Lungenpest)
- **Inkubationszeit:**
  - 2–7 Tage (Bubonenpest)
  - 1–2 Tage (Lungenpest, Sepsis)
- **Kontagionsindex:** > 0,95 (Lungenpest)
- **Symptome:**
  - Primäraffekt (Papel)
  - nekrotisierende Lymphknotenschwellungen (meist inguinal = Bubonenpest)
  - hohes Fieber
  - Kopfschmerzen
  - schweres Krankheitsgefühl
  - nachfolgend in > 50% Sepsis und Lungenpest
- **Diagnostik:** typische Klinik, Anzüchtung der Bakterien

- **Therapie:** Antibiotika
- **Impfung:** in USA, Kanada und Russland erhältlich
- **Meldepflicht:** bereits bei Verdacht nach § 6 IfSG; Quarantäne nach § 30 IfSG (Lungenpest)
- **Behandlungsverbot:** ja

## 1.6.5 Shigellen

Entsprechend Salmonella typhi und Salmonella paratyphi kommen Shigellen nur beim **Menschen** (und Menschenaffen) vor. Ansteckungsquelle sind ausschließlich Erkrankte oder Rekonvaleszenten, die die Bakterien noch einige Zeit mit dem Stuhl ausscheiden können (Dauerausscheider, aber in der Regel nur einige Wochen lang).

### Bakterielle Ruhr

Die Infektion erfolgt an Erkrankten oder Ausscheidern als **Schmierinfektion** oder aus fäkal **kontaminiertem Wasser** oder **Lebensmitteln** über die sog. **vier F** „*F*inger, *F*utter, *F*liegen, *F*aeces". Im Gegensatz zu den Salmonellen genügen bereits **sehr kleine Bakterienzahlen** (ca. 100 Bakterien) für eine Infektion. Dessen ungeachtet wird der Kontagionsindex lediglich mit 0,15 angegeben. In Deutschland kommt es inzwischen (2009) nur noch zu rund 500 Meldungen pro Jahr.

## Symptomatik

Die Ruhr beginnt nach einer Inkubationszeit von **2–7 Tagen** mit **wässrigen Durchfällen**, die in der Folge **blutig-schleimig** werden, krampfartigen **Bauchschmerzen**, **Übelkeit mit Erbrechen** und Fieber. Ursache ist eine toxinbedingte **(Shiga-Toxin)** massive Entzündung des **Dickdarms** mit Ulzerationen und Nekrosen. Die Durchfälle halten etwa 7 Tage, aber auch einmal bis zu mehreren Wochen an. Aus dem Flüssigkeitsverlust kann sich eine Exsikkose bis hin zum Schock entwickeln.

Die **Letalität** ist gewöhnlich **sehr gering**. Als Komplikation kann es allerdings (selten) zu einer **Kolonperforation** mit nachfolgender Peritonitis kommen.

## Diagnostik

Shigellen können im Mikroskop nicht von den anderen Enterobakterien unterschieden werden. Der Nachweis erfolgt also durch Anlegen einer **Kultur**.

## Therapie

Die Therapie besteht in Bettruhe und **Flüssigkeitszufuhr**. In ausgeprägteren Fällen wird antibiotisch behandelt.

## Meldepflicht

**Meldepflicht** besteht nach § 7 IfSG.

### Zusammenfassung

**Shigellen-Ruhr:**
- **Übertragungswege:** fäkal-oral nach der „Vier-F-Regel" (Schmierinfektion, kontaminierte Nahrungsmittel, Fliegen)
- **Inkubationszeit:** 2–7 Tage
- **Kontagionsindex:** 0,15
- **Symptome:**
  - wässrige bis blutig-schleimige Durchfälle über ein bis mehrere Wochen
  - krampfartige Bauchschmerzen
  - Übelkeit mit Erbrechen
  - Fieber
- **Diagnostik:** Stuhluntersuchung
- **Therapie:** Ersatz von Flüssigkeit und Elektrolyten, bei Bedarf Antibiotika
- **Impfung:** keine
- **Meldepflicht:** nach § 7 IfSG
- **Behandlungsverbot:** ja

## 1.7 Vibrionen

Die Cholera wird durch die eng verwandten **Vibrio cholerae** und **Vibrio El Tor** ausgelöst, kleine, gramnegative Stäbchen-Bakterien. Sie ähneln stark den Enterobakterien, sind aber **leicht gekrümmt** und durch eine polare Geißel auch **auffallend beweglich**. Wegen ihrer heftigen, vibrierenden Bewegungen haben die Bakterien ihren Namen Vibrionen erhalten.

### 1.7.1 Cholera

Die Cholera gehört nach wie vor zu den großen Seuchen und ist in vielen Ländern **Asiens** und **Afrikas** endemisch. Besonders stark vertreten ist sie seit einigen Jahren in **Südamerika**, wo der Großteil der jährlich gemeldeten 500.000 Fälle zu verzeichnen ist. Insgesamt werden pro Jahr etwa 10.000 Todesfälle registriert.

Der **Mensch** ist der **einzige Wirt** der Cholera-Vibrionen. Erkrankte oder subklinisch Infizierte scheiden die Bakterien mit dem Stuhl aus. Ihre Überlebenszeit in Wasser beträgt einige Tage. Besonders gefährdet sind Menschen in Armut und mit niedrigem Hygienestandard. Die Bakterien gelangen mit **fäkal kontaminiertem Wasser** oder **rohem Fisch** in den Menschen. Die Salzsäure des Magens tötet einen Großteil der aufgenommenen Bakterien, sodass die **aufgenommene Gesamtzahl recht hoch** sein muss (deutlich mehr als eine Million Bakterien), um eine Darminfektion zu erzeugen. Ähnlich wie bei den Enteritis-Salmonellen kann man demnach sagen, dass die Cholera rein theoretisch durch Schmierinfektion übertragen werden könnte, dass dies aber doch eher selten geschieht, weil die notwendigen Keimzahlen auf diesem Wege kaum erreichbar sind.

Auch das leicht saure Milieu des Dickdarmes bekommt den Bakterien nicht; sie vermehren sich lediglich im **Dünndarm**. Dort durchdringen sie die Schleimschicht und heften sich an die Epithelzellen (Saumzellen). Das in der Folge gebildete **Toxin** bildet den eigentlichen pathogenen Faktor ( > Abb. 1.25). Ähnlich dem Diphtherie- oder Shigellen-Toxin löst alleine das Cholera-Toxin die Krankheit aus. Dabei werden aber die Saumzellen nicht geschädigt, sondern es wird lediglich deren **Durchlässigkeit für Elektrolyte** (v. a. **Chlorid**) **und Wasser erhöht**. Aus diesem Grunde entstehen auch **keinerlei lokale oder systemische Entzündungsreaktionen**.

## Symptomatik

Nach einer Inkubationszeit von **2–5 Tagen** (teilweise bereits nach wenigen Stunden) beginnt die Cholera mit **Bauchschmerzen**, **Übelkeit**, **Erbrechen** und den sehr typischen **reiswasserartigen Durchfällen**. Es können riesige Mengen Flüssigkeit (bis zu > 20 l/Tag) verloren gehen, sodass sich eine **massive Dehydratation** entwickelt. Das Blut wird regelrecht eingedickt. Daneben bestehen wegen des **Elektrolytverlustes** eine Hyponatriämie, Hypokaliämie und Hypochlorämie. Im Rah-

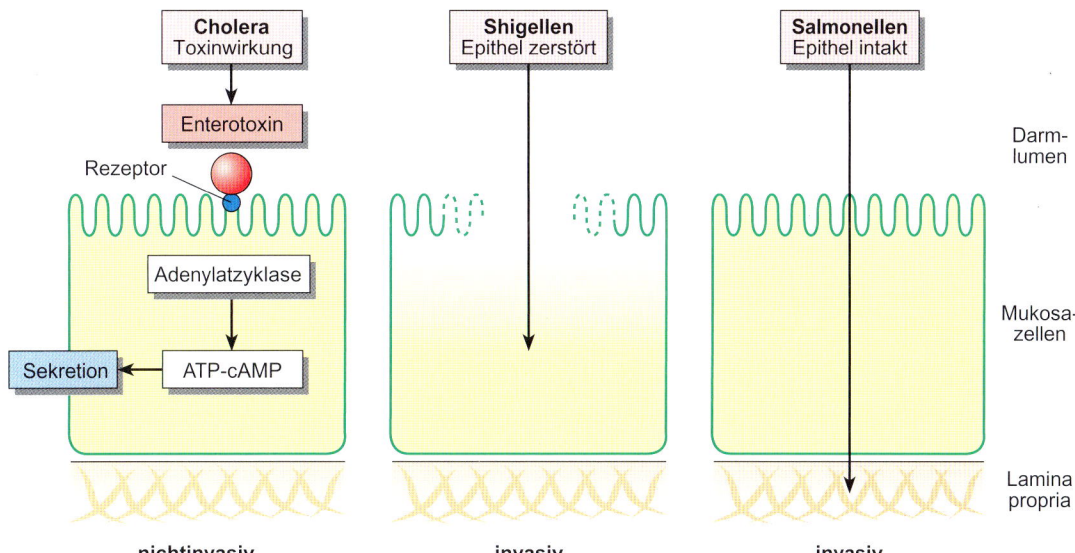

**Abb. 1.25** Unterschiedliche Enteritisursachen. [45]

men des Bikarbonatverlustes aus dem Dünndarm sowie des sich ausbildenden **hypovolämischen Schocks** kommt es zur **Azidose** und zur **Untertemperatur**. Die Cholera stellt damit die einzige Infektionskrankheit dar, bei der es nicht nur nicht zur Temperaturerhöhung, sondern sogar zur Untertemperatur kommt.

Die Letalität unbehandelter Fälle beträgt bis zu 70%, doch sind auch inapparente Verläufe möglich. Manchmal versterben die Betroffenen noch vor dem Auftreten der ersten Durchfälle an dem massiven Flüssigkeitseinstrom in das Darmlumen im **hypovolämischen Schock** (sog. **Cholera sicca**).

### Diagnostik

Der Nachweis im Labor kann im Gegensatz zu den Enterobakterien bereits **mikroskopisch** wahrscheinlich gemacht werden, weil sich die kommaförmigen Vibrionen mit großer Geschwindigkeit „mückenschwarmartig" durch das Sichtfeld bewegen. Der sichere Nachweis erfolgt dann über die **Kultur**.

### Therapie

Die wesentliche Therapie der Cholera besteht aus dem raschen Ersatz von **Flüssigkeit**, **Elektrolyten** und **Glukose**. Für die orale Therapie in Endemiegebieten hat die WHO eine Trinklösung vorgeschlagen, die **Glukose**, **Natriumbikarbonat**, **Natriumchlorid** und **Kaliumchlorid** enthält. Diese Lösung ist letztendlich für jede Durchfallerkrankung mit starken Flüssigkeitsverlusten geeignet. Wirklich hilfreich ist sie nur in leichteren Fällen: Niemand vermag 20 l/Tag zu trinken. Zusätzlich zur möglichst intravenösen Flüssigkeitstherapie gibt man Antibiotika, um den Krankheitsverlauf abzukürzen bzw. die Letalität zu senken. Diese beträgt bei angemessener Therapie < 1%.

### Impfung

Weder die Vibrionen noch die Cholera-Toxine dringen ins Blut oder in Körpergewebe. Antikörper entstehen deshalb auch in der Hauptsache als **IgA** und sind sowohl gegen die Bakterienmembran als auch gegen das Toxin gerichtet. Die überstandene **Krankheit** hinterlässt eine **gute Immunität**. Die **Schutzimpfung**, eine Vakzine aus abgetöteten Cholera-Vibrionen, schützt dagegen lediglich für **wenige Monate**.

### Meldepflicht

**Meldepflicht** besteht nach § 6 IfSG. Für Ausscheider gelten analog zu den Salmonellen besondere Vorschriften, die vom Gesundheitsamt vorgegeben und überwacht werden.

---

**Zusammenfassung**

**Cholera:** verursacht von **Vibrio cholerae**
- **Übertragungswege:** fäkal-oral (durch menschliche Ausscheidungen kontaminierte Nahrungsmittel)
- **Inkubationszeit:** 2–5 Tage (selten: Stunden)
- **Krankheitsentstehung:** toxinbedingte Erhöhung der Durchlässigkeit der Darmwand für Elektrolyte und Wasser, keine Entzündung
- **Symptome:**
  - reiswasserartige Durchfälle mit Dehydratation bis zum hypovolämischen Schock
  - Übelkeit mit Erbrechen
  - milde Bauchschmerzen
  - Untertemperatur
- **Diagnostik:** Stuhluntersuchung (Mikroskopie, Kultur)
- **Therapie:** Antibiotika, Infusionen
- **Impfung:** bei Bedarf (Auslandsreisen)
- **Meldepflicht:** nach § 6 IfSG
- **Behandlungsverbot:** ja

## 1.8 Campylobacter und Helicobacter

Bei den Campylobacter-Bakterien handelt es sich um gramnegative, spiralig gekrümmte Stäbchen, die polar begeißelt und sehr beweglich sind. Sie ähneln von daher den Cholera-Vibrionen, wurden früher sogar zur Gattung der Vibrionen gerechnet. Von Bedeutung sind Campylobacter jejuni, Campylobacter coli und „Campylobacter" pylori. Letzterer wurde allerdings vor etlichen Jahren von den Campylobacter-Bakterien getrennt und wird seither als Helicobacter pylori bezeichnet. Lediglich bei homöopathischen Nosodenpräparaten wird noch die alte Bezeichnung verwendet.

### 1.8.1 Campylobacter jejuni und Campylobacter coli

Diese Keime verursachen nach einer Inkubationszeit von **2–7 Tagen** eine Kolitis oder **Enterokolitis** mit **breiigen oder wässrigen**, später evtl. (selten) blutigen **Stühlen**, **Bauchschmerzen** und **Fieber** bis zu 1 Woche. Die Symptome ähneln also sowohl der Shigellen-Ruhr als auch der Kolitis durch EHEC und EIEC. Die Ansteckung erfolgt an **Tieren**, bei denen die Bakterien häufig zur üblichen Darmflora gehören, v. a. aber über kontaminierte **Lebensmittel** (Geflügel, Rohmilch) oder als **Schmierinfektion** von Mensch zu Mensch. Für ein Angehen der Infektion genügen < 500 Keime.

In Deutschland kam es 2009 zu gut 50.000 (gemeldeten) Fällen – mit einer Häufung bei Kleinkindern und jungen Erwachsenen. Damit hat die Enteritis durch Campylobacter inzwischen sogar der Salmonellenenteritis den Rang abgelaufen – zumindest hinsichtlich der Zahl *gemeldeter* Fälle. Auch der Anteil an der **Reisediarrhö** wird als sehr hoch eingeschätzt.

#### Therapie

Die Therapie erfolgt durch Ersatz von **Flüssigkeit** und **Elektrolyten**. Nur bei abwehrgeschwächten Menschen oder bei Kleinkindern werden **Antibiotika** benötigt. Der Keim kann noch über mehrere Wochen ausgeschieden werden.

#### Meldepflicht

Die Enterokolitis durch Campylobacter jejuni bzw. coli ist **meldepflichtig** nach § 7 IfSG.

**Zusammenfassung**

**Campylobacter-Enterokolitis:** verursacht durch Campylobacter jejuni, Campylobacter coli
- **Übertragungswege:**
  - fäkal-oral (Schmierinfektion, kontaminierte Nahrungsmittel)
  - Tierkontakt
- **Inkubationszeit:** 2–7 Tage

- **Symptome:**
  - Durchfälle – evtl. blutig
  - Bauchschmerzen
  - Fieber
- **Diagnostik:** Stuhluntersuchung
- **Therapie:** Ersatz von Flüssigkeit und Elektrolyten, bei schwerem Verlauf Antibiotika
- **Impfung:** keine
- **Meldepflicht:** nach § 7 IfSG
- **Behandlungsverbot:** ja

### 1.8.2 Helicobacter pylori

Dieser Keim hat, nachdem er vor etlichen Jahren mit zunehmender Häufigkeit in der Magenschleimhaut gastritis- oder ulkuskranker Menschen entdeckt worden war (➤ Abb. 1.26), Verständnis und Therapie dieser extrem häufigen Krankheiten revolutioniert. Heute weiß man, dass eine **chronisch atrophische Gastritis (Typ B)**, ein **Ulcus ventriculi** oder ein **Ulcus duodeni** ohne Besiedelung mit Helicobacter pylori eine Rarität darstellen, sofern die Ulzera nicht durch NSAR verursacht wurden. Dadurch ist es der Medizin gelungen, eine Reihe von Menschen aus der „großen psychosomatischen Schublade" herauszuholen, anstatt immer noch mehr hineinzustopfen.

Helicobacter ist weltweit verbreitet. Die Übertragung erfolgt **fäkal-oral**, also durch **Schmierinfektion**, **Tierkontakte** oder über kontaminierte **Nahrungsmittel**, sodass es bei schlechter Hygiene zu **familiären Häufungen** kommt. Die Durchseuchungsrate nimmt naturgemäß mit dem Alter zu. Man sollte anlässlich einer Therapie, spätestens aber bei einem eventuellen Rezidiv, an die Mitbehandlung der Familienmitglieder denken. Inzwischen weiß man, dass die Durchseuchung der Bevölkerung, zumindest in den westlichen Ländern, bei etwa 50% liegt, wobei die Mehrzahl der Betroffenen nicht symptomatisch wird.

Der Keim hat zwei **Besonderheiten**: Zum einen bildet er ein **Toxin**, das die schleimproduzierenden Zellen des Magens angreift. Zum anderen enthält er in besonders großem Um-

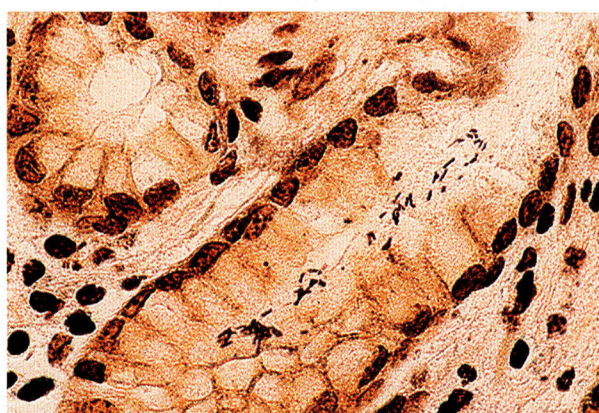

**Abb. 1.26** Helicobacter pylori in der Magenmukosa. [20]

fang ein Enzym namens **Urease**. Dieses Enzym spaltet Harnstoff (= Urea) und bildet dabei den (alkalischen) **Ammoniak** ($NH_3$). Mit diesem **neutralisiert** Helicobacter die **Salzsäure** des Magens in seiner direkten Umgebung, was ihm Überleben und Vermehrung unter diesen widrigen Bedingungen ermöglicht.

## Diagnostik

Während noch vor wenigen Jahren eine **Gastroskopie** mit Biopsieentnahme zum mikroskopischen Nachweis von Helicobacter pylori erforderlich war, ermöglicht nun die bakterielle Urease einen **Atemtest**, der den Patienten nicht mehr belastet: Nach oraler Gabe einer geringen Menge radioaktiv markierten Harnstoffs (am C-Atom) erscheint nach einer definierten Zeitspanne radioaktiv markiertes $CO_2$ in der **Ausatemluft** und kann dort nachgewiesen werden (Harnstoff wird von der Urease in $CO_2$ und 2-mal $NH_3$ zerlegt; der Ammoniak verbleibt an Ort und Stelle, das Kohlendioxid wird über den Blutweg zur Lunge befördert und abgeatmet). Inzwischen ist auch der Nachweis von **IgG**, teilweise in der Form von vorgefertigten Schnelltests aus Kapillarblut, im Gebrauch.

## Therapie

Die Therapie ist trotz der Antibiotikasensibilität des Keimes recht aufwendig. Seit einigen Jahren wird eine Therapie mit **2** verschiedenen **Antibiotika** (zur Elimination des Keimes) **und** säurehemmendem **Protonenpumpenhemmer** (zur Abheilung der Magenschleimhaut) favorisiert (sog. **Triple-Therapie**), womit Eliminationsraten von über 90% möglich geworden sind. Inzwischen werden aber längst zunehmende Antibiotikaresistenzen beobachtet, wie dies auch zu erwarten war.

Angefügt werden soll, dass mit der Eradikation von Helicobacter nicht nur Ulzera und Gastritiden zuverlässig ausheilen, sondern auch die **Häufigkeit des Magenkarzinoms** drastisch **gesenkt** werden kann.

## Meldepflicht

Es existieren **keine** Meldepflicht und auch kein Behandlungsverbot.

---

**Zusammenfassung**

**Helicobacter pylori:**
- **Übertragungswege:** fäkal-oral (Schmierinfektion, kontaminierte Nahrungsmittel), hohe Durchseuchung (50%)
- **Inkubationszeit:** nicht bekannt
- **Symptome:**
  - Gastritis Typ B
  - Ulcus ventriculi oder duodeni
  - nach Jahren bis Jahrzehnten Entwicklung eines Magenkarzinoms oder -lymphoms
  - Infektion oft inapparent
- **Diagnostik:**
  - Gastroskopie
  - Atemtest
  - Serumantikörper
- **Therapie:** Triple-Therapie (Protonenpumpenhemmer + 2 Antibiotika)
- **Impfung:** keine
- **Meldepflicht:** nein
- **Behandlungsverbot:** nein

# 1.9 Clostridien

Clostridien sind obligat **anaerobe** Bakterien, die sich deshalb ausschließlich in einer Umgebung **ohne Sauerstoff** vermehren können. Es handelt sich um grampositive, teilweise recht plumpe Stäbchen, die überwiegend begeißelt, also beweglich sind. Die Besonderheit an diesen Bakterien ist, dass sie immer dann, wenn ihnen die Umwelt z. B. durch ein Zuviel an Sauerstoff zu unwirtlich wird, **Sporen** bilden, die ihnen eine nahezu **unbeschränkte Überlebensfähigkeit** bescheren. Die Sporen tragen alle Erbinformationen, stellen aber Ruheformen ohne Stoffwechsel dar. Erst wenn z. B. durch Sauerstoffmangel die Bedingungen besser werden, keimen sie aus und werden wieder zu teilungsfähigen Zellen ( ➤ Fach Mikrobiologie). Die Sporenbildung führt dazu, dass Clostridien **ubiquitär** vorkommen. Man findet die Bakterien bzw. ihre Sporen im Erdreich, im Staub, im Wasser sowie im Darm vieler Säugetiere – manchmal auch des Menschen. Die Infektionen erfolgen aber nicht aus dem eigenen Darm, sondern von außen (Ausnahme: Clostridium difficile).

Eine weitere Besonderheit ist wesentlich: Sämtliche Clostridien produzieren **Exotoxine**, die in unvorstellbar geringen Mengen wirken (wenige Nanogramm). Diese Toxine sind die **alleinige Ursache der lebensbedrohlichen Clostridien-Erkrankungen**.

## 1.9.1 Gasbrand

Der Gasbrand (Gasödem, Gangraena emphysematosa) wird durch **Clostridium perfringens** bzw. dessen Toxine verursacht. Er entsteht aus **verschmutzten**, **tief reichenden**, **nekrotischen Wunden**, die **ohne Verbindung zur Körperoberfläche** sind. Die aufgenommenen Sporen können unter solch anaeroben Bedingungen auskeimen und sich unter Toxinbildung vermehren. Sehr selten werden die Toxine auch einmal über kontaminierte Lebensmittel oral aufgenommen. Es kommt zur **Enteritis necroticans**.

## Symptomatik

Nach einer Inkubationszeit von **5 Stunden bis zu 5 Tagen** (zumeist 5–48 Stunden) entwickelt sich in der Muskulatur des betroffenen Bezirkes hochakut unter **heftigen Schmerzen** eine

Schwellung und teilweise sichtbare **bräunliche** oder sogar **schwarze Verfärbung** ( > Abb. 1.27). Die Patienten sind unruhig. Der Blutdruck fällt ab.

Bei der Palpation des betroffenen Bereiches kann aufgrund der Gasbildung ein **Knistern** ausgelöst werden. Aus der eröffneten Wunde entleert sich eine trübbraune bis blutige, stinkende Flüssigkeit, die kleine Bläschen enthalten kann. Die Muskulatur ist nekrotisch zerfallen. Die resorbierten Toxine führen infolge eines **Kreislaufschocks** innerhalb von Stunden zum **Tode**.

### Diagnostik

Die Diagnose wird in typischen Fällen **klinisch** gestellt. Für irgendeine weitergehende Diagnostik besteht ohnehin keine Zeit.

Selten können allerdings auch Enterobakterien oder Streptokokken ein ähnliches Bild auslösen oder es liegt (häufiger) eine Mischinfektion mit Clostridien vor. Ist ein Labor in unmittelbarer Nähe, was beim aufnehmenden Krankenhaus zumeist der Fall ist, kann mittels **Mikroskopie** auch die Schnelldiagnose gestellt werden (dicke, grampositive Stäbchen).

### Therapie

Die Therapie erfolgt durch eine sofortige, ausgedehnte **operative Eröffnung** des Wundgebietes unter Abtragung der Nekrosen. Nicht so selten ist eine Amputation erforderlich. Daneben gibt man Penicillin und weitere **Antibiotika**, um benachbarte Gewebebezirke zu schützen. Besonders hilfreich ist eine **Sauerstoff- bzw. Luftzufuhr** unter Überdruck (Druckkammer), die den obligaten Anaerobiern eine Vermehrung verunmöglicht.

Der Gasbrand ist die schlimmste Möglichkeit einer Wundinfektion, sozusagen deren Super-GAU. Die **Letalität** liegt auch bei chirurgischer Behandlung und Sauerstoffüberdruck noch bei **30–50%**. Die Enteritis necroticans verläuft nahezu immer tödlich.

### Meldepflicht

Nach dem IfSG bestehen **keine** Meldepflicht und kein Behandlungsverbot.

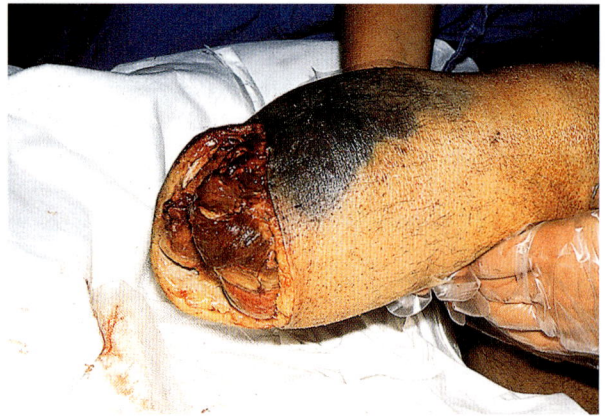

**Abb. 1.27** Gasbrand [19]

**Zusammenfassung**

Gasbrand: verursacht durch Toxine von **Clostridium perfringens**

- **Übertragungswege:** verschmutzte, luftabgeschlossene Wunden
- **Inkubationszeit:** 5 Stunden bis 5 Tage
- **Symptome:**
  - akute, sehr schmerzhafte braun-schwarze Schwellung
  - Blutdruckabfall
  - Tod teilweise innerhalb weniger Stunden
- **Diagnostik:**
  - Knistern bei der Palpation
  - mikroskopische Schnelldiagnose
- **Therapie:**
  - breite Eröffnung und Nekrosenabtragung, evtl. Amputation
  - Sauerstoffüberdruck
  - Antibiotika
- **Impfung:** keine
- **Meldepflicht:** nein
- **Behandlungsverbot:** nein

## 1.9.2 Tetanus

Entsprechend dem Gasödem werden die Tetanus-Clostridien **(Clostridium tetani)** über **verschmutzte Wunden** aufgenommen. Die rein theoretisch mögliche Kontamination an den Clostridien in tierischem und teilweise auch menschlichem Stuhl bleibt reine Theorie und wird allgemein ausgeschlossen, sodass eine Übertragungsmöglichkeit von Mensch zu Mensch nicht besteht. Der nahezu immer tödlich verlaufende **Säuglings-Tetanus (Tetanus neonatorum;** > Abb. 1.28) entsteht aus der **Nabelschnur**, meist über unsterile Instrumente.

### Krankheitsentstehung

Das gebildete **Toxin** wirkt im Gegensatz zum Gasbrand-Toxin nicht an Ort und Stelle unter Zerstörung allen Gewebes, sondern wird resorbiert, gelangt auf dem **Blutweg** auch zu den motorischen Endplatten der Skelettmuskulatur und lagert sich dort in die **Endungen der motorischen Nerven** ein.

Auch dort zeigt es im Gegensatz zum Botulinumtoxin noch keine Wirkung. Vielmehr diffundiert es nun mit einer Geschwindigkeit von 3–5 mm/Std. retrograd in Richtung **Rückenmark** bis zu den dort liegenden **Nervenzellen**. Anschließend gelangt es aus diesen motorischen Vorderhornzellen in die umliegenden Nervenzellen – und zwar bevorzugt in diejenigen, welche regulatorische, **hemmende Einflüsse** auf die motorischen Nervenzellen ausüben.

In diesen nun entfaltet das Tetanustoxin erst seine Wirkung, indem es die Ausschüttung der **Überträgersubstanzen** (Glycin, GABA) **unterbindet**. Dadurch entfällt auch deren hem-

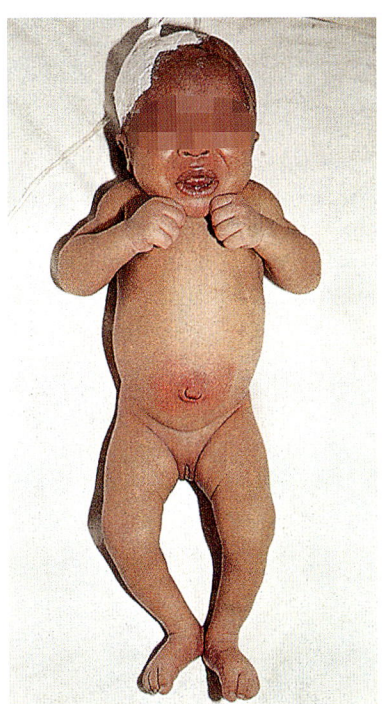

**Abb. 1.28** Tetanus neonatorum [19]

mender Einfluss auf die motorische Vorderhornzelle, was zu einer **Enthemmung** derselben führt. Die motorischen Nerven gehorchen nun keinen Rückkoppelungsmechanismen mehr, sondern feuern pausenlos ihre Salven zur motorischen Endplatte des Skelettmuskels. Im Ergebnis entstehen eine **Dauerkontraktur** oder auch **tonisch-klonische Krämpfe** der gesamten peripheren Muskulatur, die **Tetanie**. Einbezogen in die nervale Enthemmung sind teilweise auch die sympathischen Nerven.

Ergänzt werden soll, dass das in der Wunde entstehende Tetanustoxin sich evtl. auch über die Gewebe-Nervenendigungen retrograd zum Rückenmark bewegen kann, also nicht ausschließlich auf den Blutweg bzw. auf den Weg über die motorische Endplatte angewiesen ist.

**MERKE**
Für die Aufnahme von Clostridien-Sporen reichen selbst **kleinste Verletzungen** vollkommen aus. Dazu zählen auch Fremdkörper wie Dornen oder Spreißel, jederzeit auch das Paradebeispiel des rostigen Nagels. Besonders gefährdet sind **Brandwunden**, während im Hinblick auf eine Operation eine Impfung wegen der Sterilität der Operationsräume als entbehrlich gilt.

## Symptomatik

Nach einer Inkubationszeit von **3 Tagen** bis zu maximal **3 Wochen** beginnt die Krankheit mit **Kopfschmerzen** und **gesteigerten Reflexen**. Danach kommt es meist zum sog. **Trismus**, einer Spastik der Kaumuskulatur, die zur Kiefersperre führt. Die Kontraktur der mimischen Gesichtsmuskulatur verursacht eine Grimasse (**Risus sardonicus** = „Teufelsgrinsen").

Spastische Krämpfe der Muskulatur von Rücken und Extremitäten führen zur **Überstreckung** von Rücken und Extremitäten unter **Reklination** des Kopfes. Dies wird als **Opisthotonus** bezeichnet und kann auch bei intrazerebralen Blutungen oder Einklemmung des Hirnstamms beobachtet werden. Schließlich greift der Tetanus auf weitere Muskelgruppen über und führt zu **tonisch-klonischen Krämpfen**, bis schließlich durch die spastische **Lähmung der Atemmuskulatur** der **Tod** eintritt.

## Diagnostik

Die Diagnose erfolgt nicht durch Nachweis von Clostridium tetani aus der Wunde, sondern durch Nachweis des **Tetanus-Toxins** (Tetanospasmin) aus dem **Serum**. Die Hinweisdiagnose ergibt sich aus dem klinischen Bild.

## Therapie

Die Therapie des Tetanus muss sich auf eine Bekämpfung der Symptome beschränken. Man gibt **krampflösende** Medikamente. Bei Lähmung der Atemmuskulatur wird künstlich **beatmet**. Die Eintrittspforte wird gesucht und chirurgisch saniert. **Antibiotika** (Penicillin, Metronidazol) töten vorhandene Clostridien ab. **Tetanus-Antitoxin** neutralisiert noch im Umlauf befindliches Tetanus-Toxin, gelangt aber nicht bis zu dem Toxin, das bereits in den Nervenzellen sein Unwesen treibt. Eine (erfolgreiche) Therapie dauert etwa 4–6 Wochen und führt dann in der Regel zur vollständigen Genesung des Patienten.

Die **Letalität** ist allerdings mit ca. **20%** selbst unter den modernsten Intensivbedingungen der westlichen Länder nach wie vor hoch. Nach Schätzungen der WHO versterben jährlich weltweit > 1 Mio. Menschen an der Erkrankung, davon rund die Hälfte Neugeborene (Tetanus neonatorum). In Deutschland gibt es etwa 10 Tetanus-Fälle pro Jahr.

## Impfung

Besonders wichtig ist die sorgfältige und lückenlose **Impfprophylaxe** (**Toxoid-Impfstoff** mit Wirkung gegen das Toxin, nicht gegen die Bakterien). Durchgeführt wird sie mit **vier** Impfungen im ersten Lebensjahr, ergänzt durch die üblichen Auffrischimpfungen (➤ 6.1). Bei fehlendem oder lückenhaftem Impfschutz erfolgt im **Verletzungsfall** eine **Simultanimpfung** aus **Aktivimpfstoff** und **Tetanus-Antitoxin**. Weitere Simultanimpfungen gibt es ansonsten nur noch bei der Tollwut und der Hepatitis B.

**MERKE**
Nach einer **überstandenen Tetanus-Erkrankung** entsteht **keine Immunität**, weil die minimalen Toxinmengen, die den Wundstarrkrampf verursachen, keine ausreichende Antikörperbildung induzieren. Auch solche Personen sollten also am Impfprogramm teilnehmen.

## Meldepflicht

Für den Tetanus bestehen **keine** Meldepflicht und kein Behandlungsverbot.

---

### Zusammenfassung

**Tetanus:** verursacht durch Toxine von **Clostridium tetani**

- **Übertragungswege:** verschmutzte, luftabgeschlossene Wunden
- **Inkubationszeit:** 3 Tage bis 3 Wochen
- **Symptome:**
  - tonisch-klonische Krämpfe, Beginn am Kopf mit Kiefersperre und Risus sardonicus
  - Opisthotonus
  - Tod durch spastische Lähmung der Atemmuskulatur
- **Diagnostik:** Nachweis des Toxins aus dem Serum
- **Therapie:**
  - Simultanimpfung im Verletzungsfall bei unzureichendem Impfschutz
  - Sanierung der Wunde
  - Antibiotika
  - intensivmedizinische symptomatische Behandlung
- **Impfung:** Toxoidimpfung, 4-mal im 1. Lebensjahr, Auffrischimpfungen (STIKO)
- **Meldepflicht:** nein
- **Behandlungsverbot:** nein

## 1.9.3 Botulismus

Der Botulismus stellt eine **Lebensmittelvergiftung** durch **Botulinum-Toxin** und keine Infektion durch die Clostridien selbst dar. Damit ist der Botulismus im eigentlichen Sinne keine Infektionskrankheit, sondern eine **Intoxikation**. In Deutschland entstehen 10–20 Vergiftungen/Jahr.

Das Botulinum-Toxin ist **unvorstellbar giftig:** 0.0001 mg (= 100 ng) oral bzw. 3 ng i.v. wirken bereits tödlich. Es stellt damit das stärkste Gift überhaupt dar, das auf der Erde existiert.

### Krankheitsentstehung

Wenn die Sporen von Clostridium botulinum in Nahrungsmittel gelangen – durch mangelhafte Sterilisierung von **Konserven** oder in unzureichend haltbar gemachte Fleischprodukte (z. B. **Geräuchertes**) – und dort **anaerobe Bedingungen** vorfinden (geradezu perfekt natürlich in Konserven), vermehrt sich der Keim und bildet dabei verschiedene Toxine. Als wichtigsten Hinweis sieht man bei den Konserven eine Aufblähung des Deckels. Werden solch verdorbene Lebensmittel gegessen, wird das Botulinum-Toxin, nachdem es im Darm zu **Übelkeit** und **Erbrechen** geführt hat (später auch zur **Obstipation** bis hin zum **paralytischen Ileus**), resorbiert und gelangt über den Blutweg, analog dem Tetanus-Toxin, u. a. zur **motorischen Endplatte** des Skelettmuskels. Nach Aufnahme in die motori-

schen Nerven wirkt es nun bereits an Ort und Stelle – ohne „Umwege" ins Rückenmark. Durch **Hemmung des Acetylcholins**, den Überträgerstoff an Muskel und Vegetativum, unterbindet es jegliche Aktivität von Muskulatur und Drüsen.

### Weitere Infektionswege

In Einzelfällen ist die Auslösung des Botulismus auch über eine **Wundinfektion** mit Clostridium botulinum möglich, bei Säuglingen sogar durch orale Aufnahme der **Sporen** (z. B. aus **Honig**). Die Inkubationszeit beträgt bei der **Wundinfektion** etwa **10 Tage**, während die Toxin-Vergiftung durch **Lebensmittel** typischerweise innerhalb von **12–36 Stunden** zur Erkrankung führt. Die Ursache dafür, dass die Clostridien nur beim Säugling den Darm unter Toxinbildung zu besiedeln vermögen, ist in der noch unvollständigen Darmflora begründet, die den Sporen Auskeimung und Vermehrung erlaubt.

### Symptomatik

Die Folge der Blockade der motorischen Endplatte ist eine absteigende **schlaffe Lähmung** mit Beginn an der Muskulatur von **Augen**, **Schluck-** und **Sprechapparat**, die zuletzt – nach etwa 1 Woche – auch die **Atemmuskulatur** bzw. das **Atemzentrum** betrifft und an der die Patienten versterben.

> **MERKE**
>
> **Augensymptome** (Flimmern, Doppeltsehen, Ptosis) aufgrund der Augenmuskellähmung sind ein charakteristisches **Frühsymptom** des Botulismus, ebenso die **Schluckstörung**.

Die **Letalität** (durch zentrale Atemlähmung) liegt in unbehandelten Fällen bei **75%**.

### Diagnostik

Nachweis des **Toxins** aus Blut, Mageninhalt und/oder den verdächtigten Lebensmitteln.

### Therapie

Die Therapie erfolgt wie beim Tetanus rein **symptomatisch** bis hin zur künstlichen Beatmung. Antibiotika sind sinnlos, weil die Erkrankung nicht durch Bakterien, sondern durch deren Toxine verursacht wird. Ein **Antitoxin** steht zur Verfügung und wird möglichst umgehend eingesetzt, kann aber genauso wenig wie beim Tetanus das bereits in den Nervenendungen befindliche Toxin neutralisieren. Die **Sterblichkeit** ist auch unter intensivmedizinischen Bedingungen noch hoch **(10%)**. Manchmal muss über Monate beatmet werden.

Die beste **Prophylaxe** des Botulismus besteht in einer **Erhitzung** der Nahrungsmittel über 10 Minuten auf ca. **100 °C**, weil das Toxin dadurch zerstört wird.

## Meldepflicht

Meldepflichtig ist nach § 6 IfSG bereits der **Krankheitsverdacht**, nach § 7 auch der **Nachweis** des Erregers oder seines Toxins. Die im Gegensatz zu den anderen Clostridien-Erkrankungen bestehende Meldepflicht zeigt die Konsequenz des IfSG: Wo *eine* Konserve zur Intoxikation geführt hat, könnten sich weitere befinden, die gefunden werden müssen.

### Zusammenfassung

**Botulismus:** Lebensmittelintoxikation durch Toxine von **Clostridium botulinum**

- **Übertragungswege:**
  - kontaminierte Nahrungsmittel
  - Wundinfektionen (selten)
  - beim Säugling auch orale Aufnahme der Sporen, z. B. aus Honig
- **Inkubationszeit:** 12–36 Stunden (Lebensmittelintoxikation)
- **Symptome:**
  - Übelkeit mit Erbrechen
  - Obstipation bis zum paralytischen Ileus
  - absteigende schlaffe Lähmungen
  - Doppeltsehen und Schluckstörung als Frühsymptome
  - Tod durch zentrale Atemlähmung
- **Diagnostik:** Nachweis des Toxins aus Körperflüssigkeiten und/oder Lebensmitteln
- **Therapie:**
  - Antitoxin
  - intensivmedizinische symptomatische Betreuung
- **Prophylaxe:** Erhitzung der Lebensmittel auf 100 °C (10 Minuten)
- **Impfung:** keine
- **Meldepflicht:** nach § 6 IfSG bereits bei Verdacht
- **Behandlungsverbot:** ja

## 1.10 Mykobakterien

Bei den Mykobakterien handelt es sich um unbewegliche, schlanke, gramnegative Stäbchenbakterien, die ungewöhnlich widerstandsfähig gegenüber sauren und basischen Farbstoffen sind, sich also nur mittels Spezialfärbungen (z. B. Ziehl-Neelsen) deutlich anfärben lassen ( ➤ Abb. 1.29).

Sie werden unter dem Begriff der **„säurefesten Stäbchen"** zusammengefasst. Die Ursache dafür sowie auch für die ungewöhnliche Resistenz gegenüber äußeren Einflüssen liegt im

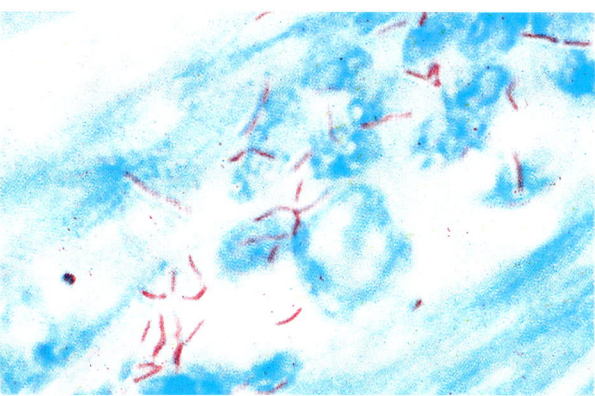

**Abb. 1.29** Einzelne Mykobakterien im Sputum. [48]

besonders **hohen Fettgehalt der Zellwände**, zu dem auch **Wachse** gehören. Aufgrund dieser Schutzschicht können sie die Salzsäure des Magens unbeschadet überstehen, ohne sich wie Helicobacter mit Ammoniak umgeben zu müssen. Sie überstehen auch Temperaturen von -70 °C bis zu +60 °C. Aufgrund des Wachsgehaltes der Zellwand vermögen selbst die **Phagozyten** des Körpers, Neutrophile und Makrophagen, Mykobakterien nach der Phagozytose **nicht abzutöten**. Ähnlich den Salmonellen und weiteren Bakterien können sie sich sogar ungehemmt in Makrophagen vermehren. Zusätzlich produzieren sie zu diesem Zweck auch noch Proteine, welche die Makrophagenfunktion hemmen.

Einzelne Arten gehören zur physiologischen Flora. So genannte **atypische Mykobakterien** (Mycobacterium africanum, avium, chelonae, marinum, kansasii usw.) verursachen sporadisch bei Immungeschwächten Infektionen v. a. von Haut und Lunge. Bei den wichtigsten **obligat pathogenen** Arten handelt es sich um **Mycobacterium tuberculosis**, **Mycobacterium bovis** und **Mycobacterium leprae**. Die beiden Ersteren lösen die Tuberkulose aus, Mycobacterium leprae die Lepra.

Die **Generationszeit** der Mykobakterien, also die Zeit zwischen zwei aufeinanderfolgenden Teilungen, liegt bei **10–12 Stunden** (Mycobacterium tuberculosis) bzw. sogar **13 Tagen** (Mycobacterium leprae) und ist damit ungewöhnlich lang. Beispielsweise teilen sich Coli-Bakterien, Staphylokokken oder Salmonellen alle 10–20 Minuten.

### 1.10.1 Tuberkulose

Die Tuberkulose, die noch bis ins 19. Jahrhundert hinein als **Schwindsucht** bezeichnet wurde, ist so alt wie die Menschheit, wie Befunde an ägyptischen Mumien oder auch aus der Steinzeit belegen. Bis vor wenigen Jahrhunderten war sie die Ursache für etwa 30% aller Todesfälle. Damit stand sie gemeinsam mit weiteren Seuchen wie der Pest einsam an der Spitze, so wie heute Herz-Kreislauf-Erkrankungen und Krebs zumindest in den westlichen Ländern die Statistik anführen.

In der Zeit vor Einführung der Antibiotika verstarben ziemlich genau ⅔ aller Patienten mit aktiver Lungentuberkulose. In den Entwicklungsländern ist die Tuberkulose neben HIV und

Malaria noch heute eine der häufigsten Infektionskrankheiten und eine der häufigsten infektiösen Todesursachen: Pro Jahr gibt es etwa **9 Millionen Neuerkrankte. 2–3 Millionen** Menschen **sterben** weltweit jedes Jahr an der Krankheit.

In Mitteleuropa ist die Tuberkulose vergleichsweise selten geworden, was an den verbesserten hygienischen Bedingungen, der verbesserten Diagnostik und der Antibiotikatherapie liegt. In **Deutschland** erkrankten bis vor wenigen Jahren noch etwa 15.000 Menschen/Jahr, wovon ca. 13.000 eine Lungentuberkulose und knapp 2.000 eine Tuberkulose anderer Organe bekamen. Allerdings ist angeblich in den letzten Jahren wieder eine allmähliche Zunahme zu verzeichnen. Diese oft gehörte Meinung wird aber vom Robert-Koch-Institut nicht geteilt, das 2007 von etwa 6.000 Neuerkrankungen in Deutschland ausging. 2008 waren es noch knapp 5.000 und 2009 etwa 4.500.

Die meisten Neuerkrankungen weltweit gibt es in **Afrika** und **Asien** (allein in Indien fast 2 Mio./Jahr) sowie neuerdings auch in **Osteuropa** und den Staaten der **ehemaligen Sowjetunion.** Dort tauchen inzwischen auch verstärkt Mykobakterien auf, die gegenüber den üblichen Antibiotika (Antituberkulostatika) resistent geworden sind. Laut WHO litten 2006 bereits **500.000** Menschen weltweit an einer **multiresistenten Tuberkulose**, gegen die nur noch einzelne und sehr teure Antibiotika eine gewisse Wirksamkeit besitzen. Vor allem in Afrika versterben zunehmend mehr Menschen an der Krankheit, weil sie zusätzlich an HIV bzw. AIDS leiden und dadurch alle Chancen auf einen erfolgreichen Kampf ihres Immunsystems verlieren.

**Mycobacterium tuberculosis** ist der hauptsächliche Erreger der Tuberkulose. Die Bakterien kommen **nur beim Menschen** vor, doch könnten sich rein theoretisch auch Haustiere, die im engen Kontakt mit dem Menschen leben, an einem Tuberkulosekranken infizieren und die Krankheit weitergeben.

Wesentlich seltener wird die Tuberkulose durch **Mycobacterium bovis** verursacht. Hier ist der natürliche Wirt das **Rind** (Bovis = Rind). Die Rindertuberkulose ist v.a. seit der Zeit stark zurückgegangen, seit der die Rinder strenger überwacht werden und ihre Milch pasteurisiert wird. „Milch vom Bauern" ist demnach potenziell deutlich „gefährlicher" als pasteurisierte Milch aus dem Kaufhaus.

Die Tuberkulose (Tbc) ist eine **zyklische Erkrankung** ähnlich dem Typhus abdominalis oder anderen systemischen Infektionskrankheiten. Die einzelnen Stadien haben allerdings mit denen des Typhus bzw. Paratyphus nichts gemein und werden auch völlig anders bezeichnet.

Prinzipiell kann **jedes Organ** betroffen sein. Durch **bovine** Tuberkelbakterien mit der Milch übertragene Bakterien verursachen zumeist eine **Darmtuberkulose.** Diese Form ist heute selten. Noch seltener ist die Tuberkulose der **Haut**, etwas häufiger diejenige der **Nieren** und ableitenden **Harnwege** oder der **Eierstöcke, Eileiter** und **Nebenhoden.** Mit weitem Abstand am häufigsten aber ist die Tuberkulose der **Lunge.**

**Lungentuberkulose**

Die Ansteckung erfolgt nach engem Kontakt zu einem Tuberkulosekranken – z.B. in der Familie, am Arbeitsplatz, in der Schule oder in öffentlichen Verkehrsmitteln durch **Tröpfcheninfektion.** Voraussetzung dafür ist, dass der Erkrankte an einer sog. **offenen Tuberkulose** leidet, also an der Form, bei welcher die tuberkulösen Herde in der Lunge eine **offene Verbindung zum Lumen der Bronchien** besitzen, wodurch Tuberkelbakterien frei in die Atemwege gelangen. Andernfalls ist eine Ansteckung nicht möglich. Etwa jeder zweite Patient mit Lungentuberkulose leidet an einer solch offenen Form und ist damit kontagiös (ansteckungsfähig).

An einer **extrapulmonalen Manifestation** einer Tuberkulose kann man sich aber auch auf andere Weise infizieren – z.B. durch Kontakt zu einer ulzerösen **Hauttuberkulose** oder durch sexuellen Kontakt an einer Tuberkulose der **Genitalorgane.**

Ein weiterer Faktor, der über das Angehen einer Infektion entscheidet, ist die jeweilige **Resistenz**, die wiederum abhängig ist von Faktoren wie Vorerkrankungen (Diabetes mellitus, Immuninsuffizienz – z.B. AIDS) oder besonderen Lebensumständen. So erkranken „Randgruppen der Gesellschaft" wie Drogenabhängige durchschnittlich häufiger an der Tbc.

## Krankheitsentstehung ( ➤ Abb. 1.30)

Die Erreger gelangen bei der Inspiration, eingepackt in winzige Sputumtröpfchen oder Staubpartikel, in die **Alveolen** der Lunge. Dort werden sie von den Alveolarmakrophagen phagozytiert, aber nicht abgetötet. Im Gegensatz zu fast allen anderen Infektionen (Ausnahme: Syphilis) genügen für das Angehen der Tbc bereits **einige wenige** oder auch nur ein **einzelnes Bakterium** (beim Typhus mindestens $10^5$, bei der Salmonellenenteritis oder Cholera noch weit mehr).

Die Tuberkelbakterien vermehren sich in den folgenden Wochen in den Makrophagen, woraufhin diese absterben, nachdem eine bestimmte Keimzahl erreicht ist. Die freigesetzten Bakterien werden erneut von Makrophagen aufgenommen. Zugrunde gehende Makrophagen bzw. deren Interleukine lösen eine **Entzündung** aus; es entsteht etwa **2–3 Wochen** nach Aufnahme der Erreger in die Lunge der sog. Primärherd oder **Primäraffekt.**

Einzelne Bakterien gelangen über den Lymphstrom zu den regionären Lymphknoten am Lungenhilus, werden dort ebenfalls phagozytiert und lösen gleichzeitig eine Immunantwort aus, die hauptsächlich über spezifische T-Lymphozyten in Gang kommt. Die befallenen Lymphknoten schwellen dadurch an und können im Röntgenbild dargestellt werden.

**MERKE**

**Primäraffekt** und betroffene **Lymphknoten** bilden gemeinsam den **Primärkomplex.** Der Primärkomplex stellt gleichzeitig die **Primärtuberkulose** dar.
Bis zur Bildung des Primärkomplexes vergehen etwa **4–6 Wochen.** Diese Zeit gilt als **Inkubationszeit,** weil die Erkrankung frühestens zu diesem Zeitpunkt erkennbar wird.

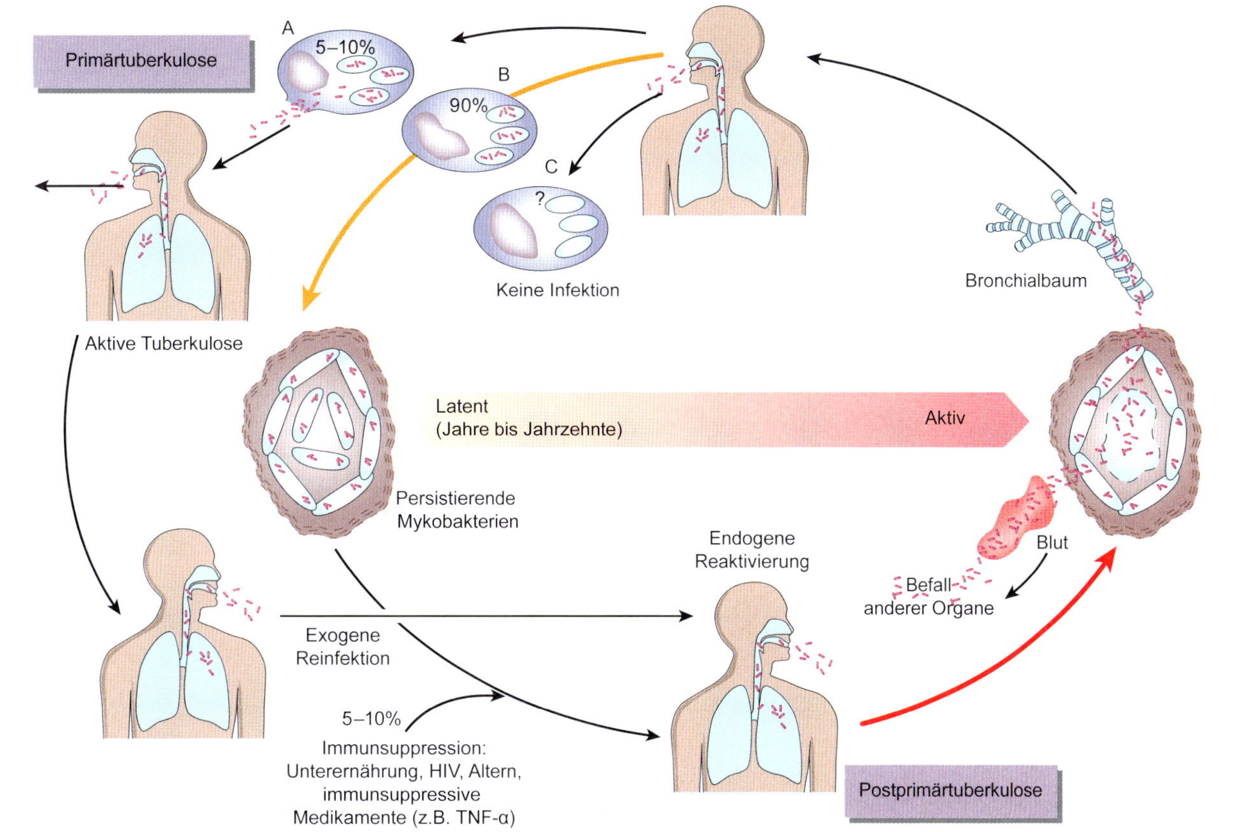

Primärtuberkulose

A
5–10%

B
90%

C
?

Keine Infektion

Bronchialbaum

Aktive Tuberkulose

Latent
(Jahre bis Jahrzehnte)          Aktiv

Persistierende
Mykobakterien

Endogene
Reaktivierung

Blut

Befall
anderer Organe

Exogene
Reinfektion

5–10%
Immunsuppression:
Unterernährung, HIV, Altern,
immunsuppressive
Medikamente (z.B. TNF-α)

Postprimärtuberkulose

**Abb. 1.30** Infektion mit Mycobacterium tuberculosis. Aufnahme in die Lunge über Tröpfcheninfektion, Ausbildung eines Gleichgewichts oder Primärtuberkulose; Übergang in Latenzzustand mit persistierenden Mykobakterien in einem Granulom; exogene Reinfektion oder endogene Reaktivierung über Schwächung der zellulären Immunantwort: aktive (Postprimär-)Tuberkulose; Infektionsübertragung durch abgehustete Mykobakterien.

### Primärtuberkulose

In gut **90%** aller Fälle bleibt die Infektion im Stadium des Primärkomplexes stehen ( **>** Abb. 1.31). Es findet also weder eine Vergrößerung des Primäraffektes noch eine weitere Aussaat der Bakterien statt. **Primäraffekt** und zugehörige **Lymphknoten vernarben** und **verkalken** innerhalb von 9–12 Monaten. Beschwerden müssen nicht bestehen. Die weit überwiegende Mehrheit der Patienten erscheint **klinisch völlig gesund**.

Teilweise kommt es zu **Husten** und Fieber bzw. **subfebrilen Temperaturen** und **Nachtschweiß**, sehr selten auch zu **Inappetenz** und **Gewichtsabnahme**. Das Sputum kann beigemischtes Blut enthalten (Hämoptyse). Zumeist werden aber die tuberkulösen Herde zufällig anlässlich einer anderweitig veranlassten Röntgenaufnahme in den Folgejahren gesehen. Diese vernarbten und verkalkten Herde enthalten häufig lebenslang lebende und vermehrungsfähige Bakterien; das Immunsystem wird also sogar nach seiner spezifischen Aktivierung nicht mit den Eindringlingen fertig.

### Aktive Tuberkulose

In knapp **10%** der Fälle, vor allem bei immunologisch geschwächten Menschen, des Öfteren auch bei Kindern, entsteht

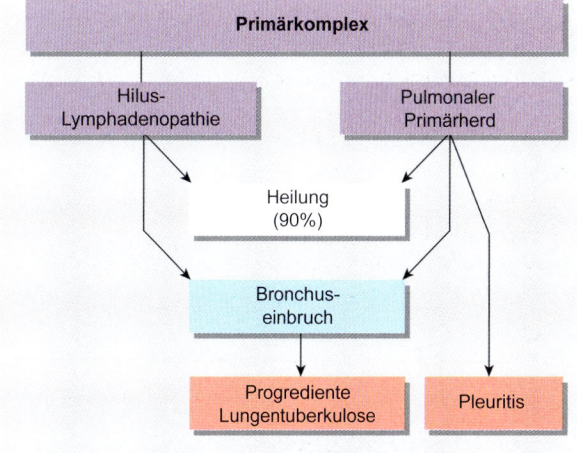

**Abb. 1.31** Schematische Darstellung des Ablaufs der Primärtuberkulose.

aus dem Primärkomplex heraus eine **aktive Tuberkulose**. Es bilden sich umfangreichere Herde, die in der Folge in ihrem **Zentrum nekrotisch** zerfallen. Das Gewebe erinnert hier an krümeligen Käse, weshalb diese Herde als **verkäsende Herde** oder **Käseherde** bezeichnet werden.

## Streuherde

Nicht immer werden die mit der Lymphe verschleppten Tuberkelbakterien in den Hilus-Lymphknoten abgefangen und phagozytiert. Manchmal gelangen einzelne Keime auch durch diese Filterstationen hindurch, sodass eine Aussaat in den Körperkreislauf erfolgt. Man bezeichnet dies als **primäre Streuherdbildung**.

Organe, die nun hauptsächlich Herde bilden, sind die **Nieren**, die Epiphysen der **Knochen**, die apikalen Bereiche der Lunge **(Lungenspitzen)** und auch die **Milz** als „Lymphknoten des Blutes", in der ganz allgemein Fremdantigene aus dem Blutkreislauf herausgefiltert und phagozytiert werden. Es kommt zur Splenomegalie. Häufig ist auch die **Pleura** mitbetroffen **(Pleuritis, Pleuraschwielen)**.

Hinsichtlich der Spitzenbereiche der Lunge wird auch die (sicherlich korrektere) Meinung vertreten, dass sie bereits primär durch die Inhalation und nicht erst sekundär durch Ausstreuung befallen werden, dass also bereits der **Primäraffekt** überwiegend im **rechten Oberlappen** entsteht. Ursache dafür ist der Umstand, dass die Belüftung der Lungenspitzen in aufrechter Körperhaltung wesentlich intensiver erfolgt als diejenige der basalen Anteile. Zusätzlich wird der Hauptanteil der Atemluft aufgrund des dickeren rechten Hauptbronchus und des verstärkten Sogs der voluminöseren rechten Lunge nach rechts geleitet, sodass eingeatmete Partikel überwiegend den rechten Oberlappen erreichen, deutlich seltener den linken (➤ Fach Atmungssystem).

## Miliartuberkulose

Vor allem bei **Immuninsuffizienz** kann es aus diesen Herden oder aus den befallenen Lymphknoten heraus zu einer umfangreicheren Aussaat von Bakterien kommen, wodurch in zahlreichen Organen **multiple Herde** entstehen können (➤ Abb. 1.32). Die knötchenförmigen Herde erinnern makroskopisch an **Hirsekörner**. Diese Form der Aussaat wird deshalb als **Miliartuberkulose** bezeichnet (Milium = Hirsekorn). Da sie primär bereits aus dem **Primärkomplex** heraus erfolgt, nennt man sie **primäre Miliartuberkulose** – im Gegensatz zur Miliartuberkulose späterer Jahre (sekundäre Miliartuberkulose). Über die bereits erwähnten Organe hinaus sind von

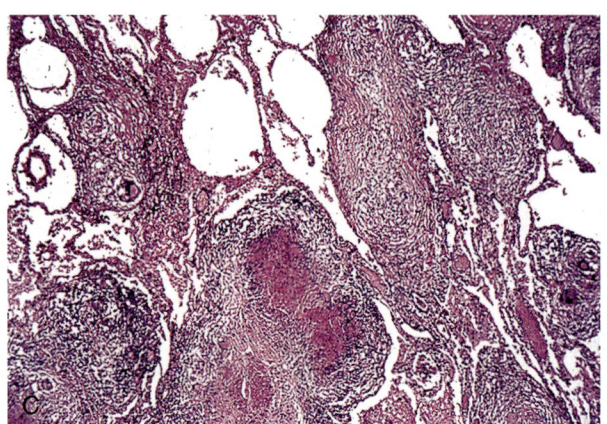

**Abb. 1.32** Miliartuberkulose der Lunge. [31]

der Miliartuberkulose häufig auch **Leber** und **Meningen (tuberkulöse Meningitis)** betroffen. Bei der Miliartuberkulose entsteht in aller Regel ein **schweres Krankheitsgefühl** mit **hohem Fieber**.

## Postprimärtuberkulose

Bei etwa **10%** der zunächst **inapparent** Infizierten entwickelt sich eine sog. Postprimärtuberkulose, die dementsprechend eine **sekundäre Tuberkulose** darstellt. In der Hälfte dieser Fälle entsteht sie innerhalb der ersten beiden Jahre nach der Infektion, bei der anderen Hälfte erst in späteren Jahren aus dem vernarbten Primärkomplex heraus, wenn z. B. durch eine konsumierende Grunderkrankung, eine schwer verlaufende Viruserkrankung wie Masern oder infolge eines fortgeschrittenen Diabetes mellitus das Immunsystem nicht mehr in der Lage ist, die Tuberkelbakterien an Ort und Stelle zu halten. Auch während einer HIV-Erkrankung werden häufig alte Primäraffekte aktiviert. Es kommt zur sekundären tuberkulösen Erkrankung.

## Tuberkulome

Tuberkel heißt Knötchen. Die Tuberkulose hat ihren Namen im vergangenen Jahrhundert also aufgrund ihrer typischen Knötchen, den **Granulomen**, erhalten. Granulome sind ganz allgemein die typische **Antwort des Immunsystems auf Bakterien**, die **intrazellulär**, v. a. in **Makrophagen**, überleben und sich dort vermehren können. Auch bei den Typhomen des Typhus, den Syphilomen der Syphilis oder den Listeriomen der Listeriose handelt es sich um Granulome. Entsprechend nennt man die Granulome der Tuberkulose **Tuberkulome**.

Das Merkmal von Granulomen ist ihre Zusammensetzung aus **Makrophagen** und sich daraus ableitenden **Epitheloidzellen** sowie einem **Wall aus Lymphozyten**. Bei diesen handelt es sich größtenteils um spezifisch aktivierte T-Lymphozyten, die nun über Interleukine die Makrophagen aktivieren, u. a. auch durch das sonst hauptsächlich bei viralen Infektionen gebildete γ-Interferon. Daneben locken die T-Lymphozyten über chemotaktische Stoffe weitere Monozyten an den Infektionsherd, wo sie sich dann in Makrophagen bzw. Epitheloidzellen umwandeln. Die ebenfalls im Verlauf der Immunantwort gebildeten spezifischen Immunglobuline bleiben ohne wesentliche Wirksamkeit, verstärken aber wenigstens die Phagozytoseaktivität der Phagozyten.

Sehr typisch für Infektionen durch Keime, die sich in Makrophagen vermehren können, ist auch deren Zusammenschluss zu **mehrkernigen Riesenzellen**. Dies stellt einen Versuch dar, in Gemeinschaftsarbeit mit den Erregern besser fertig zu werden. Es findet also eine Verschmelzung mehrerer oder zahlreicher Makrophagen zu einer einzigen Zelle statt, in deren Innerem sich Bakterien befinden. Diese Zellen heißen bei der Tuberkulose **Langhans-Riesenzellen** (➤ Abb. 1.33).

In einem Teil der Fälle gelingt es dem Immunsystem, durch die Aktivierung der spezifischen humoralen und v. a. zellvermittelten Immunabwehr die Makrophagen soweit zu stimulieren, dass sie die phagozytierten Erreger, u. a. auch über eine

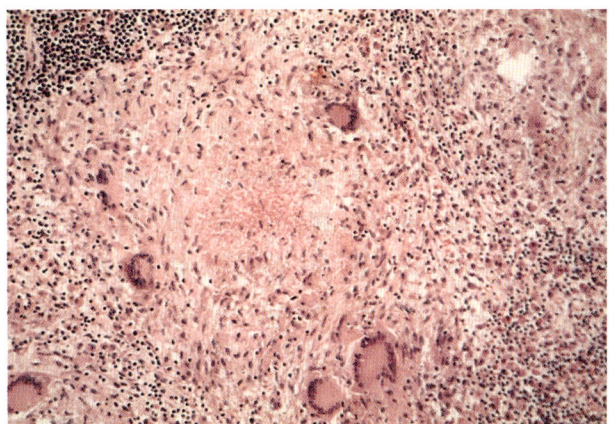

**Abb. 1.33** Tuberkulom mit Langhans-Riesenzellen und zahlreichen Epitheloidzellen. Im Randbereich finden sich lymphozytäre Infiltrate. [32]

vermehrte Produktion von Sauerstoffradikalen, abzutöten vermögen, sodass die Tuberkulome frei von Bakterien werden. Sehr häufig allerdings bleibt es beim Versuch; die Mykobakterien werden zuverlässig gefangen gehalten und so an einer weiteren Aussaat gehindert, überleben aber Jahre und Jahrzehnte. Bricht die Immunabwehr dann später aus irgendeinem Grunde zusammen, kommt es zur **Aktivierung** solcher Herde und damit zur **sekundären Form** der Tuberkulose bzw. sogar zur **sekundären Miliartuberkulose**. Die neu entstehenden Herde unterscheiden sich in ihrem Aussehen nicht von den primären Formen, doch ist das Immunsystem dann häufig zu einer Begrenzung des Geschehens nicht mehr in der Lage.

### Kavernen

Wenn die **Granulome** aufgrund der Aktivität des Immunsystems **zerfallen**, bilden sich überwiegend **zentral** die **käsigen Nekrosen**. In der Peripherie sieht man einen Schutzwall aus Lymphozyten sowie eine bindegewebige Proliferation. Manchmal **verflüssigen** sich die zentralen Nekrosen, wodurch flüssigkeitsgefüllte, später evtl. leere **Hohlräume** entstehen, in denen Mykobakterien nachzuweisen sind. Diese Hohlräume nennt man **tuberkulöse Kavernen**. Sie können riesige Ausmaße erreichen. In der Auskultation werden sie am typischen, sog. **amphorischen Atemgeräusch** erkennbar ( > Fach Atmungssystem).

## Symptomatik

Teilweise ist die Symptomatik einer Tuberkulose **uncharakteristisch**. Es ist dann besonders wichtig, überhaupt an die Möglichkeit einer Tbc zu denken.

Häufig aber macht sich die aktive Tuberkulose bemerkbar durch chronisches, zumeist mäßiges **Fieber** bzw. subfebrile Temperaturen, **Nachtschweiß**, **Husten** – eventuell als Bluthusten (**Hämoptyse**) – und durch allmählichen **Gewichtsverlust** („Schwindsucht"). Diese Symptome sind in ihrer typischen Konstellation bereits wegweisend für die Tbc. Allenfalls ein Bronchialkarzinom könnte vergleichbare Symptome erzeugen.

Nicht so selten kommt es, evtl. als allergische Reaktion vom Typ IV, prätibial zum **Erythema nodosum** – derben, rötlich oder livide verfärbten Infiltrationen. Das Erythema nodosum sieht man u. a. auch bei der Sarkoidose, bei Yersiniosen oder einem Morbus Crohn. Es stellt also lediglich im Zusammenhang einen Hinweis auf eine Tbc dar.

Bei einer tuberkulösen Meningitis entstehen die allgemeinen Symptome einer bakteriellen **Meningitis**, bei Beteiligung der Pleura **Reizhusten** und Schmerzen bei der Atmung. Eine abdominelle Beteiligung führt zu **Bauchschmerzen**, je nach Ausprägung zu Symptomen der **Peritonitis** und zu **Aszites**.

### Organtuberkulosen

Die primäre oder aus der Postprimärtuberkulose entstehende Aussaat der Bakterien in den Körper führt dort zu verschiedenen Organtuberkulosen. Dabei muss es nicht gleich zur Miliartuberkulose kommen, wenn das Immunsystem einigermaßen intakt ist. Es entstehen also zumeist nur einzelne oder einige wenige Herde.

Die mit Abstand häufigste Organtuberkulose ist mit etwa 90 % Anteil die **Lungentuberkulose**. Daneben entstehen nicht so selten eine **Nieren-**, **Nebennieren-**, **Knochen-**, **Haut-** oder **Darmtuberkulose**. Die tuberkulöse Meningitis ist selten. Gleiches gilt für die Tuberkulose der weiblichen Adnexe. Die Tbc der Nebennieren kann, zumindest wenn sie beidseits entsteht, zu hormonellen Ausfallserscheinungen führen; es entsteht der **Morbus Addison** ( > Fach Endokrinologie).

Wenn die Erreger aus dem Postprimäraffekt Verbindung zum System der Bronchien finden, können sie in der Lunge weitere Herde verursachen oder im Zuge des Schleimtransportes nach oral eine **Kehlkopftuberkulose** verursachen. Mit dem Sputum verschluckte Keime sind neben den bovinen Erregern aus nicht pasteurisierter Milch für die Darmtuberkulose verantwortlich. Diese kann manchmal mikroskopisch bzw. durch Anlegen einer Kultur aus der Stuhluntersuchung diagnostiziert werden. Die Tbc der Niere verursacht teilweise eine **Mikrohämaturie** und kann zur **Niereninsuffizienz** führen.

Die **Hauttuberkulose** entsteht zumeist im Gesicht. Die geschwürig zerfallenden Papeln hinterlassen entstellende Narben. Diese Form wird als **Lupus vulgaris** bezeichnet ( > Abb. 1.34).

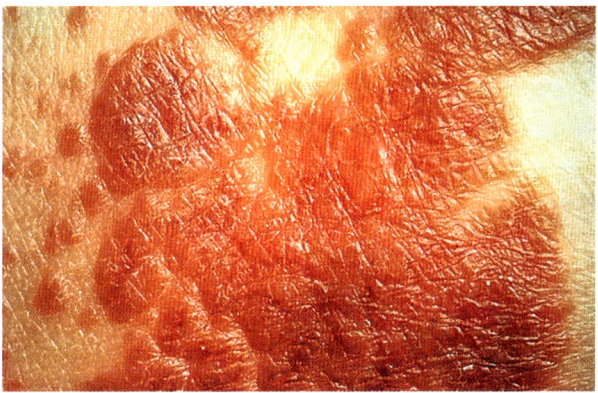

**Abb. 1.34** Lupus vulgaris [40]

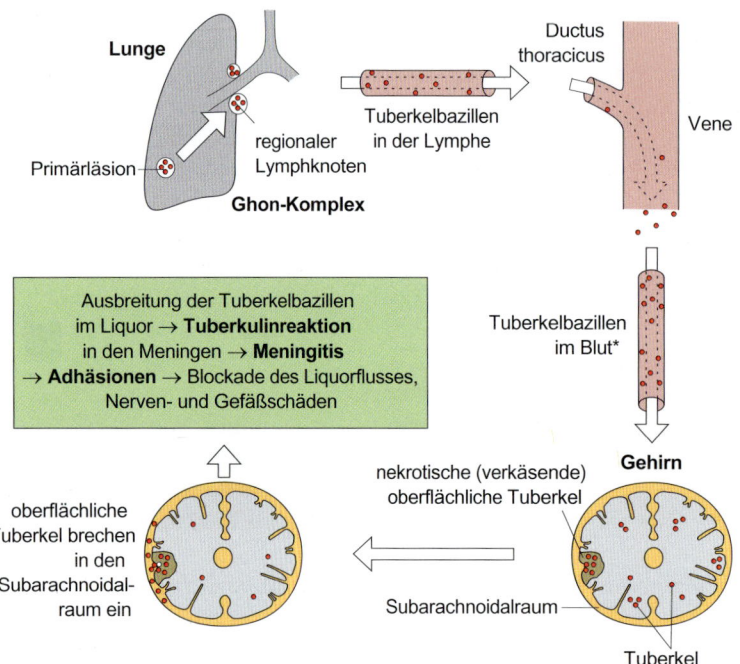

**Abb. 1.35** Entwicklung der tuberkulösen Meningitis. [39]

Die **tuberkulöse Meningitis** der Kleinkinder und Immungeschwächten entwickelt sich wesentlich langsamer als andere Formen einer bakteriellen Meningitis, was aufgrund der langen Generationszeit der Mykobakterien nicht verwundern kann ( > Abb. 1.35). Sie ist schlecht zu therapieren und besitzt eine **hohe Letalität**. Ihre Symptome entsprechen mit **Kopfschmerzen**, **Übelkeit**, **hohem Fieber** und **neurologischen Ausfallserscheinungen** der üblichen bakteriellen Meningitis ( > Fach Neurologie).

## Diagnostik

Die eigentliche Diagnose, bei Verdacht oder zum Ausschluss, bedarf einer **Röntgenaufnahme**, einer Untersuchung von **Sputum** oder **Bronchialsekret** und eventuell **Magensaft**, **Stuhl** oder **Urin**, um eine offene Form der Tbc nachzuweisen oder auszuschließen, sowie des Tine- bzw. Tuberkulin-Testes ( > Abb. 1.36). Beweisende Serumparameter gibt es nicht. Die BSG kann mäßig beschleunigt sein. Bei der tuberkulösen Meningitis findet man neben einer mäßigen Pleozytose und Eiweißvermehrung eine ausgeprägte Glukoseerniedrigung im Liquor ( > Fach Neurologie). Die Pleuritis, ein häufiges Erstsymptom der Tuberkulose, wird durch **Pleurapunktion** abgeklärt.

Beim **Tine-Test** handelt es sich um einen Hauttest, der in der Regel am **Unterarm** durchgeführt wird – entweder mittels Nadelstempel, dessen 4–6 Spitzen mit gereinigtem **Tuberkulin** benetzt sind (eigentlicher Tine-Test) oder, inzwischen häufiger, durch einen streng **intrakutanen Tuberkulintest**. Dabei werden 0,1 ml Tuberkulin mittels Spritze in die **Epidermis** eingebracht. Tuberkulin ist ein proteinhaltiges Lysat aus Tuberkelbakterien, enthält also **Antigen**, aber keine lebenden Bakte-

rien. Je nach Reaktionslage des Immunsystems entsteht bei einer akuten oder früher durchgemachten Tuberkulose innerhalb von **2–3 Tagen** eine **Schwellung** und **Rötung**, deren Ausmaß gewisse Rückschlüsse auf Akuität und Heftigkeit einer eventuellen Erkrankung zulässt. Die Ablesung erfolgt nach 3–4 Tagen durch den Therapeuten. Der Patient muss also nochmals in die Praxis kommen. Als **positive Reaktion** gilt beim Nichtgeimpften eine entzündliche Reaktion **(Papel)** mit einem Durchmesser von **mindestens 0,5 cm** ( > Abb. 1.36).

Die Reaktion auf in die Haut eingebrachtes Tuberkulin wird als **Tuberkulinallergie** bezeichnet, obwohl sie lediglich die **normale, spezifische Immunantwort** auf das eingebrachte Antigen darstellt, also auf ein Antigen, das dem Körper bereits bekannt ist. Im Reaktionsherd finden sich Makrophagen und

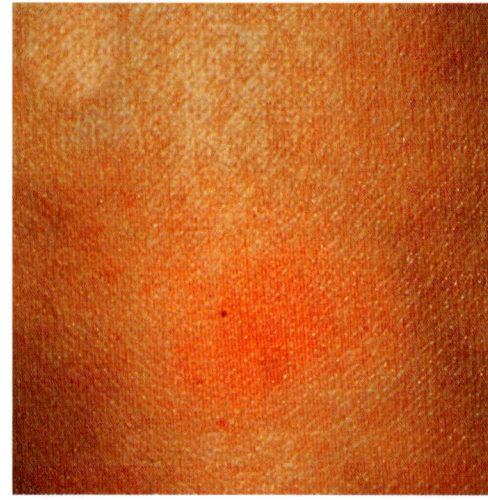

**Abb. 1.36** Positiver Intrakutantest zum Nachweis einer Tuberkulose. [38]

Lymphozyten, also die Zellen der tuberkulösen Granulome, die sich dort um die Mykobakterien „kümmern". Diese Reaktion entspricht der zellgetragenen allergischen Reaktion vom verzögerten Typ (**Typ IV**; ➤ Fach Immunologie). Entsprechend dieser allergischen Reaktionsweise bezeichnet man eine fehlende Reaktion im Tuberkulintest als **Anergie (Reaktionslosigkeit)**, sofern eine Tuberkulose nachweislich vorhanden ist.

Der Tine- bzw. Tuberkulintest lässt eine klare Aussage nur zu, wenn er entweder mit dicker Schwellung **massiv positiv** (selten) oder wenn er **eindeutig negativ** ist, wenn also keinerlei Lokalreaktion zu sehen ist. Selbst hier gibt es aber Fälle, in denen, wie z. B. bei AIDS, Sarkoidose oder einer Maserninfektion, trotz Infektion keine Reaktion erkennbar wird (Anergie). Während der langen **Inkubationszeit** von bis zu 2 Monaten ist der Tine-Test **negativ**, weil das Immunsystem noch keine spezifische Immunantwort zustande gebracht hat. Dies muss bei der Frage nach einer eventuell erfolgten Ansteckung an einem Tuberkulosekranken berücksichtigt werden.

Ist ein Patient **geimpft**, so ist der Tuberkulintest **positiv**, gleichgültig ob zusätzlich eine Tuberkulose besteht oder nicht. Ist der Test **ohne** vorhergehende Impfung **positiv**, kann von einem lange zurückliegenden, harmlosen, verkalkten Primärkomplex bis hin zu einer hochakuten Miliartuberkulose alles vorliegen. Dies führt im Praxisalltag besonders dann zu Problemen, wenn im Säuglingsalter eine BCG-Impfung durchgeführt wurde. Sie vereitelt oft in späteren Jahren den so wichtigen Hinweis, ob z. B. der Nachtschweiß eines Patienten, eventuell mit begleitender Gewichtsabnahme und subfebrilen Temperaturen, einer Tuberkulose oder einer anderen Erkrankung zuzurechnen ist. Ergänzt werden muss, dass der Tuberkulintest dann, wenn sich z. B. nach einer effektiven Therapie keine lebenden Bakterien mehr im Körper befinden, im Lauf der Zeit auch wieder negativ werden kann.

**MERKE**

Der **Tuberkulintest** lässt häufig nur eine Aussage darüber zu, ob der Patient **irgendwann** einmal in seinem Leben mit Tuberkelbakterien (einschließlich Impfbakterien) **Kontakt** gehabt hat, und nicht, ob er an aktiver Tuberkulose erkrankt ist – es sei denn, die Reaktion würde auffallend heftig erfolgen.

Die Diagnose einer Tuberkulose ist auch abgesehen vom Tuberkulintest nicht immer ganz einfach. Vor allem, wenn sich in einer Röntgenaufnahme der Lungen keine Hinweise zeigen (z. B. Verkalkungen im rechten Oberlappen) und in Sputum, Urin oder Stuhl keine säurefesten Stäbchen nachzuweisen sind, wird eine sichere Diagnose sogar unmöglich. Da die BCG-Impfung gleichzeitig kaum wirklich vor einer Tuberkulose schützt, sollte man auch aus diesem Grund lieber darauf verzichten.

Die Diagnose der Tbc wird dadurch zusätzlich erschwert, dass einerseits für die Mikroskopie **genügend Tuberkelbakterien** in der eingesandten Probe vorhanden sein müssen (mindestens 10.000/ml Probe), was eher selten der Fall ist, und andererseits dadurch, dass der Nachweis **säurefester Stäbchen**

keinen Beweis für eine Tuberkulose darstellt, weil es sich auch um physiologische Opportunisten handeln könnte. Bei der langen Generationszeit der Bakterien dauert es ohnehin mindestens 2 Wochen, bis sichtbare Kolonien wachsen und eine Zuordnung erlauben. Es gibt auch Patienten, bei denen ein Nachweis trotz „dick positivem" Tine-Test nie gelungen ist. Hier wird dann zumeist auch ohne eigentlichen Nachweis therapiert. Obwohl inzwischen neuere Verfahren mit radioaktiven Materialien, zusätzlich auch ein PCR-Test, zur Verfügung stehen, gilt der Tierversuch manchmal (selten) noch immer als unverzichtbar, wenn man in unklaren Fällen zu einer Diagnose kommen will. So sind z. B. Meerschweinchen ungewöhnlich empfindlich gegenüber geringsten Zahlen an Mykobakterien.

**HINWEIS PRÜFUNG**

Diese Überlegungen stellen keinen Prüfungsstoff dar, sondern sollen lediglich die Probleme der Alltagspraxis aufzeigen.

Den Schwierigkeiten bei der Diagnosefindung einer Tbc wird im IfSG Rechnung getragen. Nach **§ 6** wird auch dann von einer aktiven, behandlungsbedürftigen und damit **meldepflichtigen** Tuberkulose ausgegangen, wenn die **Gesamtkonstellation eindeutig** erscheint, obwohl ein bakteriologischer Nachweis nicht gelungen ist.

## Impfung

Die Schutzimpfung wird nach **B**acille-**C**almette-**G**uerin (französische Bakteriologen) **BCG-Impfung** genannt. Sie enthält **lebende**, abgeschwächte Bakterien von Mycobacterium bovis und wird **intrakutan** verimpft. Sie wurde in früheren Jahrzehnten schon beim Neugeborenen angewendet, weil hier noch keine Vorerkrankung bestehen konnte. Inzwischen wird sie nur noch eingesetzt, wenn eine Gefährdung durch Tuberkulosekranke zu erwarten ist. Aus den erläuterten Gründen wird sie von der STIKO seit vielen Jahren **nicht** mehr **allgemein empfohlen**.

An der **Impfstelle** bildet sich ein **Primäraffekt**, der gemeinsam mit den **regionalen Lymphknoten** zum **Primärkomplex** wird. Die Lokalreaktion kann sehr heftig sein. Die Lymphknoten können einschmelzen (ca. 1% der Impflinge). Weitere Nebenwirkungen sind möglich. Eine Diagnostik in späteren Jahren wird entscheidend behindert. Trotz Aktivierung der spezifischen Immunabwehr ist der wirkliche **Schutz** sehr **unvollkommen**. Mindestens jeder Zweite erkrankt bei Tuberkulosekontakt trotz Impfung.

Wird in späteren Jahren ein Infizierter, der z. B. einen abgekapselten, ruhenden Herd (Primärkomplex) in der Lunge hat, geimpft, kann die spezifische Stimulierung des Immunsystems dazu führen, dass dieser Herd aktiviert wird und eine klinische Tuberkulose bis hin zur Miliartuberkulose entsteht.

**ACHTUNG**

Die **BCG-Impfung** ohne **vorherige gewissenhafte Diagnostik** gilt als Kunstfehler.

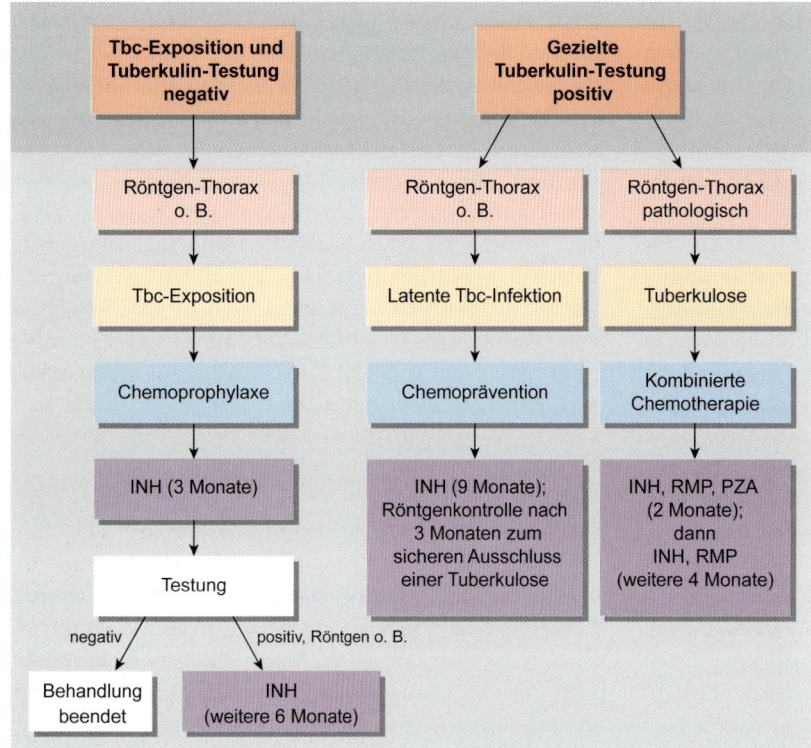

**Abb. 1.37** Diagnostik und Therapie der Tuberkulose. INH = Isoniazid, RMP = Rifampicin, PZA = Pyrazinamid.

Inzwischen ist ein neuer Impfstoff mit deutlich verbesserter Wirksamkeit in der Entwicklung, allerdings noch nicht auf dem Markt (2010).

## Therapie

Die Therapie wird heute auch bei offener Tuberkulose ambulant durchgeführt, soweit der Patient zu einer guten Mitarbeit bereit ist. Tuberkelbakterien werden gegen Antibiotika sehr schnell resistent. Man führt deshalb die Therapie als **Kombination aus 2–3** verschiedenen **Antibiotika** (**Isoniazid, Rifampicin, Ethambutol** oder **Pyrazinamid**) über mindestens ½ **Jahr** durch ( > Abb. 1.37), bis bei wiederholten Kontrollen kein Erregernachweis mehr gelingt. Die Heilungsrate liegt bei 95%, sofern es sich nicht um eine multiresistente Tuberkulose handelt (Anteil weltweit > 5%, in Deutschland 3%).

### ACHTUNG

Homöopathisches **Silicea** kann ruhende Tuberkuloseherde aktivieren, sodass es bei diesen Menschen **kontraindiziert** ist. Auch **Hitze** führt zu Aktivierungen, weshalb heiße Bäder zu vermeiden sind. Patienten mit **Hauttuberkulose** sollten die **Sonne** mit Vorsicht genießen.

## Meldepflicht

Meldepflicht besteht nach den §§ 6 und 7 IfSG nur bei **nachgewiesener aktiver Tuberkulose,** und zwar auch dann, wenn der bakteriologische Nachweis nicht gelungen ist. Zusätzlich sind nach § 6 (nur vom behandelnden **Arzt**) dem Gesundheitsamt Patienten zu **melden**, die die **Behandlung verweigern oder abbrechen**. Die Meldepflicht nach § 6 gilt auch für den Heilpraktiker, obwohl sie mit diesem Bezug nicht den geringsten Sinn ergibt, weil sie entgegen sämtlichen weiteren Erkrankungen des § 6 nicht bei Verdacht, sondern erst bei zumindest klinisch erbrachtem **Nachweis** („Erkrankung und Tod") gültig wird. Den Nachweis allerdings darf der Heilpraktiker genau deswegen gar nicht führen, weil die Erkrankung meldepflichtig ist. Da beißt sich die Katze in den Schwanz. Außerdem ist der Tuberkulin-Test verschreibungspflichtig.

### Zusammenfassung

**Tuberkulose:** verursacht durch **Mycobacterium tuberculosis** und **Mycobacterium bovis**
- **Übertragungswege:**
  - Tröpfcheninfektion (Lungen-Tbc)
  - Rohmilch
  - Hautkontakt
- **Inkubationszeit:** 4–6 Wochen
- Organtuberkulose: in jedem Organ als primäre oder sekundäre Tuberkulose möglich, am häufigsten in der Lunge
- **Symptome:**
  - mehrheitlich inapparent, Ausheilung ohne Therapie in 90% der Fälle
  - subfebrile Temperaturen, hohes Fieber bei der Miliartuberkulose und tuberkulöser Meningitis
  - Nachtschweiß
  - Inappetenz mit Gewichtsabnahme
  - chronischer Husten, evtl. mit Hämoptyse

– bei Pleuritis bzw. Pleuraschwielen Schmerzen und Behinderung der Atmung
– Erythema nodosum
– Kopfschmerzen und Übelkeit bei tuberkulöser Meningitis
– Bauchschmerzen, Aszites, akutes Abdomen bei abdomineller Tbc
– Knochenschmerzen mit umschriebenen Schwellungen bei Knochen-Tbc
– Hämaturie bei Tbc der Harnwege
- **Diagnostik:**
  – Röntgen (Lunge, Knochen)
  – Suche nach Tuberkelbakterien (Sputum, Bronchialsekret, Magensaft, Stuhl, Urin, Liquor), evtl. Pleurapunktion
  – Tuberkulin-Test
- **Therapie:** ambulante Therapie mit 2–3 Antibiotika über mindestens 6 Monate, zunehmende Resistenzentwicklung
- **Impfung:** Lebendimpfung BCG (von der STIKO nicht empfohlen)
- **Meldepflicht:** nach den §§ 6 und 7 IfSG bei nachgewiesener aktiver Tuberkulose, auch wenn der bakteriologische Nachweis nicht gelungen ist
- **Behandlungsverbot:** ja

## 1.10.2 Lepra

Die Lepra (Lepra = Aussatz), eine der ältesten Infektionskrankheiten, wird durch **Mycobacterium leprae** verursacht. Die Krankheit kommt nur beim **Menschen** vor, sodass eine Infektion in der Regel durch Kontakt mit Leprakranken erfolgt, zumeist nur durch **direkten Hautkontakt**. Auch erregerhaltiges Nasensekret (→ **Schmierinfektion** oder **Tröpfcheninfektion**) oder die **Muttermilch** kommen in Frage. Der Kontagionsindex wird als sehr gering eingeschätzt (0,05–0,1).

Die Erkrankung kommt inzwischen nur noch in den **6 Ländern** Brasilien, Indien, Madagaskar, Mosambik, Myanmar und Nepal vor, wobei in Indien die meisten Erkrankten registriert werden. In Deutschland gibt es nur vereinzelte Fälle. In den vergangenen 20 Jahren wurden viele Millionen Leprakranke medikamentös ausgeheilt. 2005 kam es laut WHO zu 300.000 Neuerkrankungen. Ein Jahr zuvor waren es noch > 400.000. Der Bestand wird aktuell auf rund 2 Millionen Erkrankte geschätzt.

Die Eigenschaften dieser Mykobakterien ähneln denen der Tuberkulosebakterien. Auch sie vermehren sich in Makrophagen und verursachen Granulombildungen (**Leprome**). Dabei werden jedoch die **kühleren Gebiete des Körpers** bevorzugt, also der Bereich von **Haut**, **Schleimhaut** und **peripheren Nerven**, weil sich die Bakterien überwiegend nur in der Nähe ihres Temperaturoptimums von 33 °C vermehren. Innere Organe sind deswegen nicht oder höchstens in Spätstadien betroffen, sodass es bei den Erkrankten zu Verstümmelungen und Lähmungen, aber in der Regel nicht zum Tode kommt.

Die Inkubationszeit ist ungewöhnlich lang; sie liegt zwischen **6 Monaten und 8 Jahren** (fraglich sogar manchmal Jahrzehnte) und ist damit die längste Inkubationszeit überhaupt – gemeinsam mit AIDS und der Creutzfeldt-Jakob-Krankheit. Ursache ist eine Generationszeit von 13 Tagen – die längste aller medizinisch bedeutsamen Bakterien.

### Symptomatik

Überwiegend in der Haut von Gesicht, Ellbogen und Knie entwickeln sich **flächige** (tuberkuloide Lepra; ➤ Abb. 1.38a) oder **knotige** Infiltrate (lepromatöse Lepra; ➤ Abb. 1.38b). Aus dem Befall der Nerven resultieren zunächst Schmerzen (**Hyperästhesien**), später **Par-** und **Hypästhesien**, **Lähmungen** und **Muskelatrophien.**

### Diagnostik

Die Diagnose erfolgt aus **Abstrichen** – z. B. aus geschwürig zerfallenen Knoten oder aus der Nasenschleimhaut. Tierversuche sind erforderlich, weil die Bakterien nicht auf Nährböden wachsen.

### Therapie

Während die Therapie bis vor 15 Jahren wenig erfolgversprechend und langwierig war, steht seither eine sehr erfolgreiche

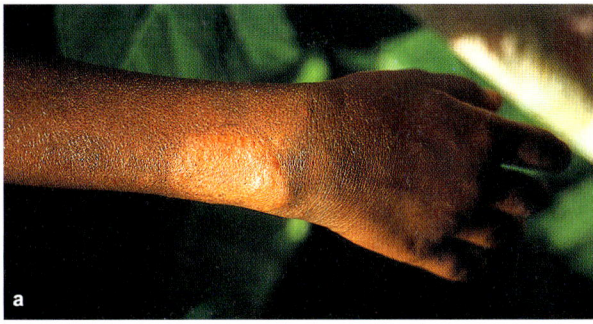

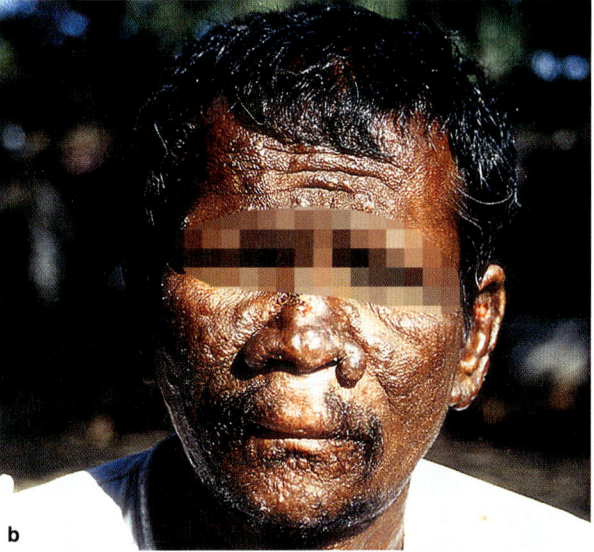

**Abb. 1.38 a** Tuberkuloide Lepra. **b** Lepromatöse Lepra. [5]

**Dreierkombination** aus **Rifampicin**, **Dapson** und **Clofazimin** zur Verfügung, die innerhalb von 2 Jahren in aller Regel zur **vollständigen Heilung** führt.

## Impfung und Meldepflicht

Eine **Lebendimpfung** ist inzwischen erhältlich. **Meldepflicht** besteht nach § 7 IfSG.

---

**Zusammenfassung**

**Lepra:** verursacht durch **Mycobacterium leprae**
- **Übertragungswege:**
  - Hautkontakt
  - Nasensekret
  - Muttermilch
- **Inkubationszeit:** 6 Monate bis 8 Jahre
- **Kontagionsindex:** 0,05–0,1
- **Symptome:**
  - flächige oder knotige Hautinfiltrate
  - Parästhesien, Schmerzen
  - Lähmungen mit Muskelatrophien
- **Diagnostik:**
  - Abstriche aus Hautinfiltraten oder der Nasenschleimhaut
  - Tierversuche (kein Wachstum auf der Agar-Platte)
- **Therapie:** antibakterielle Chemotherapie (Dreierkombination) über 2 Jahre
- **Impfung:** Lebendimpfung (bei Bedarf)
- **Meldepflicht:** nach § 7 IfSG
- **Behandlungsverbot:** ja

## 1.11 Spirochäten

Spirochäten (**Treponemen**, **Borrelien** und **Leptospiren**) sind lange und sehr dünne, **schraubenartig gewundene** Bakterien. Als weitere Besonderheit weisen sie über der eigentlichen gramnegativen Zellmembran eine zweite Umhüllung auf. Zwischen den beiden Membranen befinden sich in Längsrichtung der Zelle dünne kontraktile Fäden, durch deren Kontraktionen sich die Bakterien **schlangenförmig bewegen** können.

Einige Spirochäten gehören zur physiologischen Flora der Schleimhäute. Sie haben mit Ausnahme der Angina Plaut-Vincenti (➤ 1.2.2) keine pathologische Bedeutung, vereiteln aber den mikroskopischen Nachweis pathogener Arten, weil sie von diesen nicht zu unterscheiden sind.

## 1.11.1 Syphilis (Lues)

Die Syphilis (= Lues) gehört zu den sog. **klassischen Geschlechtskrankheiten**. Verursacht wird sie durch **Treponema pallidum**. Der Keim kommt nur beim **Menschen** vor. Für die Übertragung kommt ausschließlich ein **direkter (sexueller)**

**Körperkontakt** oder auch (theoretisch) eine Bluttransfusion in Frage, weil der Erreger äußerst empfindlich gegen äußere Einflüsse ist. Die Syphilis ist weltweit verbreitet, allerdings seit vielen Jahren in stetigem Rückgang begriffen. In Deutschland gibt es inzwischen nur noch etwa 2.000 Neuerkrankungen pro Jahr.

Entsprechend Typhus und Tuberkulose ist auch die Lues eine **chronische, zyklisch verlaufende** Infektionskrankheit. Ebenfalls entsprechend den Mykobakterien genügt teilweise bereits eine **einzige Spirochäte** für das Angehen der Infektion, wobei dann allerdings der Kontagionsindex von etwa 0,9 auf deutlich weniger als 0,5 absinkt. Zumeist werden mehrere Hundert Treponemen übertragen.

Die Erreger vermehren sich im Bereich der Infektionspforte mit einer **Generationszeit** von **1–2 Tagen**. Damit vermehren sie sich nach den Lepra-Mykobakterien von allen pathogenen Bakterien am langsamsten. Trotzdem lassen sich bereits wenige Stunden nach der Infektion Treponemen im **Blut** nachweisen, sodass in der Regel im Rahmen der Übertragung eine systemische Aussaat erfolgt, noch ehe lokale Symptome erscheinen.

## Symptomatik

### Stadium I

Erst nach einer Inkubationszeit von durchschnittlich **3 Wochen** (im Extrem bis zu 3 Monaten), wenn zumindest mehrere Millionen Treponemen entstanden sind, bildet sich der lokale **Primäraffekt** (Primärläsion), der sog. **harte Schanker** (= **Ulcus durum**; ➤ Abb. 1.39) im Gegensatz zum weichen Schanker (= Ulcus molle, verursacht durch Haemophilus ducreyi; ➤ 1.21.2). Dabei handelt es sich um ein rundlich-ovales, **derbes Geschwür** auf der genitalen oder oralen Schleimhaut, das erstaunlicherweise **keine Schmerzen** verursacht. Teilweise entsteht auch lediglich eine derbe **Papel** ohne nachfolgenden geschwürigen Zerfall.

In der Folge gelangen die Bakterien bis zu den **regionären Lymphknoten**, in denen sie etwa 2–3 Wochen nach dem Auftreten des Primäraffektes eine entzündliche Schwellung bewirken. Die derb vergrößerten Lymphknoten verursachen ebenfalls **keine Schmerzen** und sind auch **nicht miteinander ver-**

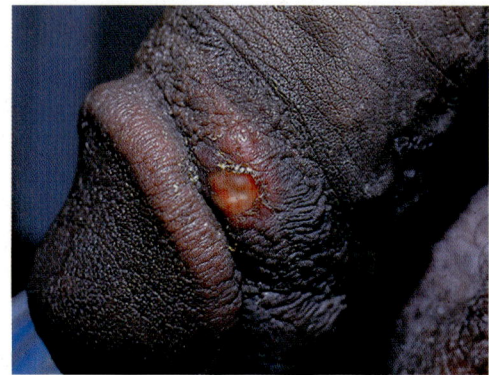

**Abb. 1.39** Ulcus durum (harter Schanker) bei Syphilis. [18]

backen, wie dies sonst häufig zu beobachten ist. Entsprechend der Tuberkulose werden **Primäraffekt** und **Lymphknotenschwellung** gemeinsam als **Primärkomplex** bezeichnet. In den Lymphknoten lassen sich über Monate Treponemen nachweisen, während der harte Schanker bereits nach 2–6 Wochen unter Narbenbildung abgeheilt ist. Dieser erste apparente Zeitraum der Erkrankung wird als Stadium I bezeichnet.

### Stadium II

Wochen oder Monate oder auch mehr als 1 Jahr nach der Infektion (durchschnittlich nach **2–3 Monaten**) beginnt das Stadium II der Erkrankung. Die Treponemen haben sich bis dahin v. a. im Bereich von Haut und Schleimhäuten sowie generalisiert im Lymphsystem vermehrt und zeigen nun im Bereich der Haut Erscheinungen, die **jedes dermatologische Krankheitsbild imitieren** können und deshalb nur sehr schwer zu diagnostizieren sind. Die Effloreszenzen der Syphilis werden ganz pauschal als **Syphilide** bezeichnet (> Abb. 1.40). Sie können, eventuell rezidivierend, im Stadium II, aber auch noch im Stadium III erscheinen.

Neben den Syphiliden sieht man im Stadium II **Allgemeinsymptome** mit Fieber, Kopf- und Gliederschmerzen sowie generalisierten (schmerzlosen) **Lymphknotenschwellungen**, die sich ebenfalls wieder zurückbilden. Möglich (selten) ist in diesem Stadium auch der Befall weiterer Organe (Periostitis, Meningoenzephalitis, Iritis, Arteriitis, Hepatitis mit Ikterus).

Entsprechend dem harten Geschwür des Primärstadiums klingen auch die Hauterscheinungen des Sekundärstadiums nach wenigen Wochen wieder ab. Rezidive dieses Stadiums sind jedoch bei fehlender Therapie jederzeit möglich. Auch die **Kontagiosität** besteht weiterhin, z. B. aus **nässenden Syphiliden**.

Häufig findet man treponemenreiche, teilweise nässende **Condylomata lata** (breite Kondylome; > Abb. 1.42) an den genitalen oder analen Schleimhäuten oder auf feuchten Hautbezirken (Leiste, Axillen), die nicht mit den viralen Condylomata acuminata (spitze Kondylome; > Abb. 1.43) verwechselt werden dürfen. Letztere werden durch Warzen-Viren (HPV = **h**umane **P**apillomaviren) verursacht (> Fach Dermatologie).

Die **Stadien I und II** werden zur **Frühsyphilis** zusammengefasst und der Spätsyphilis gegenübergestellt. Die **symptomlosen Zeiten** zwischen den Stadien I und II sowie zwischen Früh- und Spätsyphilis werden als **Latenzphasen** bezeichnet.

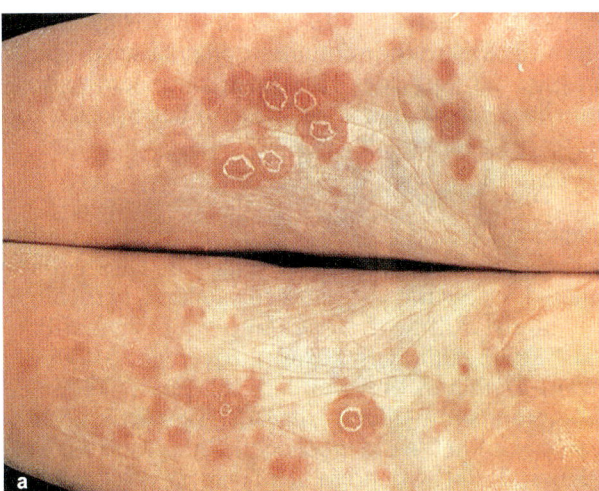

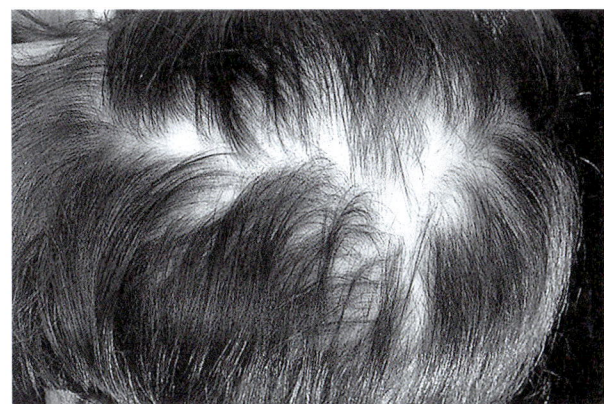

**Abb. 1.41** Haarausfall bei Syphilis („wie von Motten zerfressen"). [9]

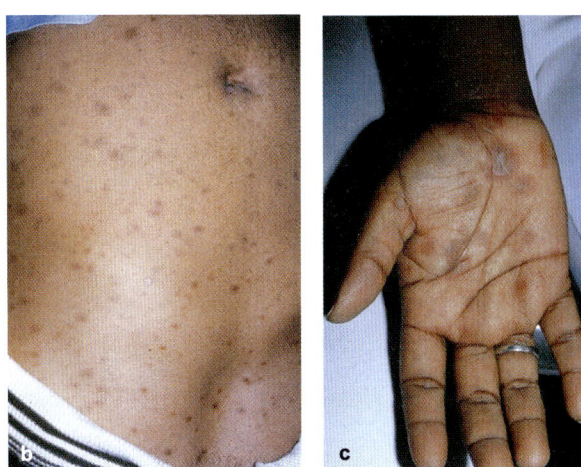

**Abb. 1.40 a**, **b**, **c** Syphilide. a [9], b, c [18]

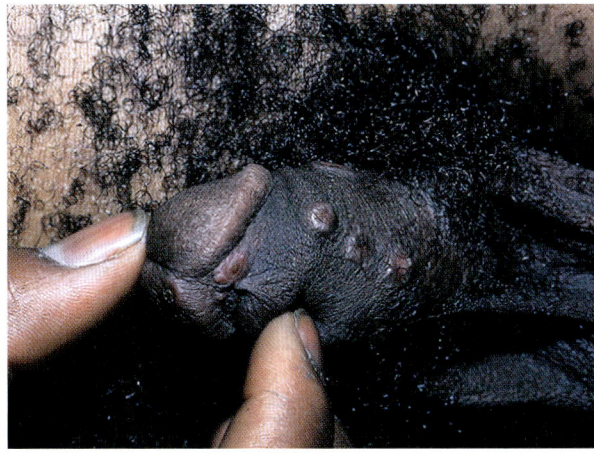

**Abb. 1.42** Condylomata lata bei Syphilis. [18]

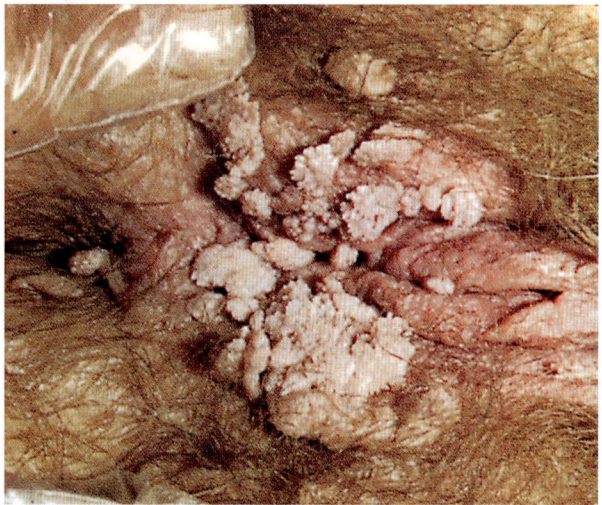

**Abb. 1.43** Condylomata acuminata durch humane Papillomaviren (HPV). [19]

**Stadium III**

Jahre oder Jahrzehnte (zumeist **5 Jahre** nach der Infektion) beginnt dann schließlich in ⅓ der unbehandelten Fälle das **Tertiärstadium** (**Spätsyphilis**; ➤ Abb. 1.44). Patienten im Tertiärstadium gelten als **nicht kontagiös**. Entsprechend Mykobakterien und Typhus-Salmonellen entstehen u. a. in Haut, Schleimhaut und Knochen Granulome (**Syphilome**, sog. **Gummen**), in denen sich lebende Treponemen befinden, in denen sie aber angeblich zuverlässig gefangen gehalten werden. Weitere Veränderungen zeigen sich in großen Gefäßen (wegen einer **Arteriitis** der Vasa vasorum) sowie in **Gehirn** und **Rückenmark** (= Tabes dorsalis). Die Arteriitis der Aorta (**Mesaortitis luica**) entsteht rund 30 Jahre nach der Infektion und führt zu **Aortenaneurysmen**, die rupturieren können.

Die **Neurosyphilis** als **Tabes dorsalis** („Rückenmarkschwindsucht" mit Gangataxie, Parästhesien, Blasenstörungen, Augenmuskellähmungen usw.) oder sogar generalisierten Lähmungen (**Paralyse**) ist insgesamt selten (2–3%). Bei der Mehrzahl der Patienten mit Neurosyphilis zeigt sich das **Argyll-Robertson-Phänomen** (abgeschwächte Reaktion der Pupillen auf Lichteinfall bei vollständig erhaltener Konvergenzreaktion).

In **60–70%** der Fälle verbleibt die Syphilis in der **Latenzphase**; das Stadium III wird nicht erreicht. Die Ursache dafür liegt in der Aktivität des T-Zellsystems, das die weitere Aussaat der

Erreger verhindert, auch wenn dieselben in der Regel überleben.

## Diagnostik

Treponema pallidum kann bis heute nicht auf künstlichen Nährböden gezüchtet werden, sodass man auf seine Vermehrung in Tieren angewiesen ist. Seine Länge beträgt 10–15 (– 20 μm), doch ist es mit 0,2–0,3 μm derart schlank, dass es sich im Mikroskop nur im **Dunkelfeld** oder mittels **Spezialfärbungen** darstellen lässt. Dieser direkte Erregernachweis kann aus dem Primäraffekt oder aus Lymphknotenpunktaten versucht werden.

Der übliche Nachweis erfolgt überwiegend **serologisch** – u. a. mit dem **TPHA-Test** (**T**reponema-**p**allidum-**H**ämagglutinationstest) oder dem **FTA-Test** (**F**luoreszenz-**T**reponemen-**A**ntikörpertest). Die BSG ist in den ersten beiden Stadien mäßig beschleunigt.

## Therapie

Die Therapie erfolgt mit **Penicillin**, wobei es während einer besonders treponemenreichen Phase in den **Stadien I und II** zur **Jarisch-Herxheimer-Reaktion** kommen kann. Diese Reaktion kann bei allen Spirochätenerkrankungen beobachtet werden, also auch (selten) bei Erkrankungen durch Borrelien und Leptospiren. Durch den praktisch gleichzeitigen Zerfall zahlreicher Spirochäten mit entsprechendem Anfall als Toxine wirkender Bakterienbestandteile (v. a. **Endotoxine** aus der gramnegativen Zellwand) entwickelt sich ein **hohes Fieber** mit **Kopf-** und **Muskelschmerzen**, eine **Verstärkung der Exantheme** und evtl. eine **Kreislaufdekompensation** bis hin zum **septischen Schock**. Penicillin wurde deshalb früher bei Spirochätenerkrankungen, ganz im Gegensatz zu üblichen Gepflogenheiten, **einschleichend** verabfolgt. Erfolgversprechender ist allerdings die zusätzliche Gabe von **Glukokortikoiden**, wodurch eine derartige Symptomatik abgefangen werden kann.

## Meldepflicht

Die **Meldung** nach § 7 IfSG erfolgt **ohne Namensnennung**. Die Syphilis ist die letzte der ehemaligen „großen Geschlechtskrankheiten", die nach dem IfSG auch weiterhin einer Meldepflicht unterliegt.

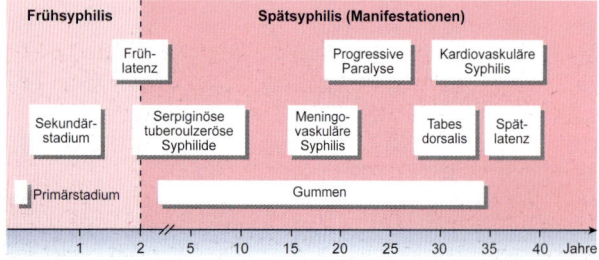

**Abb. 1.44** Stadien der Syphilis.

---

**Zusammenfassung**

**Syphilis:** verursacht durch **Treponema pallidum**
- **Übertragungswege:**
  – sexuelle Kontakte
  – Bluttransfusionen (selten)
- **Inkubationszeit:** ca. 3 Wochen (Stadium I)
- **Kontagionsindex:** bis zu 0,9
- Einteilung:
  – Frühsyphilis: Stadium I und II
  – Spätsyphilis: Stadium III

- **Stadium I:**
  - schmerzloses, genitales Geschwür (harter Schanker) oder Papel (selten)
  - schmerzlose Schwellung der Leistenlymphknoten
- **Stadium II:**
  - Beginn nach 2–3 Monaten
  - Fieber, Krankheitsgefühl, Kopfschmerzen
  - generalisierte Lymphknotenschwellungen
  - rezidivierende Syphilide einschließlich Condylomata lata und Haarausfall (➤ Abb. 1.41)
  - manchmal Organbeteiligungen: Pleuritis, Hepatitis mit Ikterus, Augenbeteiligung, Periostitis, Meningoenzephalitis
- **Stadium III:**
  - Beginn nach 5 Jahren (nur ⅓ der Fälle)
  - ulzerierende Gummen (Granulome) an Haut, Schleimhaut und Knochen
  - eventuell (selten) Neurosyphilis mit Tabes dorsalis: Parästhesien, Lähmungen bis hin zur Paralyse, Gangataxie, Argyll-Robertson-Phänomen
  - nach 30 Jahren (selten): Mesaortitis luica mit Aortenaneurysma
- **Diagnostik:**
  - direkter Erregernachweis (Abstrich, Blut, Liquor)
  - Serologie: TPHA-Test, FTA-Test
- **Therapie:** Penicillin, anfangs zusätzlich Glukokortikoide wegen der Gefahr einer Jarisch-Herxheimer-Reaktion
- **Impfung:** keine
- **Meldepflicht:** nichtnamentliche Meldung nach § 7 IfSG
- **Behandlungsverbot:** ja

## 1.11.2 Lues connata

Treponemen sind **plazentagängig**, infizieren also v. a. in der zweiten Schwangerschaftshälfte das ungeborene Kind, wenn die Mutter nicht behandelt wird. Es kommt zum **Abort** oder zur **Lues connata**.

### Symptomatik

Das Frühstadium zeigt in erster Linie **Hauterscheinungen** einschließlich eines **blutig-eitrigen Schnupfens**. Im Spätstadium, das dem Tertiärstadium des Erwachsenen entspricht, kommt es bei den Kindern neben einer **Sattelnase** (Gummen des Na-

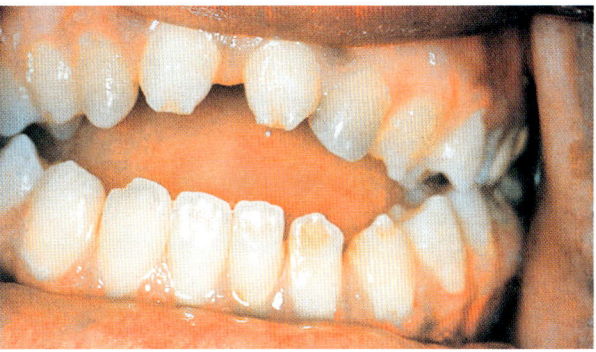

**Abb. 1.46** Hutchinson-Zähne („so breit wie lang") bei Lues connata. [28]

senseptums), Verbiegungen an der Tibia (**Säbelscheidentibia** – auch bei Rachitis; ➤ Abb. 1.45), Hepatosplenomegalie, Anämie und Lähmungen zur **Hutchinson-Trias**. Dazu zählen:

- Augenveränderungen (Keratitis) bis hin zur Erblindung
- Innenohrschwerhörigkeit
- tonnenförmige Schneidezähne („so breit wie lang"; ➤ Abb. 1.46) mit halbmondförmigen Einbuchtungen, wobei besonders die oberen mittleren Schneidezähne betroffen sind.

## 1.11.3 Lyme-Borreliose

Bei der Lyme-Borreliose handelt es sich um eine Erkrankung, die erstmals 1976 in den USA in der Ortschaft Lyme entdeckt worden ist und entsprechend benannt wurde. Die Borrelien selbst erkannte man sogar erst im Jahre 1982. Inzwischen (2010) rechnet man in Deutschland mit bis zu 100.000 Erkrankungsfällen pro Jahr und einer **Durchseuchungsrate** von annähernd **10%**.

Die Spirochäte **Borrelia burgdorferi** ist der Verursacher der Erkrankung. Das gramnegative Bakterium wird durch den Stich von **Schildzecken** (Ixodes ricinus = gemeiner Holzbock), sehr selten auch einmal durch andere Vektoren (z. B. Pferdebremsen) übertragen. Für die Übertragung der Erkrankung bedarf es also eines **Vektors**. Eine Ansteckung an erkrankten Menschen ist nicht möglich.

### Schildzecke (Ixodes ricinus)

Zecken (➤ Abb. 1.47) gehören zu den Gliederfüßern (Arthropoden) und hier zur Klasse der Spinnentiere (Ordnung Milben). Sie sind mit **Beißwerkzeugen** und einem **Saugrüssel**

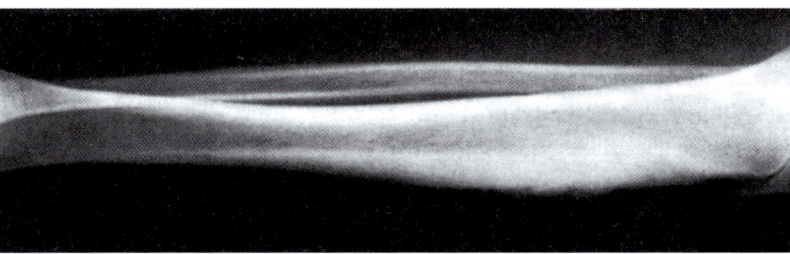

**Abb. 1.45** Säbelscheidentibia bei Lues connata. [27]

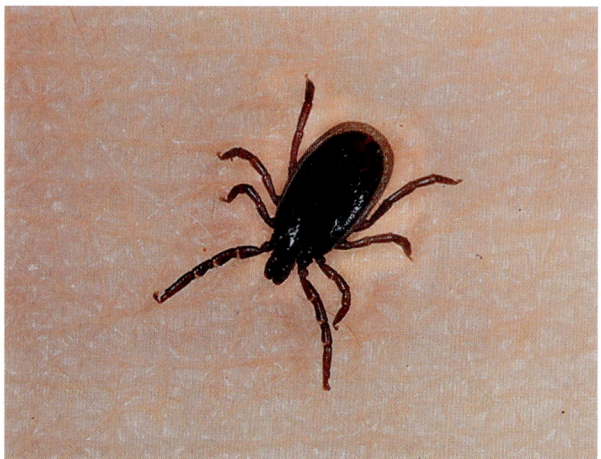

**Abb. 1.47** Schildzecke [15]

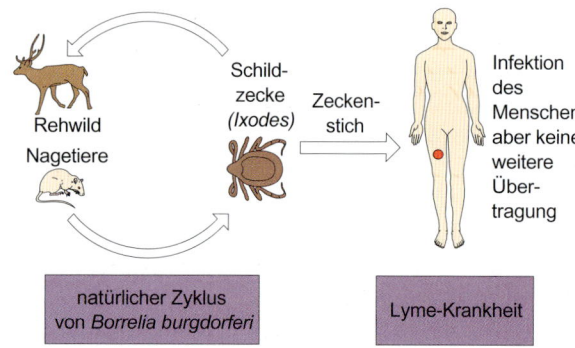

**Abb. 1.48** Übertragungsweg der Lyme-Borreliose. [39]

ausgestattet. **Weibliche Zecken** ernähren sich ausschließlich vom **Blut** warmblütiger Tiere, wobei sie länger als 1 Jahr auf eine Mahlzeit warten können. Die genügsamen Männchen trinken Fruchtnektar.

Zecken leben am Boden, im Unterholz, im Gebüsch – z. B. am Rand von Mischwäldern – oder krabbeln auf Grashalme oder niedrig hängende Zweige bis zu einer Höhe von maximal **1 m**. Dort warten sie auf ihre „Opfer" und lassen sich im Vorübergehen abstreifen, indem sie sich mit ihren Vorderbeinen an ihnen festkrallen. An diesem vordersten Beinpaar befindet sich das Hallersche Organ, mit dem die blinden Zecken neben $CO_2$ und Wärme auch die im Schweiß enthaltene Buttersäure wahrnehmen können. Anschließend suchen sie nach einer geeigneten Stelle, um dort ihre Blutmahlzeit zu beginnen. Dabei krabbeln sie, sofern der Mensch betroffen ist, durch kleinste Kleidungslücken und legen teilweise lange Wege zurück, bis sie eine Stelle mit **weicher und warmer Haut** gefunden haben. Am häufigsten findet man sie dann an den **Beinen**, in der **Leiste**, im Bereich der **Axilla** oder im **Nacken**.

### Entwicklung der Zecken

Erwachsene (adulte) Zecken werden zwischen **2 mm** (Männchen) und gut **4 mm** groß (Weibchen). Sie weisen 8 Beine auf. Am Kopf befindet sich ein mit Widerhaken versehener **Saugrüssel**, mit dem sie sich außerordentlich fest in der Haut verankern.

Bis zum adulten Stadium durchlaufen sie verschiedene Entwicklungsstadien, wobei dafür insgesamt **2–3 Jahre** vergehen können. Aus den vom Weibchen im Herbst im Bodenbereich gelegten bis zu 10.000 **Eiern** schlüpfen im Frühjahr (bei Temperaturen > 7 °C) die **Larven**, etwa 0,5 mm kleine, noch 6-beinige Stadien. Die Weibchen sterben nach der Eiablage. Die **Wirtstiere** der Larven sind kleine **Säugetiere** wie Mäuse oder Igel ( ➤ Abb. 1.48).

Nach der Blutmahlzeit der weiblichen Stadien (es ist bei Larven, Nymphen und adulten Zecken jeweils nur eine einzige erforderlich) häuten sich die Larven in den folgenden Wochen und werden zu etwa 1–1,5 mm großen **Nymphen**. Die Nym-

phen überwintern im Boden und entwickeln sich im darauf folgenden Frühjahr, im Anschluss an die wiederum notwendige Blutmahlzeit, zu **adulten** (erwachsenen) **Zecken**. Auch den weiblichen Nymphen dienen Kleinsäuger als natürliche Wirtstiere, doch können Larven wie Nymphen auch den Menschen befallen. Ein vollgesogenes adultes Weibchen erreicht eine Größe von 1–1,2 cm und ein Gewicht bis zum 200-fachen ihres Ausgangsgewichtes.

### Durchseuchung mit Borrelien

Längst nicht alle Zecken sind im deutschsprachigen Raum von Borrelien infiziert. Da dies aber prinzipiell überall möglich ist, erübrigt sich, im Gegensatz zur möglichen Übertragung des FSME-Virus, die Erstellung von Endemiekarten. Etliche Gegenden sind aber nur wenig betroffen. Dagegen gibt es in **Süddeutschland**, **Österreich** und angrenzenden Gebieten Durchseuchungsraten von bis zu 50% oder darüber hinaus. Dabei gilt, dass der Befall von den Larven (< 5%) über die Nymphen (10%) bis hin zu den adulten Zecken erheblich zunimmt. Von den wenigen infizierten **Larven** geht allerdings **keine Gefahr** aus, denn sie sind nur befallen, weil sie ihre Blutmahlzeit bereits hinter sich gebracht haben.

> **MERKE**
>
> Mitteleuropäische Zecken beherbergen außer den Borrelien weitere Erreger, neben Ehrlichia-Rickettsien auch das **FSME-Virus** ( ➤ 2.17), das die **F**rüh**s**ommer-**M**eningo**e**nzephalitis auslöst. FSME und Borreliose haben nichts miteinander zu tun.

### Krankheitsentstehung

Der Biss, bei dem die Zecke mit ihren Beißwerkzeugen den nachfolgenden Stich ihres Saugrüssels vorbereitet, ist völlig **schmerzlos,** weil sie mit ihrem Speichel anästhesierende Substanzen in die Wunde abgibt. Die Zecke wird grundsätzlich gar nicht oder per Zufall entdeckt, wenn sie sich nach mehreren Tagen vollgesaugt hat und entsprechend groß geworden ist. Aus diesem Grunde entsteht die Lyme-Krankheit häufig (> 50%) **ohne erinnerlichen Zeckenstich**.

Die Borrelien gelangen in den Stichkanal und vermehren sich zunächst **lokal**. Dies geschieht allerdings praktisch nie am ersten Tag des Zeckenstiches, und auch eher selten am 2. Tag. Sofern man also die Zecke **innerhalb der ersten 24 Stunden** zügig und **ohne Manipulationen** durch Quetschen oder Bestreichen mit Fett, Uhu o.ä. **entfernt**, kann man sich vor einer Übertragung der Borrelien recht sicher fühlen.

Die Borrelien befinden sich im Magen-Darm-Trakt der Zecke. Sie gelangen also entweder mit den Ausscheidungen der Zecke (frühestens am 2. Tag) oder dadurch in den Stichkanal, dass sich die Zecke im Todeskampf (durch Bestreichen mit Fett, Uhu o.ä.) oder durch Quetschen mit den Fingern erbricht. Allerdings erscheinen die Bakterien im Verlauf der Blutmahlzeit (ab dem 2. Tag) teilweise auch im Speichel.

Idealerweise wird die Zecke also **direkt über der Haut** mit einer Zeckenzange oder feinen Splitterpinzette gefasst und **unter Zug** (Zugrichtung nach hinten, also entgegen der Stichrichtung) und leichten Drehbewegungen **zügig herausgehebelt**. Die manchmal gehörte Frage, ob man nun nach rechts oder links drehen soll, ist sinnlos: Der Saugrüssel enthält kein Gewinde. Die Wunde sollte anschließend desinfiziert werden. Reißt der Kopf ab und bleibt in der Haut stecken, ist dies unproblematisch. Falls er nicht von selbst abfällt, kann er von einem Therapeuten entfernt werden.

### MERKE
In der **Schwangerschaft** ist eine **Übertragung** der Borrelien auf das Kind, entsprechend der Mehrzahl systemischer Infektionen, grundsätzlich **möglich**.

### Symptomatik

### Stadium I
Sind Borrelien übertragen worden (durchschnittlich in 3–6% aller Zeckenstiche), kommt es nach einigen Tagen, oft aber auch erst nach etlichen Wochen (Inkubationszeit **3–33 Tage**), zu einer Rötung der Haut, dem **Erythema (chronicum) migrans** (Wanderröte; ➤ Abb. 1.49), das sich kreisförmig ausbreitet und auch brennen oder jucken kann. Gleichzeitig entstehen teilweise **grippeähnliche Symptome** mit Kopf- und Gliederschmerzen, Müdigkeit, Konjunktivitis und even-

tuell Fieber. Das Erythem erscheint bei seiner Ausbreitung oft randständig betont, blasst also zentral ähnlich einer Tinea ab.

Dieses Erythema (chronicum) migrans wird gemeinsam mit den grippeartigen Symptomen als Stadium I bezeichnet.

### MERKE
Eine lokale Rötung am ersten oder zweiten Tag nach dem Zeckenstich ist kein Hinweis auf die erfolgte Übertragung von Borrelien, sondern entspricht einer Lokalreaktion auf den Stich.

Das Erythem muss im Übrigen nicht auftreten. Bei etwa **25%** aller Infektionen **fehlt es**. Es kann dann eine **serologische** Diagnostik versucht werden, wobei aber IgM-Antikörper erst nach 4–8 Wochen nachgewiesen werden können, IgG sogar erst nach mehreren Monaten. Insgesamt ist der Zeitraum des Erythems und damit das Stadium I in 50% der Fälle seronegativ.

### Stadium II
Borrelien können eine Vielzahl von Geweben und Organen infizieren, besitzen aber aufgrund verschiedener Rezeptoren der Gewebe eine besondere Affinität zu **Haut**, **Gelenken**, **Herz**, **Muskulatur** sowie peripherem und zentralem **Nervengewebe** (➤ Abb. 1.50). Es kommt deshalb einige Wochen später, das Erythema migrans kann noch bestehen oder bereits abgeklungen sein, im Stadium II zu wandernden **Arthralgien** und **Muskelschmerzen**, teilweise auch zu einer **Meningitis**, **Polyneuritis** oder **Myokarditis** und **Perikarditis** mit Tachyarrhythmien oder auch zu einem AV-Block (8% der Fälle). Häufig sieht man

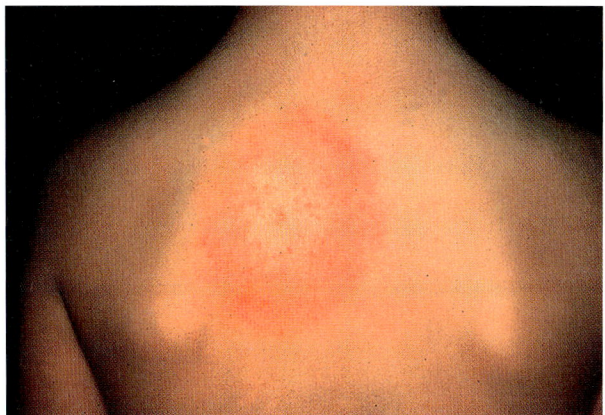

**Abb. 1.49** Erythema chronicum migrans nach Zeckenstich. [18]

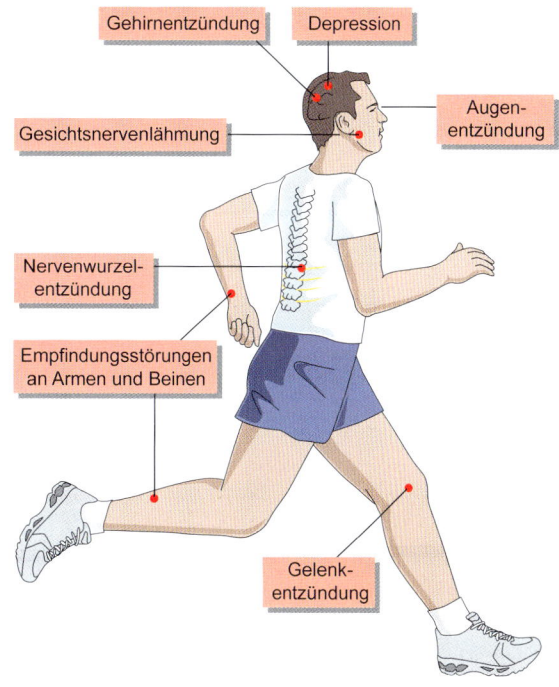

Gehirnentzündung

Depression

Gesichtsnervenlähmung

Augenentzündung

Nervenwurzelentzündung

Empfindungsstörungen an Armen und Beinen

Gelenkentzündung

**Abb. 1.50** Symptome des Stadiums II der Lyme-Borreliose.

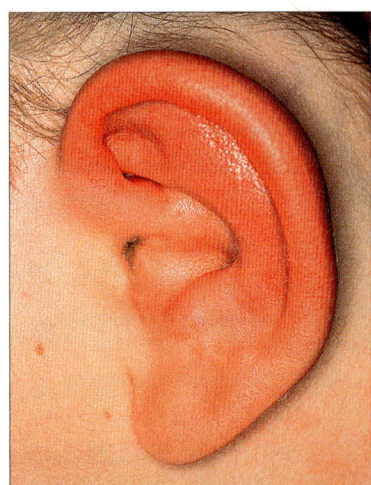

**Abb. 1.51** Lymphadenosis cutis benigna bei Lyme-Borreliose. [44]

eine chronische Müdigkeit, **Lethargie** und **Depressionen**, **Scheitelkopfschmerz** sowie einen massiven **Nachtschweiß**. Seltener findet man Lymphknotenschwellungen oder eine Splenomegalie.

Ein weiteres, nur sporadisch erscheinendes Symptom des Stadiums II ist die **Lymphadenosis cutis benigna**, bei der vorwiegend an Mamillen, Ohrläppchen oder im Genitalbereich livide Infiltrate aus Lymphozytenansammlungen entstehen (➤ Abb. 1.51). Diese Tumoren bilden sich nach Wochen meist von selbst wieder zurück.

Arthralgien, Muskel- und Nervenschmerzen sind **wandernd** und auffallend **unspezifisch**. Sie erlauben keine Zuordnung, wenn man nicht an die Möglichkeit einer Borreliose denkt. Auffallend ist der manchmal besonders langwierige und schmerzhafte Verlauf mit Entzündung, **sensiblen Ausfällen** und teilweise auch **Lähmungen** sowohl peripherer als auch zentraler (Hirn-)Nerven, wodurch z.B. eine **Fazialisparese** (60% der Fälle) oder sogar **Hemiplegien** auftreten können. Diese langwierige **Meningoradikulitis** wird als **Bannwarth-Syndrom** bezeichnet.

## Stadium III

Nach etlichen Monaten oder (zumeist) Jahren kommt es in 60% der Fälle zum Stadium III mit Arthritis **(Lyme-Arthritis)** unter andauerndem oder schubweisem Befall einzelner oder weniger, zumeist großer Gelenke. Besonders häufig betroffen sind eines oder beide **Kniegelenke** (➤ Abb. 1.52), in abnehmender Häufigkeit auch einmal Sprung-, Ellbogen-, Finger-, Zehen- oder Handgelenke.

Daneben können (selten) eine Enzephalomyelitis (= **Neuroborreliose**) mit Para- oder Tetraplegie oder die **Acrodermatitis chronica atrophicans** (➤ Fach Dermatologie) entstehen. Die Symptome der Neuroborreliose erinnern zum Teil an die Symptome einer multiplen Sklerose einschließlich Spastik, Paresen und Blasendysfunktion.

## Diagnostik

Borrelien werden bis zu 30 μm lang, aber nur 0,2–0,25 μm dick, sodass sie mikroskopisch im Allgemeinen nur in der höchsten Auflösung und im **Dunkelfeld** erkannt werden können. In der Kultur wachsen sie sehr langsam über mehrere Wochen und auf Spezialnährböden. Diese Nachweismöglichkeiten sind allerdings für den medizinischen Alltag nicht relevant, weil die Bakterien in den Körperflüssigkeiten ohnehin kaum zu finden wären. Man beschränkt sich daher meist auf eine **serologische Diagnostik** und versucht den direkten Erregernachweis bzw. Nachweis über PCR (Polymerase-Kettenreaktion) nur in Einzelfällen aus Liquor oder Gelenkpunktaten.

Die serologische Diagnostik war in früheren Jahren äußerst unzuverlässig. Selbst heute, wo eine große Anzahl von gut definierten Antikörpern (IgM und IgG) sowie Borrelien-Antigenen zur Verfügung steht, lässt sich lediglich die Mehrzahl der Infektionen – immer noch nicht alle – serologisch wahrscheinlich machen. Die jeweiligen Befunde werden dabei von den Laboratorien interpretiert und entsprechende Empfehlungen hinsichtlich des weiteren Procedere ausgesprochen. Allerdings kommt es erst **4–8 Wochen** nach der Infektion zur **Serokonversion**, sodass bei Patienten ohne deutliches Erythema migrans kein schneller Nachweis möglich ist. Dies liegt v. a. daran, dass das Immunsystem erst reagiert, wenn die Borrelien im Anschluss an die Lokalreaktion (in geringen Zahlen) über den Blutweg zu streuen beginnen.

Natürlich kann man die Zecke selbst im Labor auf Borrelienbefall hin untersuchen lassen (35 €), doch weiß man da-

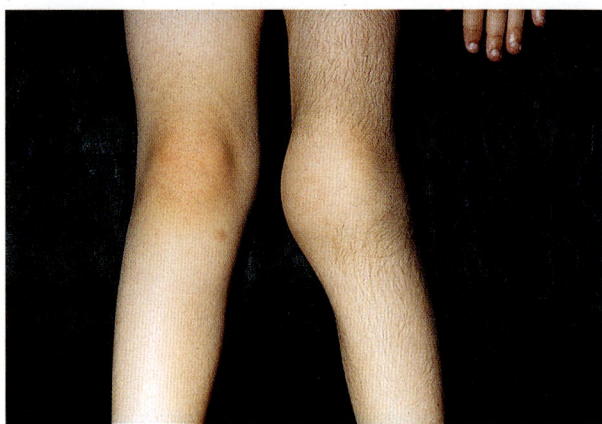

**Abb. 1.52** Lyme-Arthritis im linken Kniegelenk. [37]

durch letztendlich immer noch nicht, ob eine Übertragung stattgefunden hat. Immerhin heilt aber die Mehrzahl der Borrelieninfektionen im Stadium I auch ohne Therapie von alleine wieder aus. Allerdings gibt es auch Forscher, die dies in Frage stellen.

## Therapie

Die Therapie erfolgt durch **Antibiotika** – im Stadium I bevorzugt oral mit **Doxycyclin** oder **Amoxicillin** über 3 Wochen, ab dem Stadium II mit **Cephalosporinen** i.v. über 3 Wochen, wobei eine tatsächliche Ausheilung aber spätestens im Stadium III schwierig bis unmöglich wird – wohl v.a. deswegen, weil die Borrelien teilweise intrazellulär überleben. Selbst im Stadium II gelingt die Ausheilung in weniger als 90% der Fälle. Umso wichtiger ist die **Prophylaxe** – z.B. mit Repellents (Autan® u.a.) und geschlossener, heller Kleidung, auf der man die Zecken besser sieht, bzw. das Absuchen des Körpers im Anschluss an einen Aufenthalt an Waldrändern oder im Bereich von Gebüschen.

Eine **Jarisch-Herxheimer-Reaktion** (➤ 1.11.1) zu Beginn der antibiotischen Therapie ist möglich (sehr selten). Eine prophylaktische Antibiotikatherapie nach einem Zeckenstich wird nicht empfohlen, könnte aber von Arzt und Patienten durchaus erwogen werden.

## Impfung

Die Entwicklung eines wirksamen Impfstoffes machte wegen mehrerer Subtypen (mindestens 7) von Borrelia burgdorferi lange Jahre große Probleme. Inzwischen ist ein Impfstoff über die ersten Versuchsstadien hinausgelangt, sodass **eventuell** in den nächsten Jahren mit der Markteinführung zu rechnen ist. Eine durchgemachte Borreliose hinterlässt **keine ausreichende Immunität**. Neuinfektionen sind dadurch jederzeit möglich. Dies muss auch hinsichtlich der Schutzwirkung einer möglichen Impfung gelten.

## Meldepflicht

Nach dem IfSG gibt es **keine** Meldepflicht und kein Behandlungsverbot für Heilpraktiker.

---

**Zusammenfassung**

**Lyme-Borreliose:** verursacht durch **Borrelia burgdorferi**
- **Übertragungswege:** ausschließlich über Vektoren (in Mitteleuropa meist Ixodes ricinus)
- **Inkubationszeit:** 3–33 Tage
- **Kontagionsindex:** 0,05
- **Symptome:**
  - Stadium I
    - Erythema migrans (Wanderröte) in etwa ¾ der Fälle
    - grippeartige Symptome (teilweise)
  - Stadium II:
    - Beginn nach wenigen Wochen
    - Polyradikulitis mit wandernden Schmerzen in Muskeln und Gelenken, sensiblen Ausfällen und peripheren Nervenlähmungen (z.B. Fazialisparese)
    - Perikarditis und Myokarditis mit Arrhythmien
    - Meningitis mit Lähmungen, Müdigkeit, Lethargie und schweren Depressionen
    - Scheitelkopfschmerz, Nachtschweiß
    - Lymphknotenschwellungen, Splenomegalie
    - Lymphadenosis cutis benigna
  - Stadium III:
    - Beginn nach Jahren (in 60% der Fälle)
    - Arthritis als Mon- oder Oligoarthritis
    - Neuroborreliose = Enzephalomyelitis (spastische Lähmungen, Blasendysfunktion)
    - Acrodermatitis chronica atrophicans Herxheimer
- **Diagnostik:**
  - im Stadium I klinischer Aspekt
  - ab Stadium II serologische Diagnostik (nicht immer zuverlässig)
- **Therapie:** Antibiotika (3 Wochen), ab Stadium II i.v., im Stadium III unwirksam
- **Impfung:** keine
- **Meldepflicht:** nein
- **Behandlungsverbot:** nein

## 1.11.4 Rückfallfieber

Diese Erkrankung kommt **in Deutschland nicht mehr** vor, doch ist sie in Nordafrika einschließlich Ägypten, Ostindien und Nordamerika (selten) noch endemisch, sodass sich Reisende infizieren können. Ausgelöst wird das Rückfallfieber durch **Borrelia recurrentis**. Übertragen werden die Borrelien durch **Zecken** und **Läuse** (➤ Abb. 1.53).

## Symptomatik

Die Erreger werden im Zuge einer massiven Bakteriämie in praktisch alle Organe verteilt. Nach einer Inkubationszeit von **4–7 Tagen** kommt es zu **hohem Fieber** und starken **Kopfschmerzen** (ähnlich wie bei Ornithose und Q-Fieber) sowie Kräfteverfall. Eine **Hepatosplenomegalie**, eventuell mit leichtem Ikterus, ist häufig. Eine **Myokarditis** kann den Tod verursachen. Möglich sind auch **Iritis**, **Nephritis**, **Pneumonie** (mit Hämoptyse) oder eine **Meningitis** mit Lähmungen (z.B. Fazialisparese).

Das Fieber hält etwa 5 Tage an und wird dann von einer fieberfreien Phase von ca. 1 Woche abgelöst. Danach kommt es erneut zu hohem Fieber, dem wiederum eine fieberfreie Phase folgt (➤ Abb. 1.54). Bis zu 10 weitere Rezidive können folgen (→ Rückfallfieber).

Die Ursache für das **fieberfreie Intervall** besteht darin, dass das Immunsystem über spezifische **Antikörper gegen Membranbestandteile** der Borrelien die Erreger aus dem Blut elimi-

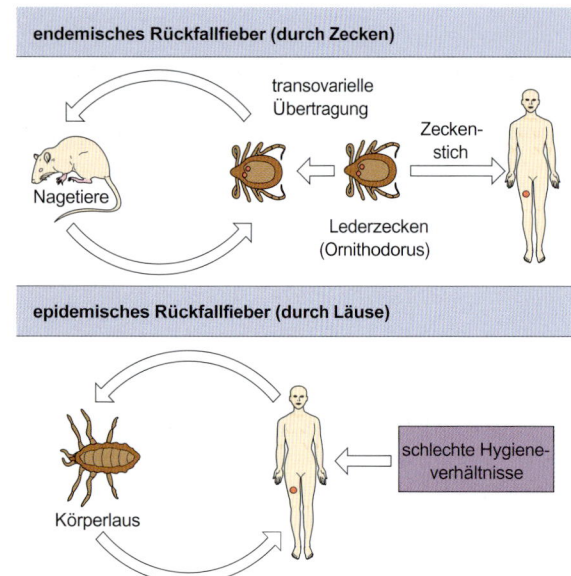

endemisches Rückfallfieber (durch Zecken)

transovarielle
Übertragung

Zecken-
stich

Nagetiere

Lederzecken
(Ornithodorus)

epidemisches Rückfallfieber (durch Läuse)

schlechte Hygiene-
verhältnisse

Körperlaus

**Abb. 1.53** Übertragungswege des Rückfallfiebers. [39]

niert. Diese Oberflächenantigene unterliegen aber einem schnellen Wechsel, sodass nach neuerlicher Bakteriämie erst wieder Antikörper gegen diese veränderten Membranantigene gebildet werden müssen. Dieses Spiel setzt sich über etliche Wochen fort, bis das Immunsystem die Oberhand behält oder der Patient an der Myokarditis oder anderen Komplikationen verstorben ist.

## Diagnostik

Die Diagnose wird durch **direkten Nachweis** der Borrelien aus dem Blut versucht.

## Therapie

Die Therapie erfolgt antibiotisch mit **Penicillin** oder **Doxycyclin**, wobei begleitend wegen einer möglichen **Jarisch-Herxhei-**

mer-Reaktion ( ➤ 1.11.1) **Glukokortikoide** gegeben werden sollten.

Entsprechend dem laufenden Antigenwandel der Borrelien erfolgt **keine Immunisierung** gegen eine neuerliche Ansteckung. Es kann aus diesem Grunde auch **keinen Impfstoff** geben.

## Meldepflicht

Im Gegensatz zu Borrelia burgdorferi besteht **Meldepflicht** nach § 7 IfSG.

---

**Zusammenfassung**

**Rückfallfieber:** verursacht durch **Borrelia recurrentis**
- **Übertragungswege:** Vektoren (Zecken und Läuse)
- **Inkubationszeit:** 4–7 Tage
- **Symptome:**
  – hohes Fieber über 5 Tage
  – wiederholte Rezidive nach fieberfreien Phasen
  – Beteiligung sämtlicher Organe möglich – z. B. Myokarditis, Pneumonie, Nephritis, Hepatitis, Meningitis mit Lähmungen
- **Diagnostik:** Versuch des direkten Erregernachweises, keine Serologie möglich
- **Therapie:** Antibiotika, anfangs begleitet von Glukokortikoiden (wegen möglicher Jarisch-Herxheimer-Reaktion)
- **Impfung:** keine
- **Meldepflicht:** nach § 7 IfSG
- **Behandlungsverbot:** ja

## 1.11.5 Weil-Krankheit

Der Morbus Weil (= Leptospirose Weil) stellt eine **Zoonose** dar und wird durch **Leptospira interrogans** verursacht. Diese Spirochäte ist bei einer Vielzahl von Tieren endemisch – u. a. bei Ratten, Rindern, Schweinen und Hunden, bei denen sie in der Niere lebenslang persistieren kann. Die Tiere scheiden die

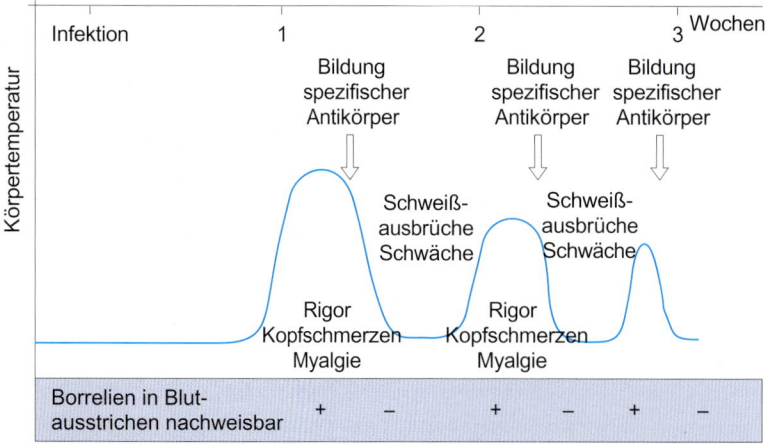

**Abb. 1.54** Fieberverlauf bei Rückfallfieber. [39]

Leptospiren mit dem Urin aus, sodass die Infektion durch **kontaminiertes Wasser** oder beim **direkten Kontakt** mit Tierurin erfolgt. Es sind also z. B. Tierärzte oder Tierpfleger besonders gefährdet, doch entstehen in Deutschland weniger als 100 Erkrankungsfälle pro Jahr (Stand 2010).

Leptospira interrogans dringt über **kleinste Hautverletzungen**, nach verbreiteter Lehrmeinung sogar über die unverletzte Haut (ansonsten nur noch durch Francisellen möglich; ➤ 1.19) in den Körper. Bei oraler Aufnahme von kontaminiertem Wasser gelangen die Keime über den Gastrointestinaltrakt ins Blut.

## Symptomatik

Nach einer Inkubationszeit von **1–2 Wochen** entstehen **grippeähnliche Symptome** mit Fieber, Schüttelfrost und Gliederschmerzen. **Kopfschmerzen** deuten auf den begleitenden Meningismus hin. Während dieser Phase sind die Leptospiren im Blut nachzuweisen (Bakteriämie), doch wird wegen der scheinbar typischen Grippesymptome nur selten an einen Morbus Weil gedacht. Auffallend neben dem teilweise hohen Fieber ist lediglich eine analog zu Typhus, Ornithose und Brucellose bestehende **relative Bradykardie**.

Nach vorübergehendem Fieberabfall kommt es etwa zu Beginn der zweiten Woche erneut zum Fieberanstieg (**zweigipfliger Fieberverlauf**) und zur Beteiligung der typischen Zielorgane Niere, Leber und ZNS (➤ Abb. 1.55). Es entstehen eine **Nephritis**, eine **Meningitis** und eine **Hepatitis** mit Ikterus. Teilweise sieht man **Einblutungen** in die Haut (Purpura oder Ekchymose). Die **Letalität** beträgt trotz Therapie bis zu **10%.**

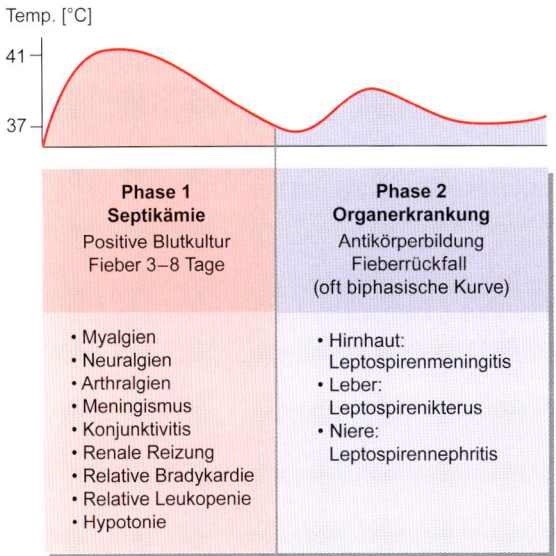

**Abb. 1.55** Zweiphasiger Fieberverlauf mit Zuordnung der betroffenen Organe beim Morbus Weil.

## Therapie

Die antibiotische Therapie mittels **Penicillin** oder **Doxycyclin** muss frühzeitig einsetzen, wobei es wie bei den anderen Spirochäten-Erkrankungen zur **Jarisch-Herxheimer-Reaktion** (➤ 1.11.1) kommen kann.

## Meldepflicht

Meldepflicht **besteht** nach § 7 IfSG.

**Zusammenfassung**
**Morbus Weil** (Leptospirose Weil): verursacht durch **Leptospira interrogans**
- **Übertragungswege:**
  – Tierurin
  – kontaminiertes Trinkwasser
- **Inkubationszeit:** 1–2 Wochen
- **Symptome:**
  – grippeartige Symptome mit hohem Fieber, relative Bradykardie (1. Phase)
  – biphasischer Fieberverlauf: Nephritis, Meningitis, Hepatitis, Einblutungen (2. Phase)
- **Diagnostik:**
  – Serologie
  – direkte Anzucht aus Blut, Urin oder Liquor
- **Therapie:** Antibiotika
- **Impfung:** keine
- **Meldepflicht:** nach § 7 IfSG
- **Behandlungsverbot:** ja

# 1.12 Chlamydien

Chlamydien sind **obligat intrazelluläre** Bakterien. Sie lassen sich daher auch nicht auf Nährböden, sondern nur in lebenden Zellkulturen vermehren. Es handelt sich um sehr kleine, mit einem Durchmesser von 0,2–0,3 μm im Lichtmikroskop kaum noch darstellbare, runde Bakterien. Die Zellwand entspricht derjenigen gramnegativer Bakterien. Weil sie kein ATP synthetisieren können, sind sie auf Wirtszellen angewiesen.

Nach der Infektion einer Wirtszelle bilden sie im Zuge ihrer Vermehrung sog. **Initial- bzw. Einschlusskörperchen** – große Vakuolen, in denen hunderte oder tausende Bakterien enthalten sein können. Diese Vakuolen können bestehen bleiben und so eine latente Infektion unterhalten; sie können aber auch rupturieren und die Chlamydien, die in dieser Form historisch bedingt als **Elementarkörperchen** bezeichnet werden, freisetzen, sodass in der Folge benachbarte Zellen infiziert werden (➤ Abb. 1.56).

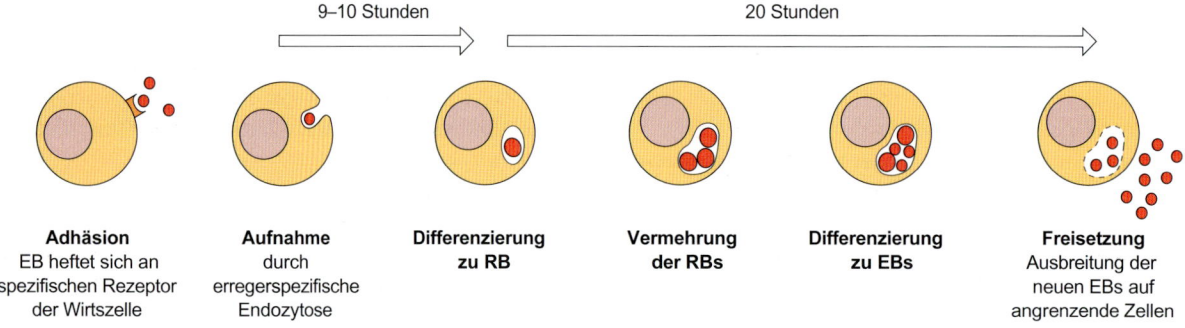

9–10 Stunden                    20 Stunden

| **Adhäsion** | **Aufnahme** | **Differenzierung** | **Vermehrung** | **Differenzierung** | **Freisetzung** |
|---|---|---|---|---|---|
| EB heftet sich an spezifischen Rezeptor der Wirtszelle | durch erregerspezifische Endozytose | **zu RB** | **der RBs** | **zu EBs** | Ausbreitung der neuen EBs auf angrenzende Zellen |

**Abb. 1.56** Lebenszyklus der Chlamydien. EB = Elementarkörperchen, RB = Initialkörperchen (engl. reticulate body). [39]

## Subtypen

Drei verwandte Arten sind klinisch von Bedeutung (➤ Abb. 1.57):

- **Chlamydia trachomatis** mit verschiedenen Serotypen: Die Serotypen A–C sind in Afrika, Indien und China, teilweise auch in Europa (Italien) endemisch und führen dort zum **Trachom**. Die mit den Buchstaben D–K belegten Serotypen sind auch in den westlichen Ländern weit verbreitet und verursachen lokale **Infektionen** im **Urogenitalbereich** und am **Auge**. Der Serotyp L schließlich ist im Wesentlichen in Afrika und Südostasien endemisch und löst dort eine der vier ehemaligen „großen Geschlechtskrankheiten" aus, das **Lymphogranuloma venereum**.
- **Chlamydia psittaci**: ist der Erreger der **Ornithose** (= Psittakose)
- **Chlamydia pneumoniae**: löst häufig **Atemwegserkrankungen** bis hin zur Pneumonie aus.

**M E R K E**

Chlamydien sind grundsätzlich **nicht meldepflichtig**. Die einzige **Ausnahme** stellt **Chlamydia psittaci** dar (§ 7 IfSG).

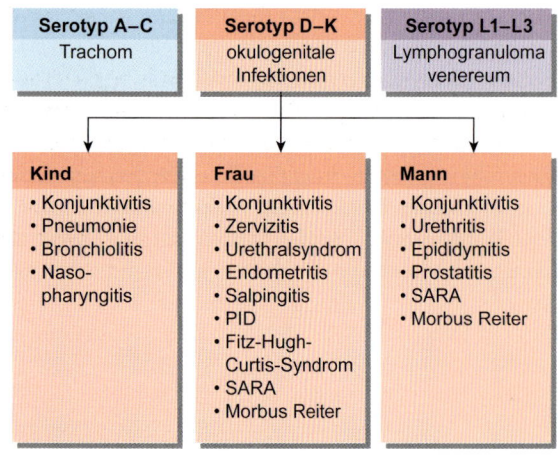

| **Serotyp A–C** Trachom | **Serotyp D–K** okulogenitale Infektionen | **Serotyp L1–L3** Lymphogranuloma venereum |
|---|---|---|
| **Kind** • Konjunktivitis • Pneumonie • Bronchiolitis • Naso-pharyngitis | **Frau** • Konjunktivitis • Zervizitis • Urethralsyndrom • Endometritis • Salpingitis • PID • Fitz-Hugh-Curtis-Syndrom • SARA • Morbus Reiter | **Mann** • Konjunktivitis • Urethritis • Epididymitis • Prostatitis • SARA • Morbus Reiter |

**Abb. 1.57** Serotypen von Chlamydia trachomatis.

## 1.12.1 Erkrankungen durch Chlamydia trachomatis

### Trachom

Das Trachom wird auch **Keratokonjunktivitis** oder **ägyptische Körnerkrankheit** genannt. Die Übertragung der **Serotypen A–C** erfolgt durch **Schmierinfektion**. Nach einer Inkubationszeit von **6–10 Tagen** kommt es akut zu einer granulomatösen Entzündung. Die Keratokonjunktivitis greift in einem langsamen Prozess auf die Kornea über und führt über eine Pannusbildung, Gefäßeinsprossungen und Vernarbungen bis zur **Erblindung** (➤ Abb. 1.58). Mehr als 100 Millionen Menschen sind weltweit davon betroffen; zumindest 6 Millionen sind vollständig erblindet. Das Trachom ist, gemeinsam mit der Katarakt, die weltweit häufigste Ursache einer Erblindung (in Deutschland: Diabetes mellitus).

Die Therapie erfolgt mit lokal und/oder systemisch verabfolgten **Antibiotika.** Die Prognose ist nur bei frühzeitigem Therapiebeginn günstig.

**Zusammenfassung**

**Trachom:** verursacht durch **Chlamydia trachomatis**
- **Übertragungswege:** Schmierinfektion
- **Inkubationszeit:** 6–10 Tage
- **Symptome:** granulierende Keratokonjunktivitis mit Pannusbildung, die zur Erblindung führt
- **Therapie:** Antibiotika lokal und systemisch
- **Impfung:** keine
- **Meldepflicht:** nein
- **Behandlungsverbot:** nein

### Konjunktivitis

Die **Serotypen D–K** verursachen bei **Säuglingen**, die sich im **Geburtskanal** der Mutter angesteckt haben, eine Konjunktivitis (➤ Abb. 1.59), die zumeist gutartig verläuft. Dieselben Chlamydien können auch z.B. im **Schwimmbad** übertragen werden und führen dann in jedem Lebensalter zur sog.

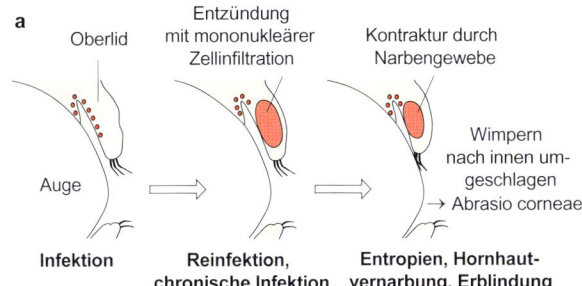

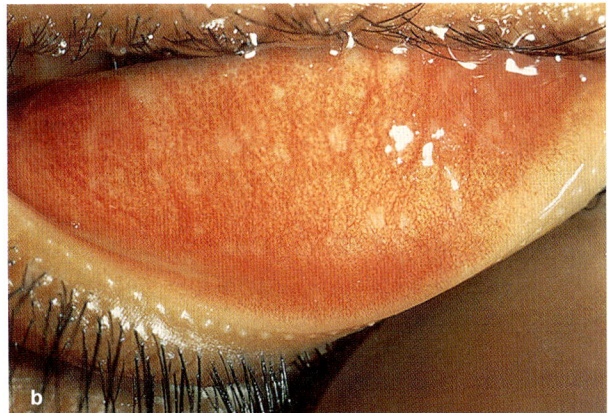

**Abb. 1.58** Chlamydia trachomatis und Erblindung. **a** Skizzierung der Pathogenese. **b** Durch Vernarbung der Hornhaut bildet sich ein länger anhaltendes Trachomkorn im Auge. a [39], b [12]

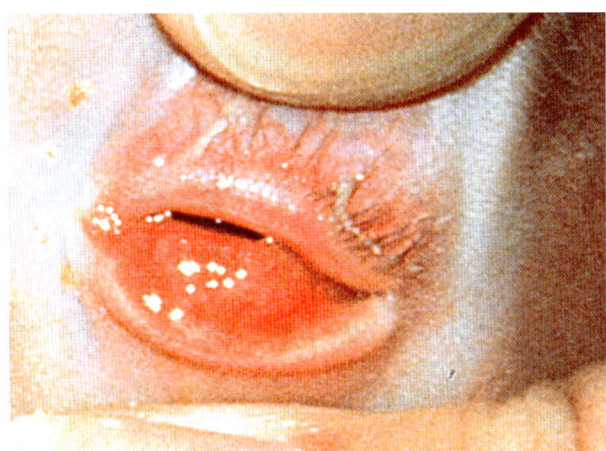

**Abb. 1.59** Häufigste Form einer Neugeborenenkonjunktivitis ist die Chlamydieninfektion. [51]

**Schwimmbadkonjunktivitis**. Sie heilt nach wenigen Monaten aus, kann aber im Einzelfall auch zu einem Bild führen, das vom Trachom nicht mehr zu unterscheiden ist.

Die Häufigkeit der Übertragung auf das Neugeborene bei bestehender Infektion der Mutter liegt nach offiziellen Schätzungen bei etwa 60%. Dabei kann es nicht nur zur Konjunktivitis kommen, sondern auch zur Übertragung der Bakterien in den Urogenitalbereich des Säuglings.

## Urogenitale Infektionen

Die zumindest in Mitteleuropa größte Bedeutung der **Serotypen D–K** hat die chronische Infektion der Schleimhäute des **Urogenitaltraktes**, wobei keine Bakteriämie entsteht, also auch **keine systemische Aussaat** in weitere Organe. Man rechnet in Deutschland mit rund 300.000 Infektionen/Jahr.

Die Infektion durch Chlamydien gilt als die weltweit, zumindest aber in den Industriestaaten **häufigste sexuell übertragene Infektion** des Menschen (übliche Abkürzung: STD = s**e**xually **t**ransmitted **d**iseases), wird aber nicht zu den ehemaligen Geschlechtskrankheiten gerechnet und ist auch nicht meldepflichtig. Für Heilpraktiker besteht allerdings ein **Behandlungsverbot** nach § 24 IfSG.

> **HINWEIS DES AUTORS**
> Eine weitere Infektionsmöglichkeit besteht für **weibliche Patienten** auch im **Schwimmbad**. Dieser Übertragungsweg ist häufig, wird aber von der vorherrschenden Medizin noch nicht zur Kenntnis genommen und sollte demnach in der Prüfung auch nicht vorgetragen werden.

### Symptomatik

Die Folgen der Infektion bestehen nach einer Inkubationszeit von zumeist **1–3 Wochen** (manchmal auch länger) in einer **Urethritis**, **Zystitis**, **Prostatitis** und ungemein häufig auch einer Entzündung der weiblichen Eileiter (**Salpingitis**, **Adnexitis**), die bei dem üblichen chronischen Verlauf zu Verklebungen und Verwachsungen führt und eine **Sterilität** oder **Eileiterschwangerschaft** zur Folge haben kann. Zumindest 15% aller erwachsenen Frauen beherbergen inzwischen Chlamydien.

Die akute Infektion kann mit den üblichen Symptomen einer jeden Adnexitis einhergehen: Einseitige **Unterbauchschmerzen**, **mäßiges Fieber** und **Fluor vaginalis**. Sie kann aber auch symptomarm oder sogar inapparent verlaufen, wobei dies v. a. für Patientinnen gilt, die ohnehin an chronischem Fluor vaginalis leiden. Hier gilt also das, was bereits bei der Infektion durch Gonokokken gesagt wurde (➤ 1.4.1).

Die **chronisch** gewordene Infektion verläuft regelhaft **symptomarm** mit nur geringem Fluor vaginalis und minimalen Schmerzen oder sogar **symptomlos** und wird anlässlich der üblichen Vorsorgeuntersuchungen so gut wie nie erkannt. Die übliche Aussage der Patientinnen, es sei beim Frauenarzt „alles in Ordnung gewesen", lässt Rückschlüsse auf die Sorgfalt des Gynäkologen, nicht aber auf die Chlamydieninfektion der Patientin zu.

## Diagnostik

Die Diagnostik der genitalen Chlamydieninfektion ist ungewöhnlich **schwierig**, sofern Hinweise wie die oftmals außerordentlich typische **Entzündung des Muttermundes** nicht beachtet und geringgradige Beschwerden oder die in Folge der parauterinen Verwachsungen entstehende **Dysmenorrhö** (Periodenschmerz) als normal angesehen werden. Eine Dysmenorrhö ist aber niemals normal. Auch die **Dyspareunie** (Schmerzen beim Verkehr) ist eine nicht so seltene Folge. In der Regel wird für diese Patientinnen eine psychosomatische Diagnose gestellt, die aus Partnerschaftsproblemen, Kindheitstraumata oder sexuellem Missbrauch resultieren soll.

Die **Abstrichdiagnostik** ist **unzuverlässig**. Der seit einigen Jahren zur Verfügung stehende, zuverlässige **PCR-Test** ist teuer und wird in der Chlamydien-Praxis so gut wie nie durchgeführt. Eine serologische Diagnostik existiert zwar, lässt aber keine klare Aussage über eine Infektion sowie deren Aktualität zu.

## Therapie

Die schulmedizinische Therapie ist genauso schwierig wie die Diagnose, wenn nicht sogar **unmöglich**. In der Schulmedizin galt noch bis Mitte der 1990er-Jahre eine 10-tägige antibiotische Therapie mit Doxycyclin als vollkommen ausreichend, wohingegen der Autor bereits bis zu 7 Wochen erfolglos antibiotisch therapierte. Einige Jahre später wurden dann längere Behandlungszyklen empfohlen. Inzwischen ist der Erkenntnisstand so weit gediehen, dass eine genitale, chronifizierte Chlamydieninfektion als **unheilbar** angesehen wird, gleichzeitig aber eine **antibiotische Langzeittherapie** über etliche **Monate** durchgeführt wird, um die Infektion wenigstens klein zu hal-

ten. Ursache dieser Therapieresistenz sind Ruheformen der intrazellulären Chlamydien, die dadurch für Antibiotika unangreifbar werden.

Der **Partner** ist stets **mitzubehandeln**, da isolierte Infektionen bei lediglich einem Partner nicht möglich sind. Dies erscheint dem Laien auf Anhieb klar und verständlich, nicht jedoch weiten Bereichen der Medizin, wo die Infektion der Frau, wenn sie denn erkannt wird, durch den Gynäkologen, und die Prostatitis des Mannes durch den Urologen behandelt wird – in der Regel ohne dass man den Partner miteinbeziehen würde.

**Zusammenfassung**

**Urogenitale Infektionen** (Adnexitis, Sterilität, Dysmenorrhö, Prostatitis, Reizblase, Enuresis nocturna): verursacht durch **Chlamydia trachomatis** (Hauptkeim)
- **Übertragungswege:**
  - Geburtskanal der Mutter
  - sexuelle Kontakte
- **Inkubationszeit:** 1–3 Wochen
- **Symptome:**
  - nach der Akutphase milde oder inapparente Infektionen
  - allerdings regelhaft Dysmenorrhö oder Dyspareunie, Reizblase, Sterilität bzw. Aborte
- **Diagnostik:**
  - PCR
  - „biologische" Testverfahren
- **Therapie:**
  - mit Antibiotika bei chronischen Infektionen keine Ausheilung möglich
  - Nosodenpräparate
- **Impfung:** keine
- **Meldepflicht:** nein
- **Behandlungsverbot:** nach § 24 IfSG

## Lymphogranuloma venereum

Das Lymphogranuloma venereum bzw. inguinale wird durch **Chlamydia trachomatis (Serotypen L** 1–3) verursacht – v.a. in Afrika, Asien und Südamerika. In Deutschland kommt es nur zu sporadischen, eingeschleppten Fällen. Die Erkrankung gehörte früher, gemeinsam mit Syphilis, Gonorrhö und Ulcus molle, zu den sog. Geschlechtskrankheiten.

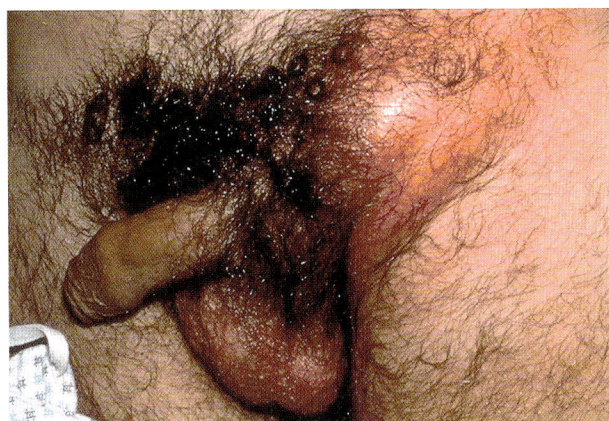

**Abb. 1.60** Entzündlich verdickte Leistenlymphknoten bei Lymphogranuloma venerum. [49]

## Symptomatik

Nach einer Inkubationszeit von **3–30 Tagen** kommt es neben **genitalen Papeln**, die ulzerieren können, zu entzündlich verdickten, eitrig einschmelzenden oder fistelnden **Leistenlymphknoten** ( ➤ Abb. 1.60). In der Folge entstehen teilweise **chronische Lymphödeme**.

## Diagnostik

Chlamydien wachsen als obligat intrazelluläre Bakterien nicht auf Agarplatten. Ihre Vermehrung kann jedoch in **Zellkulturen** erfolgen. Auch über **PCR** ist ein Nachweis möglich.

## Therapie

Die Therapie erfolgt **antibiotisch** und ist in Akutstadien in aller Regel erfolgreich. Teilweise kommt es auch spontan zur Ausheilung.

## Meldepflicht

Es besteht **keine Meldepflicht**, aber ein **Behandlungsverbot** nach § 24 IfSG.

---

**Zusammenfassung**

**Lymphogranuloma venerum (inguinale):** verursacht durch **Chlamydia trachomatis** (Serotypen L)
- **Übertragungswege:** sexuelle Kontakte
- **Inkubationszeit:** 3–30 Tage (meist 1–3 Wochen)
- **Symptome:**
    - genitale Papeln oder Ulzera
    - eiternde Leistenlymphknoten
    - Lymphödem
- **Diagnostik:**
    - Zellkultur
    - PCR
- **Therapie:** Antibiotika

- **Impfung:** keine
- **Meldepflicht:** nein
- **Behandlungsverbot:** nach § 24 IfSG

## 1.12.2 Erkrankungen durch Chlamydia pneumoniae

Chlamydia pneumoniae verursacht, v.a. bei Kindern, eine **Pneumonie**, die gemeinsam mit anderen Pneumonien, die durch intrazellulär lebende Erreger verursacht werden, als **interstitielle** oder **atypische** Pneumonie bezeichnet wird. Man schätzt den Anteil an allen ambulant erworbenen Pneumonien auf etwa 10%. Auch eine **Pharyngitis**, **Sinusitis** oder **Bronchitis** kann durch Chlamydia pneumoniae verursacht werden. Weil die Durchseuchung in Deutschland weitgehend vollständig ist, scheint die Mehrzahl der Infektionen inapparent oder sehr milde zu verlaufen.

In **arteriosklerotischen Plaques** der Herzkranzgefäße wird mit einiger Regelmäßigkeit Chlamydia pneumoniae nachgewiesen. Der Zusammenhang mit KHK und Herzinfarkt ist unklar, weil man nicht weiß, ob die Chlamydien an der Arteriosklerose ursächlich beteiligt sind oder erst sekundär in die Plaques einwandern. Letzteres ist wahrscheinlicher.

## Therapie

Die Therapie der Pneumonie erfolgt **antibiotisch** und ist im Akutstadium erfolgreich.

## 1.12.3 Erkrankungen durch Chlamydia psittaci: Ornithose

Die **Ornithose** bzw. **Psittakose** bzw. **Papageienkrankheit** wird durch Chlamydia psittaci verursacht. Ansteckungsquelle ist das erkrankte **Tier** (Papageien, Wellensittiche, Tauben, Puten – selten Hunde und Katzen). Eine Übertragung von Mensch zu Mensch ist rein theoretisch möglich und für Krankenhauspersonal beschrieben.

Die **infizierten Vögel** können gesund erscheinen oder auch Symptome wie gesträubte Federn, Appetitlosigkeit und Abmagerung zeigen. Manchmal sterben sie auch an der Infektion. Man kann die Chlamydien in den **Ausscheidungen** der Tiere, in ihren **Federn** und **Geweben** nachweisen. Ein recht kurzer Kontakt genügt zur Ansteckung. Am häufigsten aber erfolgt die Infektion aus dem **Staub von Vogelkäfigen** über die oberen Atemwege. In Deutschland kommt es lediglich noch zu etwa 20 gemeldeten Erkrankungen pro Jahr (Stand 2010).

## Symptomatik

Nach lokaler Vermehrung gelangen die Chlamydien im Zuge einer Bakteriämie in die Alveolen der **Lunge**, in **Leber** und

**Milz** sowie multiple weitere Organe einschließlich des **Herzens**. Die Inkubationszeit schwankt zwischen **1 und 3 Wochen**. Danach beginnt die Krankheit mit teilweise mäßigem, öfters aber mit **hohem Fieber** und **diffusen, quälenden Kopfschmerzen**. Fast immer besteht **Husten**, der zumeist unproduktiv ist und höchstens in späteren Stadien auch schleimig oder blutig wird. Ursache ist eine **interstitielle, atypische Pneumonie**, die im Gegensatz zur üblichen atypischen Pneumonie auch eine Alveolitis mit Schädigung der Alveolenwandung verursacht.

Häufig kommt es zu Vergrößerungen von Leber und Milz **(Hepatosplenomegalie)** sowie abdominellen Beschwerden mit **Obstipation**. Ebenfalls häufig bestehen **Nasenbluten** und eine **Lichtempfindlichkeit** der Augen. Relativ zum hohen Fieber ist der **Puls verlangsamt**. Mögliche und häufige Komplikationen sind eine **Myokarditis** oder **Enzephalitis**. Aus der Myokarditis resultiert nicht so selten ein Herzversagen.

### Diagnostik

Auskultatorisch ist häufig, entsprechend jeder interstitiellen Pneumonie, nichts Pathologisches zu hören, doch können im Zuge der Alveolitis mit entsprechendem Sekret in den Alveolen auch **feuchte Rasselgeräusche** auftreten. Im **Röntgenbild** erkennt man an diffusen, milchglasartigen oder fleckförmigen Verschattungen eine ausgeprägte beidseitige Pneumonie (➤ Abb. 1.61).

Die Diagnose kann **serologisch** gestellt werden, weil die Erreger im Rahmen ihrer Bakteriämie spezifische Immunglobu-

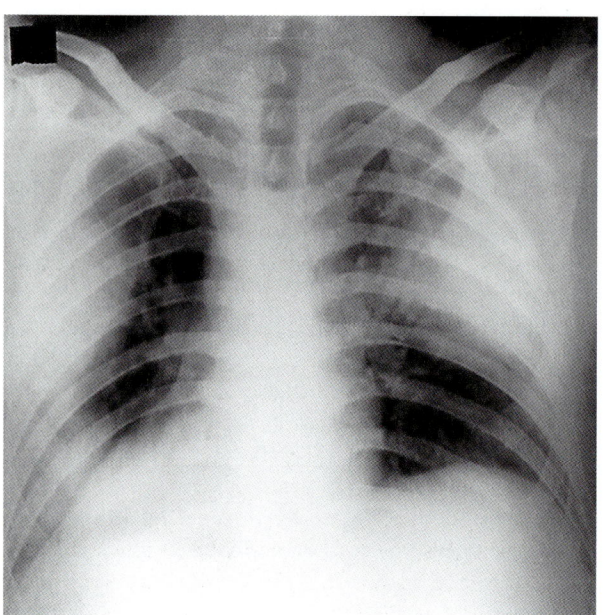

**Abb. 1.61** Ornithose (interstitielle Pneumonie). [9]

line erzeugen. Obligat intrazellulär lebende Erreger sind allerdings weder für Immunglobuline noch für Komplement erreichbar, sodass die Psittakose ohne Therapie extrem **chronisch** verläuft. Die **Letalität** beträgt dann **bis zu 50%**.

### Therapie

Die Therapie erfolgt durch das Antibiotikum **Doxycyclin**, doch scheint eine endgültige Ausheilung wie bei allen Chlamydien-Infektionen nur möglich, wenn die Behandlung zu einem Zeitpunkt einsetzt, wo sich noch keine Ruheformen der Chlamydien gebildet haben.

### Meldepflicht

Meldepflicht besteht nach § 7 IfSG bei **nachgewiesener** Erkrankung.

---

**Zusammenfassung**

**Ornithose:** verursacht durch **Chlamydia psittaci**
- **Übertragungswege:** inhalierter Staub (Vogelkäfige, bei Taubenzüchtern)
- **Inkubationszeit:** 1–3 Wochen
- **Symptome:**
  - hohes Fieber
  - quälende Kopfschmerzen
  - Husten bei atypischer Pneumonie
  - relative Bradykardie (Myokarditis)
  - Hepatosplenomegalie
  - Obstipation
  - Nasenbluten
- **Diagnostik:** Serologie
- **Therapie:** Antibiotika
- **Impfung:** keine
- **Meldepflicht:** nach § 7 IfSG
- **Behandlungsverbot:** ja

## 1.13 Rickettsien

Ähnlich wie Chlamydien sind auch Rickettsien sehr kleine (0,2–0,5 µm), gramnegative, **obligat intrazelluläre** Bakterien. Endemisch ist die Infektion bei zahlreichen Tieren, u. a. auch bei Zecken, Flöhen und Läusen, bei denen sich die Bakterien in den Epithelien des Darmes befinden (➤ Abb. 1.62). Die Erreger sind ungewöhnlich **resistent** gegenüber Umwelteinflüssen einschließlich der üblichen Desinfektionsmaßnahmen und können auch außerhalb von Wirtszellen jahrelang überleben. Die einzige europäische Erkrankung von Bedeutung ist das Q-Fieber.

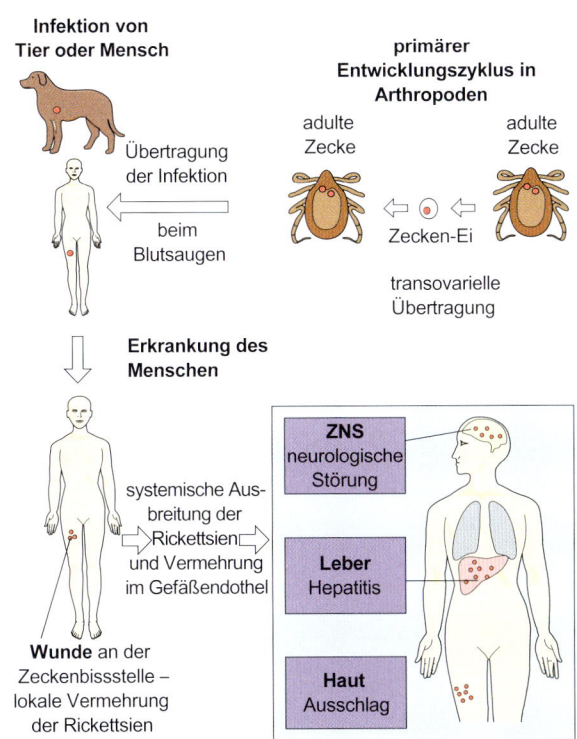

**Abb. 1.62** Pathogenese der Rickettsien-Infektionen. [39]

## 1.13.1 Q-Fieber

Der Erreger heißt **Coxiella burnetii**. Die Bakterien sind bei **Tieren** wie Rindern, Pferden, Hunden oder Schafen endemisch, sodass die Erkrankung überwiegend bei Menschen, die beruflich mit Tieren umgehen, auftritt (= Zoonose). In Deutschland kommt es zu etwa 200 Infektionen pro Jahr (Stand 2010) – häufig in der Form kleiner Epidemien.

Die Übertragung erfolgt in der Regel durch die Inhalation von **erregerhaltigem Staub** (aus getrockneten Ausscheidungen) – manchmal auch im weiteren Umkreis infizierter Tierherden – oder durch **direkten Kontakt** zu infizierten Tieren. Die Tiere erscheinen meist gesund. Selten kommt es zur Infektion durch kontaminierte **Rohmilch** oder **Rohmilchkäse** bzw. an kontaminierter Kleidung. Eine **diaplazentare Übertragung** mit nachfolgendem Abort oder einer Frühgeburt ist möglich.

### Symptomatik

Nach einer Inkubationszeit von **2–3 Wochen** beginnt die Erkrankung ähnlich wie die Ornithose akut mit **hohem Fieber**, **Kopf-** und **Muskelschmerzen** und Lungeninfiltraten. Neben der atypischen **Pneumonie** kommt es in manchen Fällen zu einer **Hepatitis**, **Enzephalitis** oder **Myokarditis** mit **relativer Bradykardie**. Bei 1% der Patienten entsteht eine chronische Infektion, evtl. mit Endokarditis und Befall einer meist vorgeschädigten Klappe.

Etwa 50% aller Infektionen verlaufen allerdings **inapparent** oder mit milden grippeähnlichen Symptomen und heilen spontan innerhalb von 1–2 Wochen.

### Diagnostik

Die Diagnose wird serologisch (unsicher) oder durch direkten **Erregernachweis** gestellt. In zweifelhaften Fällen kann ein Nachweis mittels **PCR** erfolgen.

### Therapie

Die Therapie akuter Erkrankungsfälle erfolgt mit dem Antibiotikum **Doxycyclin** über 2–3 Wochen. In chronisch gewordenen Fällen muss mit einer Kombinationstherapie über Jahre behandelt werden.

### Impfung

Ein Impfstoff für gefährdete Personen ist nur im **Ausland** erhältlich.

### Meldepflicht

**Meldepflicht** besteht nach § 7 IfSG.

> **Zusammenfassung**
> **Q-Fieber:** verursacht durch **Coxiella burnetii**
> - **Übertragungswege:**
>   - Staubinhalation
>   - Tierkontakte
>   - kontaminierte Milchprodukte
> - **Inkubationszeit:** 2–3 Wochen
> - **Symptome:** gleichen den Symptomen der Ornithose
> - **Diagnostik:**
>   - direkter Erregernachweis
>   - PCR
> - **Therapie:** Antibiotika – in chronisch gewordenen Fällen über Jahre
> - **Impfung:** keine
> - **Meldepflicht:** nach § 7 IfSG
> - **Behandlungsverbot:** ja

## 1.13.2 Fleckfieber

Das Fleckfieber (epidemisches Fleckfieber, Läusefleckfieber), das nur noch in Höhenlagen der **Tropen** vorkommt, wird durch Rickettsien (**Rickettsia prowazekii**) verursacht. Die Übertragung erfolgt durch den **Kot von Kleiderläusen**.

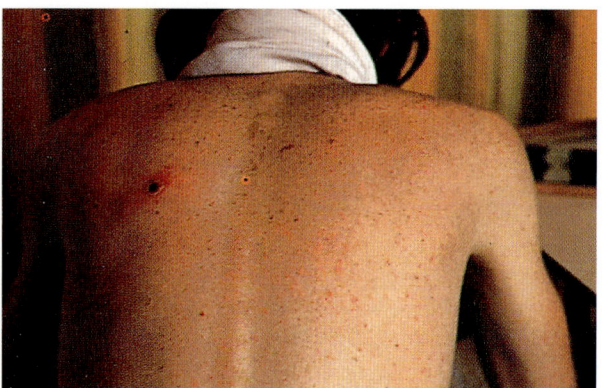

**Abb. 1.63** Petechiale Blutungen bei Fleckfieber. [19]

### Symptomatik

Nach einer Inkubationszeit von **10–14 Tagen** entwickelt sich ein, an Typhus erinnerndes, schweres Krankheitsbild mit **hohem Fieber**, **Splenomegalie**, **petechialen Blutungen** (*Fleck*-Fieber), die den Roseolen des Typhus gleichen (➤ Abb. 1.63), sowie evtl. **Enzephalitis** oder Kreislaufversagen. Ursache der Roseolen an Rumpf und Extremitäten ist ein Befall der Gefäßendothelien mit Thrombenbildung. Die **Letalität** liegt bei **10–20%.** Rezidive aus überlebenden Keimen im Knochenmark können noch nach vielen Jahren auftreten.

### Impfung

Ein Impfstoff ist nur im **Ausland** erhältlich.

### Meldepflicht

Die Krankheit ist **meldepflichtig** nach § 7 IfSG.

---

**Zusammenfassung**

**Fleckfieber:** verursacht durch **Rickettsia prowazekii**
- **Übertragungswege:** Kot von Kleiderläusen
- **Inkubationszeit:** 10–14 Tage
- **Symptome:**
  – an Typhus abdominalis erinnernd
  – hohes Fieber und hohe Letalität
  – Splenomegalie
  – petechiale Blutungen
- **Diagnostik:**
  – Serologie
  – PCR
- **Therapie:** Antibiotika
- **Impfung:** keine
- **Meldepflicht:** nach § 7 IfSG
- **Behandlungsverbot:** ja

## 1.14 Bazillen

Die Sporen **apathogener Bazillen (Bacillus stearothermophilus)** dienen zur **Überprüfung einer Sterilisation**. Die Toxine von **Bacillus subtilis** („Heubazillus") und **Bacillus cereus** (ubiquitärer Bodenkeim) können **Lebensmittelvergiftungen** oder **Augenentzündungen** (nach Augenverletzung z. B. durch Stroh) auslösen. Der einzige pathogene Vertreter größerer Bedeutung ist Bacillus anthracis.

### 1.14.1 Milzbrand

Der Milzbrand (Anthrax) ist bei uns außerordentlich **selten** geworden (zuletzt ein Fall im Jahre 1994). Weltweit wird die jährliche Erkrankungsrate aber auf 20.000–100.000 Fälle geschätzt. Der Erreger ist **Bacillus anthracis**, ein grampositives, bekapseltes, toxin- und sporenbildendes, sehr langes (4–10 µm) und dickes Stäbchen, das im Gegensatz zu den ebenfalls sporen- und toxinbildenden Clostridien **obligat aerob** wächst. Die **Sporen** sind ubiquitär im Erdreich verbreitet und außerordentlich **resistent** gegenüber Umwelteinflüssen. Sie werden von weidenden Tieren aufgenommen und können zur Infektion führen.

Der Mensch infiziert sich in der Regel an **erkrankten Tieren** (Rinder, Schafe, Schweine, Pferde) oder an deren **Produkten** (Schafwolle, Knochenmehl usw.). Auch aus erreger- oder sporenhaltigem **Fleisch** ist eine Infektion möglich. Die Erkrankung wird dann wie bei den Clostridien-Erkrankungen, Diphtherie, Cholera, Keuchhusten, EHEC, Shigellen sowie teilweise Scharlach (Exanthem), Salmonellen oder Staphylococcus aureus durch die **Toxine** der Bakterien ausgelöst.

### Symptomatik

**Hautmilzbrand**
Bei Übertragung von Milzbrand-Sporen in **Hautverletzungen** entwickelt sich der Hautmilzbrand. Es erscheint nach einer Inkubationszeit von **2–7 Tagen** ein sich über ein Bläschenstadium entwickelndes **schwärzlich-nekrotisch bedecktes Ulkus** (sog. Milzbrand-Karbunkel bzw. Pustula maligna; ➤ Abb. 1.64) inmitten einer ödematösen Schwellung. Die regionären Lymphknoten sind geschwollen. Im Gegensatz zum Gasbrand (➤ 1.9.1) bestehen lokal **keinerlei Schmerzen** und auch nur nach erfolgter Bakteriämie allgemeine Krankheitssymptome. Bakteriämie und Toxinbildung führen unbehandelt in 10–20% der Fälle zum Tode.

Eine weitere häufige Todesursache ist die im Rahmen einer Sepsis entstehende **Myokarditis**. Vor allem bei infizierten Tieren löst die Erkrankung im Zuge der Bakteriämie einen **nekrotischen Zerfall der Milz** aus. Deren schwarzes, „verbranntes" Aussehen hat zur Namensgebung des Milzbrandes geführt.

**Lungenmilzbrand**
Der sehr seltene Lungenmilzbrand mit **Pneumonie** und massivem **Lungenödem** entwickelt sich nach einer Inkubationszeit

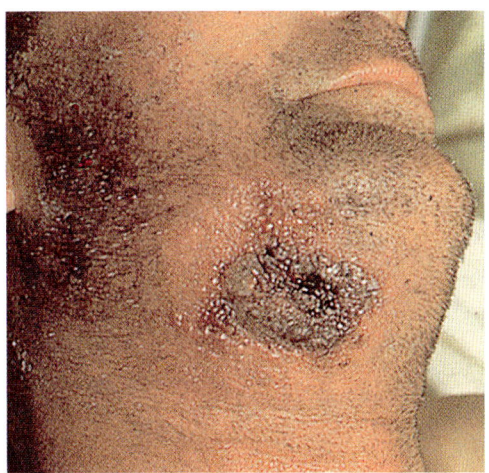

**Abb. 1.64** Schwärzlich-nekrotisch bedecktes Ulkus bei Hautmilzbrand. [8]

von **2–4 Tagen** durch eine Bakteriämie aus der Haut-Pustel oder durch Inhalation der Erreger. Er verläuft fast immer **tödlich.**

**Darmmilzbrand**

Dasselbe gilt für den Darmmilzbrand, bei dem nach oraler Aufnahme der Sporen eine **blutig-seröse Enteritis** mit begleitendem **Aszites** entsteht.

## Diagnostik

Der Erreger wird **mikroskopisch** oder über die **Kultur** nachgewiesen.

## Therapie

Die Therapie erfolgt mit **Penicillin** oder **Ciprofloxacin**, die zuverlässig helfen, sofern noch keine Bakteriämie entstanden ist. Im Gegensatz zum Gasbrand, bei dem die **operative Eröffnung** der Wunde lebensrettend sein kann, ist dies beim Milzbrand wegen des aeroben Wachstums der Bakterien streng **kontraindiziert.**

## Impfung

Eine Impfung gibt es ausschließlich für **Risikogruppen** (z. B. Bundeswehr).

## Meldepflicht

Meldepflicht besteht nach § 6 IfSG bereits bei **Verdacht.**

---

**Zusammenfassung**

**Milzbrand:** verursacht durch **Bacillus anthracis**
* **Übertragungswege:**
  – verschmutzte Wunden
  – sporenhaltiges Fleisch (Darmmilzbrand)
  – Inhalation (Lungenmilzbrand)
* **Inkubationszeit:** 2–7 Tage

* **Symptome:**
  – Hautmilzbrand: schmerzloses, nekrotisch bedecktes Ulkus, begleitende Schwellung, Lymphadenopathie
  – Lungenmilzbrand: Pneumonie mit Lungenödem
  – Darmmilzbrand: blutige Enteritis mit Aszites
* **Diagnostik:** Mikroskopie
* **Therapie:** Antibiotika
* **Impfung:** nur für Risikogruppen (z. B. Bundeswehr)
* **Meldepflicht:** nach § 6 IfSG
* **Behandlungsverbot:** ja

# 1.15 Bordetellen

Bordetellen sind auffallend kleine (kürzer als 1 µm), gramnegative Stäbchen. Menschenpathogen sind nur zwei Typen, die den Keuchhusten (Pertussis, Tussis convulsiva) verursachen: Bordetella pertussis und Bordetella parapertussis.

## 1.15.1 Keuchhusten

Einziges Erregerreservoir für **Bordetella pertussis** oder **Bordetella parapertussis** ist der erkrankte **Mensch**. Vereinzelt sind die Bakterien auch bei Geimpften oder nach durchgemachter Erkrankung bei Gesunden nachzuweisen. Die Erkrankung durch Bordetella parapertussis ist seltener und verläuft etwas milder. Vor Beginn der aktuellen Impfempfehlungen gab es in Deutschland bis zu 100.000 Erkrankungen/Jahr.

Die Ansteckung erfolgt durch **Tröpfcheninfektion**, wobei der Kontagionsindex mit ca. 0,85 beinahe denjenigen von Masern oder Windpocken erreicht. Die Bordetellen besiedeln die Schleimhäute des Respirationstraktes und produzieren dort diverse **Toxine**. Überwiegend die Pertussis-Toxine sind für die Krankheitssymptome verantwortlich.

## Symptomatik

Die Zeit der Erkrankung lässt sich in **3 Stadien** unterteilen: Stadium catarrhale, Stadium convulsivum und Stadium decrementi.

**Stadium catarrhale**

Nach einer Inkubationszeit von **7–14 Tagen** kommt es über ebenfalls 1–2 Wochen zu einer **unspezifischen Erkältung**, dem sog. Stadium catarrhale. Es bestehen mäßiges Fieber, Schnupfen, Husten und Krankheitsgefühl – also die Symptome, die man bei fast jedem grippalen (= viralen) Infekt auch findet. Lediglich das ausgedehnte Zeitintervall könnte bereits an Keuchhusten denken lassen.

## Stadium convulsivum

Erst im Anschluss daran bildet sich das für den Keuchhusten typische **Konvulsivstadium** (Stadium convulsivum) mit rezidivierenden, **stakkatoartigen Hustenanfällen** (unter Vorstrecken der Zunge), die durch ein tiefes, wegen eines **Laryngospasmus** laut hörbares Atemholen (**inspiratorisches Keuchen** bzw. Juchzen) kurzzeitig unterbrochen werden. Schließlich entleert sich ein **glasiger Schleim** oder es kommt zum **Erbrechen**. Vor allem bei Säuglingen und Kleinkindern entstehen **Atempausen** (Apnoe) mit erkennbarer **Zyanose**. Der Rückstau in die Venen des Kopfes zeigt sich in **konjunktivalen Einblutungen** ( > Abb. 1.65) oder sogar einer **Enzephalopathie** mit möglichen **Krampfanfällen**.

Zwischen den Hustenanfällen besteht bei den Kindern weitgehendes Wohlbefinden; in der Regel ist auch das Fieber verschwunden. Die Hustenattacken sind v. a. **nachts** gehäuft, können sich insgesamt bis zu 50-mal/Tag wiederholen und sind für Kinder und Eltern eine Qual, da sie auch durch starke Antitussiva einschließlich Codein kaum gemildert werden können. Dieses Konvulsivstadium dauert etwa 3–6 Wochen, im Einzelfall auch länger.

### Komplikationen

Kleinkinder und v. a. **Säuglinge** sind in diesen Wochen sehr **gefährdet**. Die **Apnoe** kann bei Säuglingen zum Tode führen (**Letalität** bis zu **5 %**). Weitere mögliche Komplikationen sind **Otitis media** und **Bronchopneumonie** durch bakterielle Superinfektionen (Haemophilus, Streptokokken, Staphylococcus aureus). Die seltene **Enzephalopathie**, evtl. mit zerebralen Krämpfen, kann Folgeschäden oder sogar den Tod verursachen. Vor Einführung der Antibiotika starben mehr Kinder an Keuchhusten als an Scharlach und Masern zusammen. Selbst heute noch rechnet man weltweit mit rund 400.000 Todesfällen pro Jahr.

### Stadium decrementi

An das Stadium convulsivum schließt sich abschließend das **Stadium decrementi** an, das den **Genesungsvorgang** anzeigt. Die Hustenanfälle werden seltener und nehmen an Intensität ab. Dieses Stadium kann sich über mehrere Monate hinziehen, in denen immer wieder Hustenanfälle entstehen.

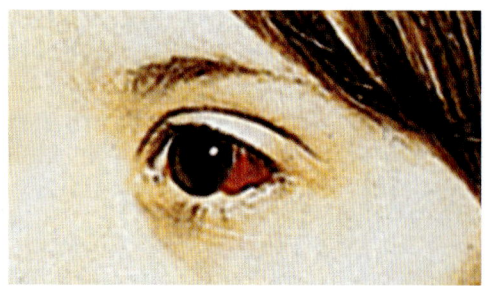

**Abb. 1.65** Konjunktivalblutung bei Pertussis. [37]

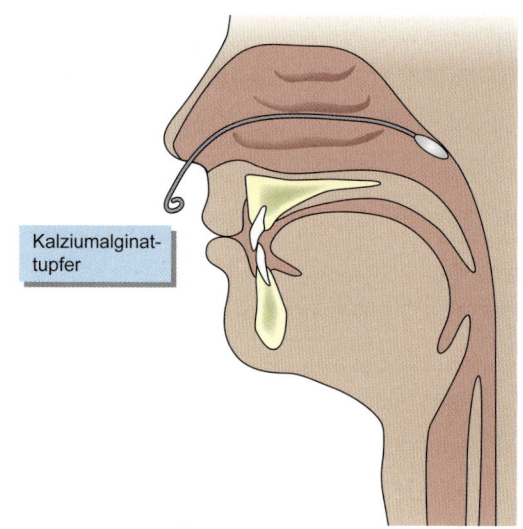

Kalziumalginattupfer

**Abb. 1.66** Nasopharyngealabstrich

## Folgekrankheiten

Wenn man von der akuten Gefährdung von Säuglingen und Kleinkindern absieht, sind es v. a. zwei Dinge, die den Keuchhusten oftmals so schlimm erscheinen lassen: Zum einen stellen die wochenlangen, unstillbaren, mit Atemnot verbundenen Hustenattacken des Stadium convulsivum ein **traumatisches Erlebnis** für Kinder und Eltern dar, das man kaum vergessen wird. Zum anderen ist die Krankheit auch nach der Genesung oftmals nicht wirklich vorbei. In vielen Fällen entsteht eine enorme **Empfindlichkeit des Bronchialsystems**, die jeden neuerlichen Infekt von seinen Symptomen her schlimmer macht, als er sonst gewesen wäre.

Häufig kommt es durch den wochenlangen, enormen Überdruck in den Atemwegen, verbunden auch mit Epithelschädigungen, zu **Bronchiektasen**, die ein Leben lang bestehen bleiben und pulmonale Erkrankungen späterer Jahre komplizieren oder im **Lungenemphysem** münden können. Der Keuchhusten stellt die häufigste Ursache sekundärer (erworbener) Bronchiektasen dar.

Weitere mögliche Folgen der Hustenattacken des Stadium convulsivum sind **Leistenhernien** oder ein **Rektumprolaps**.

## Diagnostik

Die Diagnostik ist theoretisch durch einen **Nasopharyngealabstrich** (früher: Hustenplatte; > Abb. 1.66) gut möglich, aber nur während **Inkubationszeit** und **Stadium catarrhale**, also zu einer Zeit, in der niemand an einen Keuchhusten denkt, falls nicht gerade eine kleinere Epidemie im Umlauf ist. Auch am Beginn des Stadium convulsivum können die Bordetellen noch isoliert werden. Danach sind sie nicht mehr oder höchstens noch über eine **PCR** nachweisbar, weil das Immunsystem die Oberhand über die Erreger gewonnen hat (nicht jedoch über deren Toxine, die das Konvulsivstadium bedingen). Zu diesem Zeitpunkt erscheinen dann allerdings die **stakkatoartigen Hustenanfälle**, die in typischen Fällen für sich alleine schon beweisend sind.

Im Blut findet sich im Gegensatz zu fast allen anderen bakteriellen Erkrankungen keine Granulozytenvermehrung, sondern eine **massive Lymphozytose** (bis zu 50.000 Zellen/µl).

## Kontagiosität

Die Ansteckungsfähigkeit (Kontagiosität) des Keuchhustens entspricht der Nachweisbarkeit der Bordetellen, **beginnt** also **gegen Ende der Inkubationszeit**, erreicht im Stadium catarrhale ihren Höhepunkt und klingt mit dem Beginn des Konvulsivstadiums ab. Ab dem Beginn einer Antibiotikatherapie ist noch für längstens 5 Tage mit einer Kontagiosität zu rechnen.

## Therapie

Die Therapie wird in **Inkubationszeit** und **Stadium catarrhale** sehr effektiv mit dem Antibiotikum **Erythromycin** durchgeführt, wodurch der weitere Verlauf zumindest stark abgemildert werden kann. Für das Stadium convulsivum gilt das Gleiche wie bei der Diagnostik gesagt: Wo keine Bakterien mehr auffindbar sind, sondern nur noch deren Toxine, kann auch kein Antibiotikum helfen. Die Hustenattacken sind durch Medikamente kaum zu unterdrücken.

> **ACHTUNG**
> **Säuglinge** bedürfen einer Beobachtung rund um die Uhr (am besten **stationär**).

## Impfung

Die Pertussis-Impfung aus abgetöteten Bordetellen war wegen tatsächlicher und angeblicher Nebenwirkungen viele Jahre lang in Verruf, sodass sie kaum noch eingesetzt wurde. Seit etlichen Jahren gibt es nun einen **azellulären** (bakterienfreien) **Impfstoff (aP)**, dessen Schutzwirkung möglicherweise nicht ganz so perfekt ist, der aber dafür weitgehend frei von Nebenwirkungen ist. Auch beim früher verwendeten Totimpfstoff hielt die Schutzwirkung trotz Auffrischimpfungen nicht ewig an; etliche Impflinge erkrankten im Erwachsenen- oder noch im Kindesalter an Pertussis, wenn auch nicht allzu schwer. Dazu sollte man allerdings wissen, dass auch die Erkrankung selbst **keine lebenslange Immunität** hinterlässt. **Rezidive** sind im Alter bzw. bereits ab einem Zeitintervall von 20 Jahren nach Erkrankung gar nicht so selten, wobei dann in der Regel lediglich ein **lang anhaltender, untypischer Husten** entsteht.

> **MERKE**
> Jeder Husten, der beim Erwachsenen länger als 3 Wochen anhält, ist bis zum Beweis des Gegenteils auf Keuchhusten verdächtig.

Die Impfung erfolgt im 3. Lebensmonat subkutan (kombiniert mit Diphtherie und Tetanus = **DTaP**), bevorzugt als **Siebenfachimpfung** (kombiniert mit Haemophilus influenzae b [Hib], Hepatitis B [HB], Polio [IPV] und Pneumokokken). Sie wird noch im ersten Lebensjahr 3-mal wiederholt.

## Meldepflicht

Für den Keuchhusten besteht **keine Meldepflicht**, jedoch ein **Behandlungsverbot** nach den §§ 24 und 34 IfSG.

---

**Zusammenfassung**

**Keuchhusten:** verursacht durch **Bordetella pertussis** oder **Bordetella parapertussis**
- **Übertragungswege:** Tröpfcheninfektion
- **Inkubationszeit:** 1–2 Wochen
- **Kontagionsindex:** 0,85
- **Symptome:**
  - Stadium catarrhale: „grippaler Infekt" mit Schnupfen und Fieber über 1–2 Wochen
  - Stadium convulsivum: stakkatoartige Hustenanfälle, unterbrochen durch inspiratorisches Juchzen, konjunktivale Einblutungen, kein Fieber, keine weiteren Symptome; Komplikationen: staubedingte Enzephalopathie, Apnoe bei Kleinkindern und v. a. Säuglingen, Entstehung (irreversibler) Bronchiektasen, Hernien, Rektumprolaps
  - Stadium decrementi: allmähliche Genesung über Wochen und Monate
- **Diagnostik:**
  - Nasopharyngealabstrich (Stadium catarrhale und Beginn Stadium II)
  - Besonderheit: Leukozytose als Lymphozytose
- **Therapie:** Antibiotika und symptomatisch, stationäre Behandlung bei Säuglingen
- **Impfung:** azellulär (aP), 4-mal im 1. Lebensjahr, Auffrischimpfungen (STIKO)
- **Meldepflicht:** nein
- **Behandlungsverbot:** nach §§ 24 und 34 IfSG

## 1.16 Legionellen

Bei den Legionellen handelt es sich um kleine, gramnegative, begeißelte Stäbchen ( ➤ Abb. 1.67), die weder Kapseln noch Sporen ausbilden und fakultativ anaerob wachsen. Sie bilden eine große Familie mit insgesamt 44 unterscheidbaren Arten, die alle als potenziell pathogen für den Menschen anzusehen sind. Ihr wichtigster Vertreter ist, mit einem Anteil von 90%, **Legionella pneumophila** (= die Lunge liebend). Als Besonderheit kann man bewerten, dass diese Bakterien sich nicht von Glukose, sondern ausschließlich von **Aminosäuren ernähren**. Die Vermehrung erfolgt bevorzugt **intrazellulär**, in der Natur hauptsächlich in **Amöben**. Sie vermehren sich dadurch auch nicht auf den üblichen Nährböden, sodass sie einem Nachweis entgehen, wenn man nicht gezielt nach ihnen sucht. Trotz ihrer Ernährungsansprüche sind Legionellen in der Umwelt außerordentlich **resistent**. Man findet sie im **Boden** und in allen erdenklichen **(Süß-)Wasseransammlungen**: In stehenden und fließenden Gewässern, Kühltürmen, Abwässern, Klimagerä-

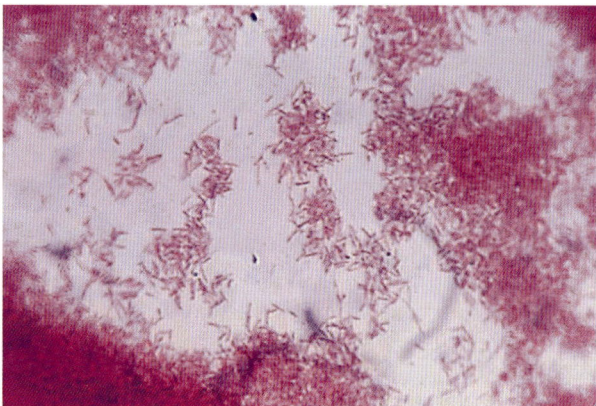

**Abb. 1.67** Legionellen in einer Lungenbiopsie. [41]

ten, Wasserhähnen, Luftbefeuchtern, Whirlpools und Brauseköpfen von Duschen – bevorzugt dort, wo die Wassertemperatur **zwischen 25 und 50 °C** beträgt. Damit gehört der Keim, gemeinsam mit Pseudomonas und den Enterobakterien, zu den sog. **Nass- und Pfützenkeimen.** Bei Temperaturen > 60 °C gehen Legionellen zugrunde.

Aus ihrem Vorkommen resultiert der übliche Infektionsweg aus **Aerosolen**, wobei die notwendige Infektionsdosis sehr viel leichter erreicht ist, wenn die Bakterien in Kombination mit den Amöben, also intrazellulär in den Körper gelangen. In den **Krankenhäusern** gehören sie längst zu den regelmäßig nachweisbaren **Problemkeimen**, die einen beträchtlichen Anteil an den **nosokomialen Infektionen** bilden. Ganz allgemein verursachen sie Erkrankungen eher sporadisch bei alten oder immungeschwächten Menschen, doch können sie auch kleine Epidemien auslösen, obwohl eine Übertragungsmöglichkeit von Mensch zu Mensch nicht besteht. Ihr Anteil an allen Pneumonien liegt in Deutschland bei 3%, entsprechend etwa 8.000 Pneumonien/Jahr. Die weit überwiegende Mehrzahl der Infektionen verläuft allerdings inapparent.

Legionellen sind recht „neue" Bakterien; sie wurden erst im Jahr 1976 entdeckt, als man im Anschluss an ein Treffen amerikanischer Kriegsveteranen („Legionäre"), in dessen Folge zahlreiche Teilnehmer an einer bis dahin unbekannten Allgemeinerkrankung mit Lungenbeteiligung verstarben, nach der Ursache fahndete und dabei die Legionellen erstmals entdeckte und beschrieb.

## 1.16.1 Legionärskrankheit

### Symptomatik

Nach einer Inkubationszeit von **2–10 Tagen** beginnt die Legionärskrankheit mit **grippeartigen Symptomen**, Husten, hohem Fieber um 40 °C und Kopfschmerzen, **Diarrhö** und **Verwirrtheitszuständen** bis hin zur Desorientierung in Bezug auf Zeit und Raum. Die Mitbeteiligung des ZNS zeigt sich auch in einer **Lethargie**.

Im Vordergrund der Erkrankung steht eine schwere **interstitielle (atypische) Pneumonie**. Die Mitbeteiligung der Pleura führt zu **Thoraxschmerzen**. In der Lunge entstehen Granulome und Gewebeverdichtungen, die im Röntgenbild ganze Lungenlappen betreffen können. Die **Letalität** liegt bei **15–20%** der meist älteren oder immundefizienten Patienten.

### Diagnostik

Die Diagnose ist schwierig, wird zumeist aus den **Symptomen** in Verbindung mit dem typischen **Röntgenbild** gestellt.

### Therapie

Die Therapie erfolgt durch **Erythromycin** oder **Ciprofloxacin** über 2–3 Wochen, wobei aber der Zeitraum bis zur vollständigen Genesung sehr viel länger andauern kann. Teilweise bleiben Folgeschäden (Lungenfibrose, eingeschränkte Lungenfunktion) zurück.

### Meldepflicht

Es besteht **Meldepflicht** nach § 7 IfSG. 2009 kam es in Deutschland lediglich zu 503 gemeldeten Fällen.

## 1.16.2 Pontiac-Fieber

Eine weitere, durch Legionellen (andere Serotypen) ausgelöste Erkrankung mit **grippeartigen Symptomen** und ebenfalls ausgeprägtem Krankheitsgefühl, jedoch **ohne** wesentliche **Beteiligung der Lunge** und **ohne Todesfälle**, stellt das Pontiac-Fieber dar, das erstmals 1968 in Pontiac, USA, beobachtet worden war, ohne dass man damals den Erreger hätte identifizieren können. Erst im Anschluss an die Entdeckung der Legionellen erkannte man aus eingefrorenen Serum-Proben mit entsprechenden Antikörpern den Zusammenhang. In Deutschland kommt es jährlich zu rund 100.000 Erkrankungen. Die Inkubationszeit des Pontiac-Fiebers ist mit **1–2 Tagen** sehr kurz.

### Therapie

Eine antibiotische Therapie ist in der Regel **nicht erforderlich**.

### Meldepflicht

Die **Meldepflicht** nach § 7 IfSG gilt für alle Legionellen und entspricht damit der Legionärskrankheit.

**Zusammenfassung**
**Legionellosen: Legionärskrankheit** (verursacht durch **Legionella pneumophila**), **Pontiac-Fieber**
• **Übertragungswege:**
  – Inhalation von Aerosolen
  – keine Übertragung von Mensch zu Mensch

- **Inkubationszeit:**
  - Legionärskrankheit: 2–10 Tage
  - Pontiac-Fieber: 1–2 Tage
- **Symptome der Legionärskrankheit:**
  - „grippaler Infekt" mit hohem Fieber und schwerem Krankheitsgefühl
  - Diarrhö
  - interstitielle schwere Pneumonie
  - Thoraxschmerzen
  - zerebrale Beteiligung mit Kopfschmerzen, Verwirrtheit und Lethargie
  - hohe Letalität bei den zumeist älteren oder immundefizienten Patienten
- **Symptome des Pontiac-Fiebers:**
  - „grippaler Infekt" mit schwerem Krankheitsgefühl
  - ohne Lungenbeteiligung und ohne Letalität
- **Diagnostik:**
  - klinischer Aspekt
  - Röntgenbild
- **Therapie:** bei der Legionärskrankheit Antibiotika
- **Impfung:** keine
- **Meldepflicht:** nach § 7 IfSG
- **Behandlungsverbot:** ja

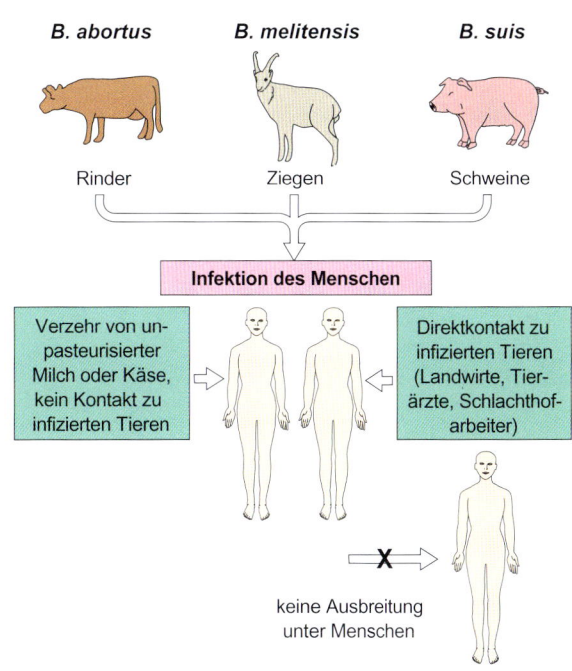

**Abb. 1.68** Übertragungswege der Brucellosen. [39]

## 1.17 Brucellen

Brucellen sind kleine, gramnegative, unbegeißelte Stäbchen, die nur unter **aeroben** Bedingungen wachsen und weder Kapseln noch Sporen ausbilden. Sie rufen weltweit **Zoonosen** hervor, die von den befallenen Tieren auf den Menschen übertragen werden können. Betroffen sind bei den **Tieren** in erster Linie die **Geschlechtsorgane**, **Milchdrüsen** und **Gelenke**.

### Krankheitsentstehung

Die Infektion des Menschen erfolgt zumeist als **Nahrungsmittelinfektion** (rohes Fleisch, Rohmilch, Schafs- oder Ziegenkäse). Auch an den **Ausscheidungen** der Tiere oder infolge von **direkten Tierkontakten** oder auch an infizierten Totgeburten bzw. Eihäuten ist eine Infektion über **Hautverletzungen**, über die **Konjunktiven** oder als **Inhalation** möglich (➤ Abb. 1.68).

**MERKE**

Die **Brucellose** stellt bei beruflich exponierten Personen eine anerkannte **Berufskrankheit** dar.

Die Brucellen verursachen als fakultativ intrazellulär lebende Bakterien im befallenen Gewebe die typischen **Granulome** aus Makrophagen und T-Lymphozyten, die teilweise sogar, entsprechend den tuberkulösen Herden, in ihrem Zentrum verkäsen können. Betroffen sind letztendlich **sämtliche Organe** einschließlich Herz und ZNS.

Die wesentlichen **Brucellosen** des Menschen sind:
- **Morbus Bang:** verursacht durch **Brucella abortus**; wird vom erkrankten Rind übertragen
- **Maltafieber** (= Mittelmeerfieber): hervorgerufen durch **Brucella melitensis**; wird von Schafen und Ziegen übertragen

Selten kommt es zur Brucellose durch **Brucella suis** (Schwein → **Schweinepest**) oder **Brucella canis** (Hunde). Weltweit rechnet man jährlich mit mehr als 500.000 Erkrankungsfällen. In Deutschland ist die Brucellose aufgrund der peniblen Überprüfung von Rindern und anderen Nutztieren außerordentlich selten (2008: 24 Infektionen).

### 1.17.1 Morbus Bang und Maltafieber (Mittelmeerfieber)

#### Symptomatik

Die Brucellose beginnt nach einer Inkubationszeit von **1–3 Wochen** in der Mehrzahl der Fälle schleichend und **unspezifisch** mit allgemeinem **Krankheitsgefühl**, Fieber, Schüttelfrost und **Schweißausbrüchen** (v. a. nachts), **relativer Bradykardie** (und Hypotonie), **Hepatosplenomegalie** und **geschwollenen Lymphknoten**. **Kopf-**, **Rücken-** und **Gelenkschmerzen** sind häufig, ebenso Müdigkeit, Gewichtsverlust und **Obstipation**. Eine **Karditis**, **Parotitis** oder **Orchitis** ist möglich. Seltener kommt es zu einem hochakuten Beginn (häufiger beim Maltafieber), bei dem sich die angeführten Symptome nicht allmählich über einen Zeitraum von Wochen entwickeln, sondern innerhalb weniger Tage.

Letztendlich ist bei der Brucellose einschließlich Exanthemen oder einer Pneumonie **„nichts unmöglich"**. So kann die Bang-Krankheit z. B. auch ohne wesentliches Krankheitsgefühl mit lediglich leichtem Fieber und einer Splenomegalie einhergehen. Bei geburtshilflich tätigen Tierärzten kann sich die Erkrankung auf lokale Effloreszenzen an den Händen beschränken. Bei schwangeren Frauen kann es, entsprechend der Hauptmanifestation beim Tier, zu Fehlgeburten kommen (Brucella abortus). Brucellosen können spontan und ohne Therapie ausheilen oder in ein extrem chronisches Stadium übergehen.

Das **Fieber** zeigt v. a. beim Maltafieber sehr **typische Wellen** mit einer Dauer zwischen ein und drei Wochen, die jeweils von einem **fieberfreien Intervall** unterbrochen werden. Man bezeichnet diesen wellenförmigen Fiebertypus als **undulierendes Fieber**. Zusätzlich bestehen auch tageszeitliche Schwankungen mit einem Gipfel jeweils am Abend.

## Diagnostik

Die Diagnose wird **serologisch** oder durch **Anzüchtung der Erreger** gestellt.

## Therapie

Die Therapie der Brucellosen erfolgt, nicht immer erfolgreich, mit einer **Antibiotika-Kombination** über mindestens 2 Monate. Ist die Therapie unzureichend, entwickelt sich aufgrund der intrazellulär persistierenden Brucellen ein **chronisches Stadium** über Jahre, bei dem dann psychische, oftmals verkannte bzw. fehlgedeutete Symptome wie **Affektlabilität** oder **Depressionen** im Vordergrund stehen. Die **Letalität** der Brucellose liegt bei **2%.**

## Meldepflicht

Alle Formen der Brucellose sind **meldepflichtig** nach § 7 IfSG.

---

**Zusammenfassung**

**Brucellosen: Morbus Bang** (verursacht durch **Brucella abortus**), **Maltafieber** (verursacht durch **Brucella melitensis**)
- **Übertragungswege:**
  - oral aus rohem Fleisch und Milchprodukten
  - Tierkontakte
- **Inkubationszeit:** 1–3 Wochen
- **Symptome:**
  - sehr variabel und unspezifisch
  - schleichender oder akuter Beginn mit mäßigem oder hohem Fieber (teilweise undulierend)
  - Nachtschweiß
  - Hepatosplenomegalie
  - Lymphadenopathie
  - Kopf- und Gliederschmerzen
  - relative Bradykardie
  - Obstipation
  - im Verlauf Gewichtsverlust, evtl. Karditis, Parotitis, Orchitis, Exantheme
  - bei Schwangeren: Fehlgeburten
  - → „nichts ist unmöglich" bei der Brucellose
- **Diagnostik:**
  - Serologie
  - Anzüchtung des Erregers
- **Therapie:** Kombination mehrerer Antibiotika über Monate
- **Impfung:** keine
- **Meldepflicht:** nach § 7 IfSG
- **Behandlungsverbot:** ja

# 1.18 Listerien

Listerien sind kleine, bewegliche grampositive Stäbchen, die etliche Gemeinsamkeiten mit Brucellen aufweisen. Unter mehreren Arten ist **Listeria monozytogenes** der wesentlichste Erreger der **Listeriose**.

Listerien sind ubiquitär in Erdboden, Wasser, Pflanzen und Tieren verbreitet. Sie sind gegenüber Umwelteinflüssen sehr **resistent**, können sich z.B. noch am Gefrierpunkt (also auch im Kühlschrank) vermehren. Es handelt sich um lediglich **fakultativ pathogene,** also **wenig virulente** Bakterien, die sich bevorzugt **intrazellulär** vermehren. Die Erkrankung ist also, trotz des häufigen Vorkommens der Bakterien, insgesamt selten.

Die Listeriose gehört zu den **Zoonosen**, weil sie vom Tier auf den Menschen übertragen werden kann, besonders (entsprechend den Brucellen) aus kontaminierter **Rohmilch** und **Milchprodukten** (Käse), aus **pflanzlicher Nahrung** (meist durch Verunreinigung beim Herstellungsprozess) sowie aus unzureichend erhitztem **Fleisch**. Teilweise erfolgt die Infektion durch **direkten Kontakt** zu infizierten Tieren.

Eine besondere Bedeutung erhalten Listerien durch die häufige **diaplazentare Übertragung**. In Deutschland gehört die Listeriose gemeinsam mit der Zytomegalie und weit vor Toxoplasmose und Rötelninfektion zu den häufigsten pränatalen Infektionen.

## 1.18.1 Listeriose

### Lokale Form

Vor allem beim Umgang mit Tieren entsteht die lokale Form mit **Pusteln** an der Haut, einer **eitrigen Konjunktivitis** oder einer **Pharyngitis** mit zervikalen Lymphknotenschwellungen. Diese lokalen Formen entstehen auch bei guter Immunität. Sie bleiben lokal begrenzt und heilen in der Regel ohne Komplikationen.

## Systemische Listeriose

Die systemische Listeriose beschränkt sich auf **alte** oder **immunsupprimierte** Menschen, tritt aber auch bei **Schwangeren** (und bei diesen überwiegend in den letzten Monaten der Schwangerschaft) auf. Die Aufnahme der Listerien erfolgt in diesen Fällen vorwiegend über den Darm aus **Milch** oder **Milchprodukten** (v. a. Weichkäse). Die Inkubationszeit ist mit bis zu **6 Wochen** so lang, dass häufig nicht mehr auf die Ursache der Infektion geschlossen werden kann.

### Symptomatik

Bei Immunsupprimierten und Schwangeren kommt es zu **Fieber**, **Schüttelfrost** und **Rückenschmerzen**, die als grippaler Infekt imponieren und auch so behandelt werden, wenn man nicht an Listerien denkt. In **zahlreichen Organen** entwickeln sich Granulome, die dort analog den Typhomen, Syphilomen oder Tuberkulomen als **Listeriome** bezeichnet werden. Fieber und Schmerzen klingen zumeist von alleine wieder ab. Auch inapparente Verläufe sind möglich. Manchmal entwickelt sich eine **Meningitis** oder **Meningoenzephalitis**. Die **Gesamtletalität** liegt bei **10%.**

Beim **Fetus** entstehen in nahezu sämtlichen Organen Listeriome und eitrige Einschmelzungen. Es kommt zu **Aborten** bzw. **Totgeburten**. Werden die Kinder **lebend** geboren, finden sich die **Listeriome** in allen Organen einschließlich der Haut. Die Bakterien können in Blut, Liquor und sämtlichen Körpersekreten nachgewiesen werden. Die Letalität liegt dann bei mindestens 50%. Die überlebenden Kinder entwickeln oft **Spätschäden** – v. a. **zerebral**. Erfolgt die Infektion des Kindes erst im Rahmen der **Geburt** oder direkt danach, entsteht häufig eine **Sepsis**, zumindest aber fast regelmäßig eine **Meningitis**.

### Diagnostik

Versucht wird der **direkte Erregernachweis** aus Körperflüssigkeiten, Stuhl und Urin.

### Therapie

Therapiert wird mit **Antibiotika**.

### Meldepflicht

Die Listeriose ist **meldepflichtig** nach § 7 IfSG, sofern der Erreger direkt aus Blut oder Liquor bzw. aus einem Abstrich vom Neugeborenen nachgewiesen wird. In Deutschland erfolgen 300–400 Meldungen pro Jahr (Stand 2010).

---

**Zusammenfassung**

Listeriose: verursacht durch **Listeria monozytogenes**
- **Übertragungswege:** oral aus Milch und Milchprodukten (Käse)
- **Inkubationszeit:** wenige Tage bis zu 6 Wochen

- **Symptome:**
  - lokale Form: Eiterungen an Haut oder Schleimhäuten
  - systemische Form (v. a. bei Schwangeren oder Immunsupprimierten): Symptome eines grippalen Infekts, selten Meningitis
- **Komplikationen:** diaplazentare Übertragung führt zum Abort oder zur Sepsis bzw. Meningitis mit bleibenden Schäden beim geborenen Kind
- **Diagnostik:** Erregernachweis aus Körperflüssigkeiten bzw. Ausscheidungen
- **Therapie:** Antibiotika
- **Impfung:** keine
- **Meldepflicht:** nach § 7 IfSG (nur bei direktem Nachweis)
- **Behandlungsverbot:** ja

# 1.19 Francisellen

## 1.19.1 Tularämie

Die Tularämie (**Hasenpest**, **Lemming-Fieber**) wird durch **Francisella tularensis** verursacht. Die Erkrankung (= **Zoonose**) ist in Deutschland außerordentlich selten (etwa 10 Meldungen/Jahr).

Francisellen sind winzige (0,2–0,7 μm), pleomorphe, gramnegative Stäbchen, die im Tierreich, v. a. bei **Kleinsäugern**, weit verbreitet sind – u. a. bei Hasen, Kaninchen, Mäusen und Ratten, bei denen ein pestähnliches, zumeist tödlich verlaufendes Krankheitsbild entsteht. Die Übertragung zwischen den Tieren erfolgt über **Zecken** und **Mücken** oder aus **Erde** bzw. **Wasser**, wo Francisellen ebenfalls gefunden werden können. Der Keim wächst fakultativ intrazellulär und bildet dadurch in den befallenen Organen **Granulome**.

In erster Linie werden Menschen infiziert, die in **ländlichen Gebieten** wohnen oder **Tierkontakte** pflegen (Landwirte, Jäger). Die Übertragung erfolgt durch **direkten Kontakt**, aus **Lebensmitteln** (unzureichend erhitztes Fleisch, Wasser) oder durch **Mücken** und **Zecken**. Selbst eine **Inhalation** aus Aerosolen oder Staub ist möglich. Eine Übertragung von Mensch zu Mensch ist dagegen nicht bekannt.

Francisella tularensis ist **hochkontagiös**, kann eventuell sogar die intakte Haut durchdringen. Sehr viel wahrscheinlicher allerdings ist die Aufnahme über kleinste Hautwunden. Einige wenige Keime (50) genügen bei direktem Kontakt zur Infektion, während bei oraler Aufnahme > $10^8$ (100 Millionen) Bakterien erforderlich sind.

### Symptomatik

Nach einer Inkubationszeit von **2–5 (–10) Tagen** bildet sich an der Eintrittsstelle eine **Papel**, die in der Folge zu einem schlecht heilenden **Geschwür** zerfällt. Es kommt zu **Fieber**, **Kopf- und Gliederschmerzen** und einer Schwellung der **regionären Lymphknoten**, die eitrig einschmelzen können

(= **kutano-glanduläre Form**). Papel bzw. Ulkus und Lymphknotenschwellung werden analog Syphilis oder Tuberkulose als **Primärkomplex** bezeichnet. Auch eine **okulo-glanduläre Form** (mit Konjunktivitis) und eine **oropharyngeale** bzw. **oral-glanduläre Form** (Aphthe als Primäraffekt) sind möglich.

Die seltene **generalisierte Tularämie** (durch Inhalation der Erreger, Streuung aus einem Primärkomplex oder durch orale Aufnahme) kann **sämtliche Organe** einschließlich der Lunge (15%) betreffen. Manchmal kommt es zu einem septischen, Typhus-ähnlichen Bild mit hohem Fieber und einer **Letalität** zwischen **2 und 10%** (unbehandelt bis 60%).

> ### MERKE
> Das klinische Bild der Tularämie ist häufig sehr unspezifisch. Wegweisend sind Ulzera in Verbindung mit Lymphknotenschwellungen.

### Diagnostik und Therapie

Der (schwierige) Nachweis erfolgt **serologisch**, über **Spezialnährböden** oder im **Tierversuch**. Therapeutisch gibt man **Antibiotika**.

### Meldepflicht

**Meldepflicht** besteht nach § 7 IfSG.

> ### Zusammenfassung
> **Tularämie:** verursacht durch **Francisella tularensis**
> - **Übertragungswege:**
>   – Staubinhalation
>   – über Hautwunden
>   – oral (Fleisch, Wasser)
> - **Inkubationszeit:** 2–5 Tage
> - **Symptome:**
>   – lokale (kutano-glanduläre) Form mit ulzerierender Papel und regionärer Lymphadenopathie
>   – alternativ je nach Eintrittspforte Konjunktivitis oder Aphthen der Schleimhäute
>   – nach Inhalation der Erreger typhusähnliches Bild mit möglicher Beteiligung sämtlicher Organe und hoher Letalität
> - **Diagnostik:**
>   – Serologie
>   – Anzüchtung auf Spezialnährböden
>   – Tierversuch
> - **Therapie:** Antibiotika
> - **Impfung:** keine
> - **Meldepflicht:** nach § 7 IfSG
> - **Behandlungsverbot:** ja

## 1.20 Pseudomonas

Pseudomonaden sind kleine gramnegative, obligat aerobe, **Toxin** bildende Stäbchen (**>** Abb. 1.69), die aufgrund ihrer Widerstandsfähigkeit und Anspruchslosigkeit ungemein weit verbreitet sind. Man findet sie im Erdboden, in Wasser, Lebensmitteln, Pflanzen und Tieren, teilweise auch auf der Haut oder im Darm gesunder Menschen, v. a. bei Schwächen des Immunsystems. Ihr wesentlicher Vertreter ist Pseudomonas aeruginosa.

### 1.20.1 Infektionen durch Pseudomonas aeruginosa

Im Krankenhaus stellt Pseudomonas aeruginosa einen der bedeutendsten **Problemkeime** und Verursacher **nosokomialer** (im Krankenhaus erworbener) **Infektionen** dar. Er findet sich in Blumentöpfen, Leitungswasser, Luftbefeuchtern, Waschbecken, Infusions- und Inhalationsgeräten, Nahrungsmitteln, Medikamenten sowie teilweise sogar in Desinfektionsmitteln. Wegen seiner **Resistenz** und **ubiquitären Verbreitung**, v. a. in allen erdenklichen Wasseransammlungen, wird Pseudomonas gemeinsam mit den Legionellen und Enterobakterien (Escherichia coli u. a.) zu den **Nass- und Pfützenkeimen** gerechnet.

Die Übertragung von Pseudomonas aeruginosa erfolgt entweder über die beschriebenen **Gegenstände** bzw. Gerätschaften oder als **Schmierinfektion** z. B. durch Händedruck oder aus Lebensmitteln, wodurch der Keim in den Darm gelangt, sich vermehrt und, bei Abwehrschwäche, in den Körper eindringt.

### Symptomatik

Aufgrund seiner weiten Verbreitung ist der Keim besonders an Infektionen von **Brandwunden** beteiligt. Weitere durch Pseu-

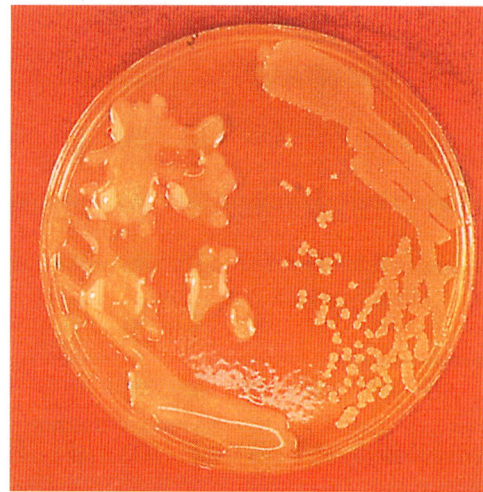

**Abb. 1.69** Pseudomonas aeruginosa [39]

domonas verursachte Erkrankungen sind **Pneumonie, Harnwegsinfekte, Otitis media** und **externa, Infektionen** der **Haut** sowie **Sepsis.** Die durch Pseudomonas verursachten **Eiteransammlungen** erhalten häufig eine **blau-grünliche** Färbung. Daraus ergab sich die früher übliche, teilweise noch in Gebrauch befindliche Bezeichnung als **Pyocyaneus-Bakterium** (pyocyaneus = blaugrüner Eiter).

## Therapie

Die Pseudomonas-Sepsis hat von allen septischen Zuständen die **höchste Letalität,** weil der **Keim** nicht nur in der Umwelt besonders **resistent** ist, sondern auch gegenüber nahezu allen Antibiotika. Die (antibiotische) Therapie einer jeden Pseudomonas-Erkrankung ist also ungewöhnlich **schwierig,** bei nosokomialen Infektionen auch teilweise **unmöglich.**

## Meldepflicht

Für Pseudomonaden gibt es **keine** Meldepflicht und kein Behandlungsverbot.

### 1.20.2 Rotz

Während Pseudomonas aeruginosa überwiegend bei abwehrgeschwächten Menschen Erkrankungen verursacht, gilt **Pseudomonas mallei** als **obligat pathogen.** Der Keim verursacht v. a. bei **Pferden** und **Eseln** den Rotz (Malleus). Über das Bronchialsekret der Tiere kann er auf den Menschen übertragen werden **(Anthropozoonose).**

## Symptomatik

Der Rotz verursacht analog zu den Erkrankungen beim Tier auch beim Menschen **Ulzerationen** der **nasopharyngealen Schleimhäute** oder sogar eine **Pneumonie.** Häufiger entstehen allerdings nach einer Inkubationszeit zwischen 1 und 5 Tagen **Abszesse der Oberhaut.** In Europa kommt die Erkrankung praktisch nicht mehr vor.

**Zusammenfassung**

**Pseudomonaden:** Pseudomonas aeruginosa, Pseudomonas mallei (Verursacher des Rotz; zoonotisch bei Pferden und Eseln)
- **Übertragungswege:**
  - Aerosole
  - Schmierinfektion über medizinisches Personal
- **Inkubationszeit:** 1–5 Tage, beim Rotz auch wesentlich länger
- **Symptome von Pseudomonas aeruginosa:**
  - Wundinfektionen mit blaugrünem Eiter
  - Otitis media und externa

- Pneumonie
- Harnwegsinfektionen (durch Dauerkatheter)
- Sepsis (hohe Letalität)
- wegen seiner Resistenz und weiten Verbreitung („Nass- und Pfützenkeim") nosokomialer Problemkeim, betrifft überwiegend nur immungeschwächte Menschen
- **Symptome von Pseudomonas mallei:** beim Menschen Eiterungen an Haut, Schleimhaut und Lunge
- **Diagnostik:** Kultur aus Abstrichmaterial oder Körperflüssigkeiten
- **Therapie:** Antibiotikakombinationen nach Antibiogramm
- **Impfung:** keine
- **Meldepflicht:** nein
- **Behandlungsverbot:** nein

## 1.21 Hämophilus-Bakterien

Hämophilus-Bakterien sind winzige, unbewegliche, gramnegative Stäbchen, deren Gestalt teilweise veränderlich ist und die deswegen als **pleomorph (vielgestaltig)** bezeichnet werden. Die Stäbchen erscheinen häufig auch als kokkoid. Im typischen Fall aber besitzen sie eine Größe von 1 × 0,3 μm. Es sind bis heute nur **menschenpathogene** Arten bekannt, wobei zwei Arten im Vordergrund stehen – Haemophilus influenzae und Haemophilus ducreyi. Die Anordnung der Bakterien im mikroskopischen Bild erscheint teilweise „fischzugartig" oder kettenförmig ( > Abb. 1.70).

### 1.21.1 Haemophilus influenzae

Die Namensgebung von Haemophilus influenzae rührt zum einen daher, dass man den Keim früher für den Verursacher der „echten" Grippe (Influenza) gehalten hat, und zum anderen, dass er besondere Nährstoffansprüche stellt (hämophil = Blut liebend).

Ein weiteres Charakteristikum besteht darin, dass die Bakterien teilweise **Polysaccharid-Kapseln** ausbilden, wodurch die

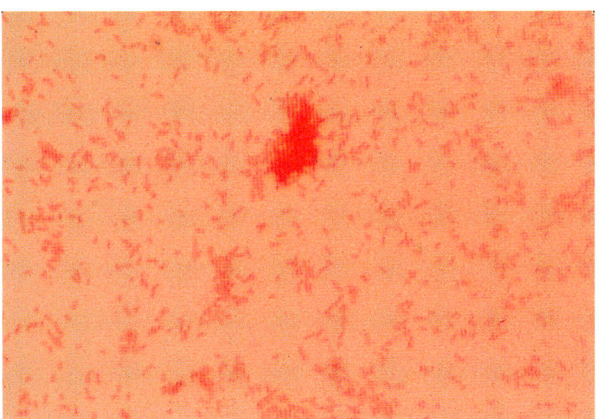

**Abb. 1.70** Haemophilus influenzae [36]

Phagozytose erschwert bzw. die Virulenz des Keimes erhöht wird. Es werden nach den Kapselpolysacchariden **6 Serotypen** unterschieden, die mit den Buchstaben a bis f bezeichnet werden. Der wesentliche Keim ist **Haemophilus influenzae b (Hib)**.

## Symptomatik

Hinsichtlich der durch Hib verursachten Erkrankungen kann man differenzieren, dass die **nicht bekapselten Arten** auf den Schleimhäuten der Atemwege **physiologischerweise** anzutreffen sind (bei > 50% aller Erwachsenen). Von dort aus werden sie durch **Tröpfchen-** oder **Kontaktinfektion** (Sekret oder kontaminierte Gegenstände) auf **Kinder** übertragen und verursachen lokale (Schleimhaut-)Infektionen. Dies sind v. a. eine **Sinusitis**, **Otitis media**, **Epiglottitis** und **Pneumonie**. Während Otitis media und Epiglottitis (bei 2- bis 6-Jährigen) durch Hib nur im Kleinkindesalter vorkommen, können von der **Pneumonie** oder **Sinusitis** auch **Erwachsene** betroffen sein. Die Pneumonie durch unbekapselte Hib ist bei Erwachsenen immerhin die zweithäufigste Form (nach den Pneumokokken) einer Pneumonie. Auch eine chronische Bronchitis ist möglich.

Dagegen besiedeln die **bekapselten Arten** über eine Bakteriämie bevorzugt entfernte Organe und verursachen besonders häufig (bei Säuglingen und Kleinkindern) eine **Meningitis** oder **Osteomyelitis**, evtl. auch **Arthritis**. Ganz pauschal sind von den bekapselten Hib-Bakterien v. a. Kinder bis zum 6. Lebensjahr betroffen. Bei Erwachsenen sind diese Formen selten. Die Erkrankungen werden bei den zugehörigen Fächern besprochen.

### HINWEIS PRÜFUNG

Die Unterscheidung in bekapselte und unbekapselte Arten bzw. die Frage, welcher dieser Typen lokale und welcher systemische Infektionen verursacht, hat weder im Hinblick auf die Prüfung noch für den medizinischen Alltag irgendeine Bedeutung.

## Impfung

Seit etlichen Jahren ist die **Hib-Impfung** Teil des empfohlenen Impfprogramms (STIKO). Dadurch wurde die Zahl an kindlichen Epiglottitiden, Meningitiden und weiterer Erkrankungen entscheidend verringert, in den USA um den Faktor 100. Impfgegner sollten bedenken, dass die Hib-Meningitis eine **Letalität** von **5–10%** besitzt und bei jedem 2. überlebenden Kind zu Folgeschäden wie Schwerhörigkeit und weiteren Behinderungen führt.

## Therapie

Die Therapie erfolgt antibiotisch – z. B. durch **Amoxicillin** oder **Erythromycin**.

## Meldepflicht

Eine Meldepflicht für Hib besteht nach § 7 IfSG nur bei **direktem Erregernachweis** aus Blut oder Liquor.

---

**Zusammenfassung**
**Haemophilus influenzae:**
- **Übertragungswege:**
  - Tröpfcheninfektion
  - Kontaktinfektion
- **Inkubationszeit:** wenige Tage
- **Symptome:**
  - Otitis media und Epiglottitis nur bei Kleinkindern
  - Pneumonie, Sinusitis, Meningitis oder Osteomyelitis auch bei Erwachsenen
- **Diagnostik:**
  - direkter Erregernachweis aus Körperflüssigkeiten
  - Blutagarplatte
- **Therapie:** Antibiotika
- **Impfung:** 4-mal im 1. Lebensjahr, Auffrischimpfungen (STIKO)
- **Meldepflicht:** nach § 7 IfSG (nur bei direktem Erregernachweis)
- **Behandlungsverbot:** ja

## 1.21.2 Ulcus molle

Das Ulcus molle **(weicher Schanker)**, verursacht durch **Haemophilus ducreyi**, gehört zu den ehemaligen klassischen Geschlechtskrankheiten. Es kommt in Europa nur noch vereinzelt vor, doch ist in einigen westlichen Ländern, z. B. in den USA, seit einigen Jahren wieder eine deutliche Zunahme der Erkrankung zu verzeichnen.

## Symptomatik

Nach einer Inkubationszeit von **1–6 Tagen** entwickeln sich an **Penis** bzw. **Schamlippen** zumeist mehrere **Papeln**, die sich in den folgenden Tagen in rundliche, weiche, im Gegensatz zum harten Schanker ( > 1.11.1) **schmerzhafte Geschwüre** umwandeln ( > Abb. 1.71), wobei allerdings infizierte Frauen oft symptomlos bleiben. In zumindest der Hälfte der Fälle entwickelt sich eine schmerzhafte **Entzündung der regionären Lymphknoten** in der Leiste, die ohne Therapie eitrig einschmelzen.

## Diagnostik

Die Diagnose erfolgt aus **Abstrichpräparaten** aus den unterminierten Randbereichen der Geschwüre. Eine serologische Diagnostik ist nicht möglich.

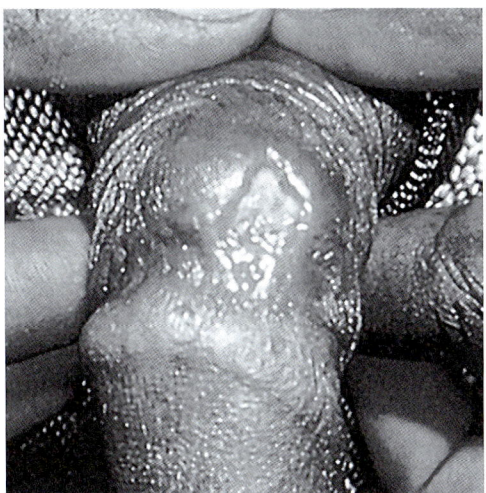

**Abb. 1.71** Ulcus molle mit multiplen Ulzera. [16]

## Therapie

Zur Therapie gibt man **Antibiotika**. Rezidive sind wegen **fehlender Immunisierung** jederzeit möglich.

## Meldepflicht

Es besteht **keine** Meldepflicht, jedoch ein **Behandlungsverbot** nach § 24 IfSG.

---

**Zusammenfassung**

**Ulcus molle:** verursacht durch **Haemophilus ducreyi**
- **Übertragungswege:** sexuelle Kontakte
- **Inkubationszeit:** 1–6 Tage
- **Symptome:**
  - geschwürig zerfallende genitale Papeln
  - weiche und schmerzhafte Ulzera (weicher Schanker)
  - eitrig einschmelzende Leistenlymphknoten
  - sekundäres Lymphödem als mögliche Folge
- **Diagnostik:**
  - direkter Erregernachweis aus Abstrichen
  - Züchtung auf Spezialmedien
- **Therapie:** Antibiotika
- **Impfung:** keine
- **Meldepflicht:** nein
- **Behandlungsverbot:** nach § 24 IfSG

# 2 Virale Infektionen

In ➤ Tab. 2.1 sind die viralen Infektionen nach Prüfungs- und Praxisrelevanz eingestuft.

## 2.1 Masern

Das **Masernvirus** gehört – gemeinsam mit den Mumps-, Parainfluenza- und RS-Viren – zur Gruppe der **Paramyxoviren**. Dabei handelt es sich um große **RNA-Viren** mit einem Durchmesser von 100–200 nm, die in Schleimschichten (Myxa = Schleim) einzudringen vermögen. Das Virus ist weltweit verbreitet. Es kommt nur beim **Menschen** vor; einzige Ansteckungsquelle ist also der sichtbar oder inapparent (sehr selten) an Masern (Morbilli) erkrankte Mensch. Das Virus ist **kontagiös** und **virulent** wie kaum ein anderer Erreger. Der Kontakt zu einem Masernkranken führt nahezu ausnahmslos, in > 95% der Fälle (Kontagionsindex > 0,95) zur Infektion und zur Erkrankung (Manifestationsindex > 0,95).

**Tab. 2.1** Bedeutung der viralen Infektionen für Prüfung und Praxis.

| Besonders prüfungsrelevant | Prüfungsrelevant | Praxisrelevant |
|---|---|---|
| • Masern (➤ 2.1)<br>• Influenza (➤ 2.2)<br>• virale Gastroenteritis durch Rota- und Noroviren (➤ 2.5)<br>• Virushepatits (➤ 2.7)<br>• Röteln (➤ 2.8)<br>• Windpocken (➤ 2.12)<br>• HIV bzw. AIDS (➤ 2.18) | • Tollwut (➤ 2.3)<br>• Poliomyelitis (➤ 2.4)<br>• Ringelröteln (➤ 2.9)<br>• Mumps (➤ 2.10)<br>• infektiöse Mononukleose (➤ 2.13)<br>• Herpes simplex (➤ 2.15) | • virusbedingtes hämorrhagisches Fieber durch Arboviren (➤ 2.6)<br>• Gelbfieber (➤ 2.6)<br>• Adenoviren (➤ 2.11)<br>• Zytomegalie (➤ 2.14)<br>• Exanthema subitum (➤ 2.16)<br>• FSME (➤ 2.17)<br>• SARS (➤ 2.19) |

## Krankheitsentstehung

Die Übertragung erfolgt durch direkten Kontakt bzw. üblicherweise durch **Tröpfcheninfektion** bzw. **aerogen** (Aer = Luft), also bereits über einige Entfernung (bis zu 8 m) „durch die Luft". Dies wird auch als **fliegende Infektion** bezeichnet. Masernviren besitzen allerdings keine Flügel. Auch die aerogene Übertragung ist eine Tröpfcheninfektion, wobei die Sputumtröpfchen mit den enthaltenen Viren etliche Meter weit durch die Luft geschleudert werden. Dies sowie die nachfolgende Infektion ist deshalb möglich, weil für die Übertragung der Masern bereits **einige wenige Viren**, eingepackt in besonders kleine und deshalb besonders weit durch die Luft segelnde Tröpfchen, ausreichen, während für andere virale oder bakterielle Infektionen in der Regel Zahlen von tausenden bis hin zu etlichen Millionen Erregern erforderlich sind. Das Masernvirus ist also besonders **kontagiös**.

Dies bedeutet auch, dass die Durchseuchung der Bevölkerung spätestens bis zum 10. Lebensjahr abgeschlossen ist. Bis dahin ist nahezu jeder entweder geimpft oder manifest (vereinzelt auch inapparent) erkrankt. Masern gelten deshalb als typische **Kinderkrankheit**. Der **Häufigkeitsgipfel** liegt im **Winterhalbjahr**. In Deutschland kommt es infolge der Impfung nur noch zu einigen hundert bis tausend Erkrankungen pro Jahr.

Die wenigen inapparent Erkrankten sind – entsprechend jeder systemischen Infektion – genauso kontagiös wie die manifest Erkrankten schon gegen Ende ihrer Inkubationszeit (während der letzten beiden Tage), da sich das Virus bis zu diesem Zeitpunkt bereits kräftig vermehrt hat.

Die Inkubationszeit beträgt **8–14 Tage**. In dieser Zeit kommt es neben einer lokalen Vermehrung auf den Schleimhäuten von Nasen-Rachen-Raum und Bronchialsystem auch zur Virämie. Dabei gelangt das Virus bevorzugt in die **Haut**, in Zellen des Immunsystems (**T-Lymphozyten**) und in die **Meningen** (➤ Abb. 2.1).

## Symptomatik

**Prodromalstadium**

Die manifeste Erkrankung beginnt als Prodromalstadium bzw. **katarrhalisches Stadium** mit mäßigem **Fieber**, **Pharyngitis**, **Husten**, **Schnupfen** und einer **Konjunktivitis**, die regelmäßig von einer erheblichen **Lichtscheu** begleitet wird. Die Gaumentonsillen können anschwellen. Das Fieber klingt nach 3–4 Tagen wieder ab. Im Blut findet man eine Leukopenie – v. a. **Lymphopenie** mit relativer Neutrozytose. Dies kann bei einer viralen Infektion, die zumeist eine Lymphozytose verursacht, als Besonderheit gewertet werden. Ursache ist der Befall der T-Lymphozyten.

Ein typisches und für die Frühdiagnose wertvolles Symptom sind kleine, weißliche, „kalkspritzerartige" Flecken mit rotem Hof auf der Wangenschleimhaut, die sog. **Koplik-Flecken** (➤ Abb. 2.2).

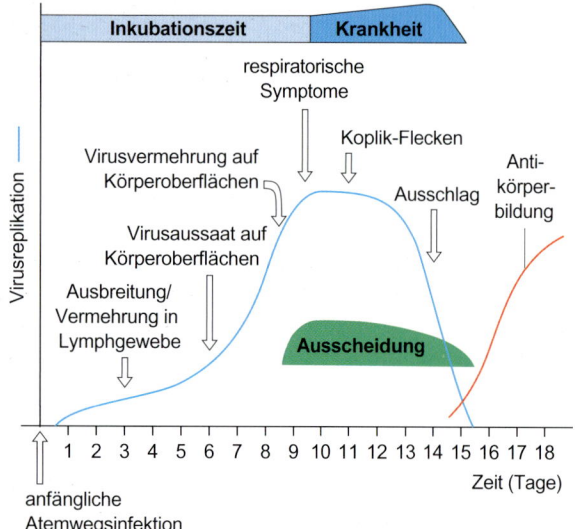

**Abb. 2.1** Verlauf der Masernerkrankung und Kontagiosität. [39]

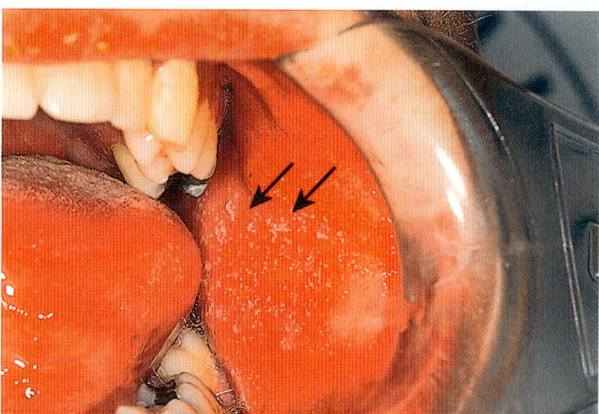

**Abb. 2.2** Koplik-Flecken auf der Wangenschleimhaut bei Masern. [6]

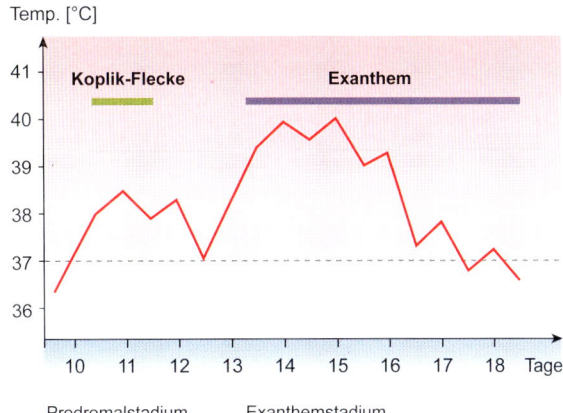

Temp. [°C]

Koplik-Flecke        Exanthem

Prodromalstadium    Exanthemstadium

**Abb. 2.3** Biphasischer Fieberverlauf bei Masern.

### Exanthemstadium

Etwa 3–5 Tage nach Beginn der sichtbaren Erkrankung beginnt zeitgleich mit einem erneuten **Fieberanstieg** (➤ Abb. 2.3) das **Masern-Exanthem** im **Gesicht** und **hinter den Ohren** (➤ Abb. 2.4), von wo es sich in den Folgetagen **nach kaudal** auf den ganzen Körper ausbreitet. Im Gegensatz zum Scharlach handelt es sich um ein **grobfleckiges Exanthem** (+ Enanthem), das überwiegend (v. a. im Gesicht und am oberen Thorax) konfluiert, teilweise aber noch unveränderte Haut zwischen den einzelnen Flecken zeigt (➤ Abb. 2.5). Ebenfalls im Gegensatz zum Scharlach sind die einzelnen Flecken oft etwas über das Hautniveau erhaben (**makulopapulöses** Exanthem) und manchmal aufgrund von Gefäßwandschäden auch hämorrhagisch. Handflächen und Fußsohlen bleiben in der Regel ausgespart. Juckreiz besteht nicht. Die Koplik-Flecken sind zu diesem Zeitpunkt bereits wieder verschwunden, können die Diagnose also nicht mehr erleichtern.

Das mit dem Exanthemausbruch oft sehr hohe Fieber fällt nach wenigen Tagen zügig und parallel zum Abklingen des Exanthems wieder ab (lytische – teilweise sogar kritische Entfieberung), falls es nicht aufgrund der sekundären Komplikationen hoch bleibt oder erneut ansteigt (➤ Abb. 2.3).

Das **Exanthem** persistiert für **4–7 Tage**. Sobald es voll ausgeprägt, also **an den Füßen** angekommen ist (spätestens 3–4 Tage nach Beginn), ist der Erkrankte **nicht mehr kontagiös**. Die **Ansteckungsfähigkeit** besteht also spätestens 2 Tage vor Ausbruch der Erkrankung für einen Zeitraum von etwa 10 Tagen und ist am Übergang vom katarrhalischen zum Exanthemstadium am größten. Nach **Abklingen** des Exanthems bildet sich unter **Aussparung von Händen und Füßen** eine leichte, kleieartige **Schuppung** der Haut. Während der Scharlach seine (groblamelläre) Schuppung also an Handflächen und Fußsohlen zeigt, bleiben gerade diese Lokalisationen bei den Masern frei.

Regelmäßig bestehen **Kopfschmerzen**, die durch die virale Meningitis verursacht werden. Die Kinder erscheinen verquollen und schwer krank (➤ Abb. 2.4). Häufig entwickeln sich eine virale **Otitis media** und virale **Pneumonie**. Otitis und

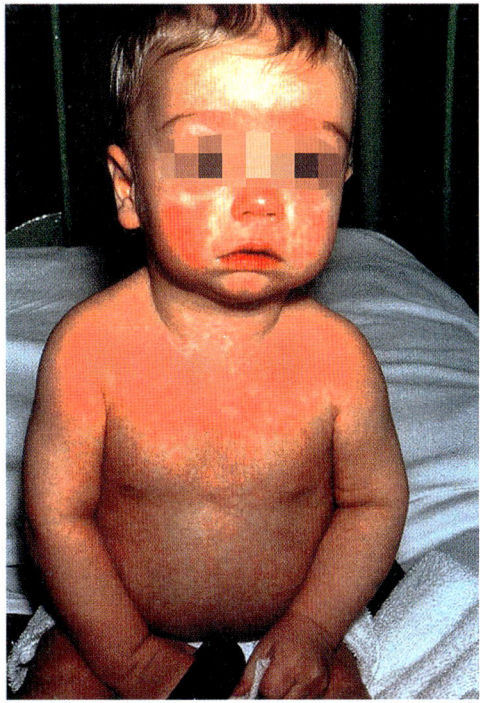

**Abb. 2.4** Das Masern-Exanthem beginnt im Gesicht und hinter den Ohren, die Patienten sehen „verheult, verrotzt, verquollen" aus. [50]

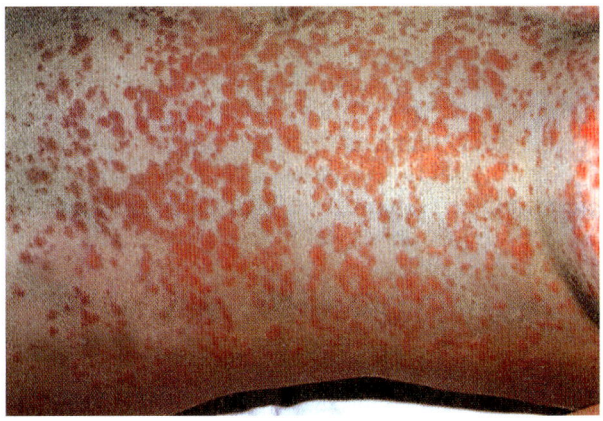

**Abb. 2.5** Grobfleckiges makulopapulöses Masern-Exanthem am Stamm. [9]

Pneumonie können zusätzlich durch bakterielle Superinfektion kompliziert werden.

Bei Kleinkindern kommt es manchmal zum Symptom eines **Pseudokrupps**. Teilweise entstehen in der Folge der Nekrosenbildung in den Atemwegen und des anhaltenden Hustens (irreversible) **Bronchiektasen**. Möglich ist auch eine begleitende **Gastroenteritis**.

### Mitigierte Masern

Manchmal kommt es zu **leichten** und **unspezifischen** Verläufen („mitigierte Masern"), evtl. sogar ohne deutliches Exanthem – etwa bei Säuglingen mit einer Restimmunität durch mütterliche Antikörper oder bei Geimpften, bei denen keine ausreichende Immunität aufgebaut worden war oder wegen fehlender Zweitimpfung wieder abgenommen hat.

**Anergie**

Auffallend ist der **Ausfall der zellulären Immunität** (Anergie) während der Erkrankung bzw. für einen Zeitraum von insgesamt 6 Wochen, was z. B. zu einem Negativwerden des Intrakutantestes (Tine-Testes) führt, aber auch eine schlummernde Tuberkulose aktivieren kann. Ursache ist der regelmäßige **Mitbefall der T-Lymphozyten**, die in Aktivität und Teilungsfähigkeit behindert werden.

## Komplikationen

Die folgenschwerste Komplikation der Masern ist die postinfektiöse **Enzephalitis** mit Beginn in der 2. oder 3. Krankheitswoche, die ebenfalls durch das Virus selbst verursacht wird. Es kommt zu Einblutungen oder sogar Demyelinisierungen. Die **Letalität** dieser Komplikation ist mit **15%** sehr hoch. Die Überlebenden zeigen häufig (30%) Defekte wie **Lähmungen**, eine **Epilepsie** oder **Persönlichkeitsveränderungen**. Nach Angaben des Robert-Koch-Instituts kommt auf 1.000 Masern-Erkrankungen 1 Masern-Enzephalitis (0,1%).

Vor allem bei Kleinkindern bis zum 2. Lebensjahr sowie bei Erwachsenen nimmt die Erkrankung einen schwereren Verlauf. Insgesamt liegt die **Letalität** bei **0,1–0,2%** (USA 0,3%). Die Zahl an Defektheilungen beträgt ein Vielfaches davon. Ohne Impfung wären in Deutschland rund 700.000 Erkrankungen/Jahr zu erwarten – mit mehr als 1.000 Sterbefällen und einem Vielfachen an Defektheilungen. In den Entwicklungsländern liegt die Letalität zwischen 1 und 10%. Insgesamt sterben weltweit Jahr für Jahr bis zu 1 Million Menschen an den Masern. Diese Zahlen sollten beachtet werden, wenn man über den Sinn einer Masern-Impfung oder über den Besuch von „Masern-Partys" diskutiert ( ➤ auch Fach Immunologie).

## Diagnostik

Im typischen Fall wird die Diagnose aus dem **klinischen** Bild heraus gestellt. In Zweifelsfällen kann sie **serologisch** (IgM bzw. Anstieg des IgG in aufeinanderfolgenden Serumproben) bestätigt werden. An die **Lymphopenie** sei nochmals erinnert.

## Impfung

Die **Aktivimpfung** gegen Masern erfolgt nach dem Impfkalender (STIKO) bevorzugt im 12.–15. Lebensmonat. Bis dahin sind die von der Mutter übertragenen Antikörper mit Sicherheit vollständig aus dem Blut verschwunden, sodass sie das überimpfte Virus nicht blockieren und unwirksam machen können. Benutzt wird ein **Lebendimpfstoff** aus abgeschwächten Viren – in der Regel gemeinsam mit den weiteren Lebendimpfungen gegen Mumps, Röteln und Varizellen (**MMRV**).

Mögliche **Nebenwirkungen** sind in der 2. Woche nach der Impfung leichtes **Fieber** oder sogar ein leichtes **Exanthem**.

Ernsthafte Nebenwirkungen sind selten. Auch die bei der Masern-Erkrankung bei zumindest jedem Zweiten feststellbaren Veränderungen im EEG (Messung der Hirnströme) gibt es bei den Impfmasern genauso wenig wie eine SSPE. Impfmasern erscheinen nicht auf den Schleimhäuten; es kann sich also niemand an einem Impfling infizieren. Da die Masernerkrankung selbst immer schwerer und mit zunehmenden Komplikationen verläuft, ist diese Impfung sehr zu empfehlen.

Bis zu 5% der Impflinge entwickeln nach der **Erstimpfung keine Antikörper** (Nonresponder), reagieren jedoch häufig wenigstens auf die Auffrischimpfung. Der Schutz durch die Impfung ist nicht ganz so perfekt wie durch die Erkrankung selbst. Ab und zu erkranken Menschen, meist Erwachsene, trotz vorangegangener Impfung, sodass seit einigen Jahren von der STIKO eine **Auffrischimpfung** bis zum Ende des 2. Lebensjahres empfohlen wird. Dagegen liegt die **Immunität** nach durchgemachter Erkrankung bei **100%**. Eine zweite Masernerkrankung gibt es nicht.

Die **Durchimpfungsrate** für die Erstimpfung liegt in Deutschland bei gut **90%**. Nur 66% der Kinder erhalten eine Auffrischimpfung. Dadurch kommt es immer wieder zu kleineren Epidemien mit Hunderten oder sogar Tausenden von Erkrankungsfällen.

In **Finnland** wurde in den Jahren ab 1982 ein konsequentes und sehr exakt dokumentiertes Impfprogramm verwirklicht, das über eine zweimalige Impfung mit dem MMR-Impfstoff (Mumps-Masern-Röteln) auch die Masern erfasst. Die **Durchimpfungsraten** liegen bei > 95%. Seit 1996 gibt es in Finnland, mit Ausnahme von 6 aus dem Ausland eingeschleppten Fällen, weder Mumps noch Röteln. Seit dem Jahr 2000 sind auch **keine Masernfälle** mehr aufgetreten. **Impfnebenwirkungen** waren, abgesehen von harmlosen Reaktionen wie Fieber, **selten**. Gemeldet wurden in den 14 Jahren zwischen 1982 und 1996 bei 1,8 Millionen Impflingen und über 3 Millionen Impfungen 173 schwere Erkrankungen im zeitlichen Zusammenhang mit der Impfung. Bei 78 Meldungen wurde ein anderer Zusammenhang belegt. Die Rate an **Impfschäden** liegt damit bei etwa einem Fall auf 19.000 Impfungen. Am häufigsten wurden schwere allergische Reaktionen, Fieberkrämpfe, Meningitis, Enzephalitis, Orchitis, Diabetes mellitus oder eine idiopathische Thrombozytopenie registriert. Ein 13 Monate alter Junge starb 8 Tage nach der Impfung. Dafür wurden gegenüber den Jahren vor Einführung des Impfprogramms pro Jahr bis zu 1.000 Mumps-Enzephalitiden und -Orchitiden, 50 Rötelnembryopathien sowie 350 Enzephalitiden in Folge der Masernerkrankung mit Hunderten von toten oder verstümmelten Kindern vermieden.

Neben Ländern wie z. B. Finnland sind die Masern auch in den **USA**, nach etwa 1 Million Erkrankungen in den Epidemiejahren (alle 2–5 Jahre) der „Vorimpf-Ära", inzwischen **ausgerottet**. Die **Durchimpfungsrate** liegt bei **> 95%**. Zur Fußball-WM 2006 wurde wegen der Masernepidemie in Nordrhein-Westfalen eine Reisewarnung für Deutschland ausgegeben. Das darf man sich auf der Zunge zergehen lassen.

## Therapie

Eine ursächliche Therapie ist **nicht möglich**. Bakterielle Komplikationen werden antibiotisch behandelt. In den ersten 4–5 Tagen der **Inkubationszeit** kann man mit einer **Passiv- oder sogar Aktivimpfung** (sog. Inkubationsimpfung) einen Krankheitsausbruch verhindern oder zumindest abschwächen, weil die Immunantwort auf die Impfmasern dann noch rechtzeitig erfolgt und vor dem Wildvirus schützt.

## Meldepflicht

Meldepflichtig ist nach § 6 IfSG bereits der **Masern-Verdacht**. Seit Einführung der Meldepflicht 2001 werden in Deutschland mehrere hundert bis hin zu wenigen tausend Fällen pro Jahr registriert (2008: rund 900, 2009: knapp 600).

## SSPE

Eine seltene, als sog. **Slow-Virus-Infektion** („langsam entstehende Virusinfektion") definierte Erkrankung stellt die **subakute sklerosierende Panenzephalitis** (SSPE) dar, die durchschnittlich **8–12 Jahre** (1–30 Jahre) nach einer Masernerkrankung beginnt und nach 1–3 Jahren zum sicheren **Tod** führt.

Ursache ist die Persistenz des Masernvirus im ZNS, besonders häufig nach einer Masernerkrankung in der frühen Kindheit oder bei Immungeschwächten. Im Sommer 2006 waren allein in Nordrhein-Westfalen 6 Menschen an einer SSPE erkrankt.

Die Symptome bestehen in **Wesensänderungen**, **Lähmungen** und **epileptischen Anfällen**. Betroffen sind überwiegend Kinder und Jugendliche.

---

**Zusammenfassung**

**Masern:** verursacht durch das **Masernvirus**
- **Übertragungswege:**
  – Tröpfcheninfektion („aerogen")
  – theoretisch auch Kontaktinfektion
- **Inkubationszeit:** 8–14 Tage
- **Kontagionsindex:** > 0,95
- **Manifestationsindex:** > 0,95
- **Symptome:**
  – biphasischer Verlauf
  – katarrhalisches Stadium (3–4 Tage): mäßiges Fieber, Pharyngitis, Konjunktivitis mit Lichtscheu, Husten, Schnupfen und Koplik-Flecken
  – Exanthemstadium (1 Woche): hohes Fieber, konfluierendes grobfleckiges Exanthem (Beginn Gesicht und retroaurikulär), nach Abklingen kleieartige Schuppung, Meningitis mit Kopfschmerzen, virale Otitis media, virale Bronchitis und Pneumonie, mitigierte Masern bei Teilimmunität

- **Komplikationen:**
  – bakterielle Superinfektion (Otitis, Pneumonie)
  – Pseudokrupp bei Kleinkindern
  – Bronchiektasen
  – virale Enzephalitis (2.–3. Krankheitswoche) mit hoher Letalität
  – nach ca. 10 Jahren SSPE (selten)
- **Diagnostik:**
  – klinisches Bild
  – Lymphopenie
  – Antikörper (IgM, Anstieg IgG)
- **Therapie:**
  – symptomatisch
  – Antibiotika bei Superinfektionen
  – Passiv- oder evtl. Aktivimpfung nach Kontakt zu Erkrankten (Inkubationsimpfung)
- **Impfung:** Lebendimpfung 12.–15. Monat, 1 Auffrischimpfung (STIKO)
- **Meldepflicht:** nach § 6 IfSG
- **Behandlungsverbot:** ja

# 2.2 Influenza

Influenzaviren sind mittelgroße (80–120 nm) **RNA-Viren** mit Hülle ( > Abb. 2.6), die in den **3 Serotypen A**, **B** und **C** vorkommen. Sie gehören zu den **Orthomyxoviren**. Ihre äußere Form ist pleomorph (mehrgestaltig), gleicht aber am häufigsten einem Ei. Sie verursachen die Grippe (Influenza), wobei es sich hier um die **echte Grippe** handelt und nicht um den sog. grippalen Infekt, der vom Laien häufig als „Grippe" bezeichnet wird. Grippale Infekte werden von vergleichsweise harmlosen Viren (Rhino-, Adeno-, *Para*influenza-, Coxsackie-, Corona- und RS-Viren) verursacht, während es sich bei der Virusgrippe um eine **schwere Infektionskrankheit** handelt, an der z. B.

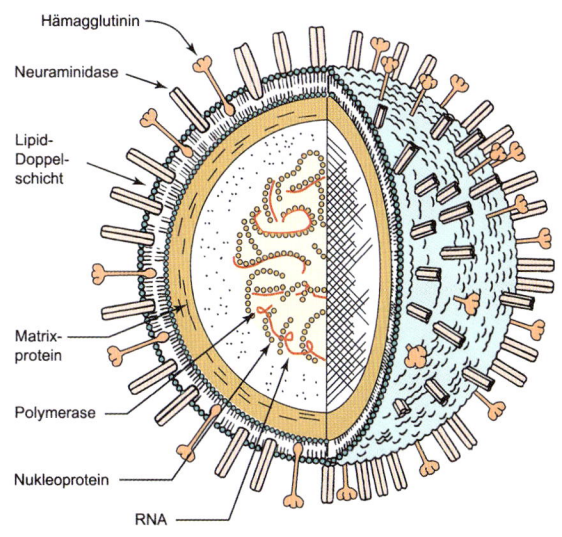

**Abb. 2.6** Schematischer Aufbau des Influenzavirus. [41]

1918/1919 (sog. spanische Grippe) mindestens 25 Millionen Menschen verstorben sind. Unabhängig von solchen Pandemiejahren sterben alljährlich weltweit mehrere 100.000 Menschen an der Influenza.

## Antigenwandel

Eine Besonderheit der Influenzaviren besteht in ihrem Antigenwandel, der besonders den **Typ A** betrifft. Dabei treten in Abständen von etwa 10–40 Jahren umfangreiche **Veränderungen des viralen Genoms** auf, die eine Immunisierung nach früherer Grippeerkrankung vollständig unterlaufen und zu **Neuinfektionen** führen. Kleinere Abwandlungen, die nicht zu völlig neuen Subtypen führen, erscheinen in wesentlich kürzeren Abständen.

> **MERKE**
> Der große Antigenwandel wird als Antigenshift bezeichnet, die kleineren als Antigendrift.

Zwischen den großen **Pandemien** (1918/19, 1957/58, 1968/69, 1977/78 und 2009/10) kommt es alle 2–3 Jahre zu **kleineren Epidemien** bei Nichtimmunisierten oder aufgrund von begrenzten Virusmutationen (Antigendrift). Inzwischen kennt man von den beiden wesentlichen Hüllantigenen des A-Virus (H = Hämagglutinin und N = Neuraminidase) 15 bzw. 9 Subtypen. Aktuell (seit 1977) zirkulieren v. a. H1N1 und H3N2.

### Antigenshift

Der Antigenshift erfolgt in **Vögeln** oder auch im **Schwein**, weil Letzteres sowohl von artspezifischen als auch von vogel- oder menschenpathogenen Influenzaviren befallen wird und dadurch Übertragungen (Vermischungen) zwischen verschiedenen Virustypen verursacht. Von dort aus kommt dann jeweils eine neue Pandemie durch den Typ A in Gang, die im Verlauf der folgenden Jahre bis zu 70% der Weltbevölkerung erfasst.

## Aviäre Influenza

Der **Typ A** wird u. a. auch bei Pferden, Möwen und Enten gefunden. Vor allem bei **Hühnern** führen abweichende Serotypen (seit 1997 **H5N1**) zur **Vogelgrippe** (= Geflügelpest bzw. **aviäre Influenza**) mit extrem **hoher Letalität**. Diese Serotypen können mit hoher Kontagiosität **Zugvögel** und **Schweine**, **selten** auch **Menschen** infizieren („Artsprung"; > Abb. 2.7) und (extrem selten) von Mensch zu Mensch weitergetragen werden. In der Folge scheint ein Antigenshift auch im Menschen möglich, sofern eine gleichzeitige Infektion mit humanen Serotypen stattfindet.

Befänden sich also in einem menschlichen Wirt sowohl menschen- als auch vogelspezifische Influenzaviren, könnten sich die jeweils 8 RNA-Segmente (> Abb. 2.6) beliebig zu einem neuen Virus zusammensetzen. Sollte dieses neue Virus so kontagiös sein wie H3N2 und so aggressiv wie H5N1 (annähernd 100% Letalität unter den Vögeln, ca. 50% beim Men-

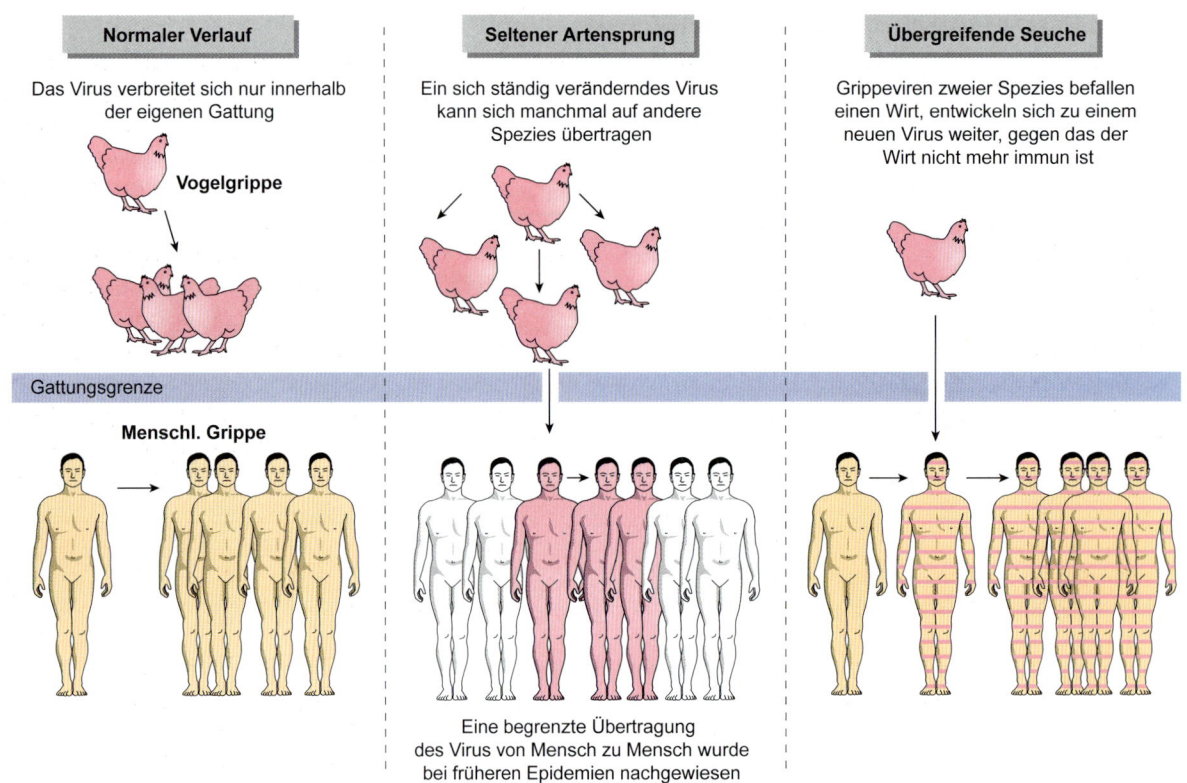

**Abb. 2.7** Artensprung bei der Übertragung der Vogelgrippe.

schen), wäre eine neuerliche Pandemie mit Millionen von Toten kaum noch zu vermeiden.

2005 erreichte die Vogelgrippe Russland und Kasachstan, wo es unter Hühnern und Enten zu einem Massensterben kam. Seit dem Winter 2005/06 ist Europa erreicht. In Deutschland kam es im Februar 2006 zu ersten Erkrankungen bei Zugvögeln auf der Insel Rügen. Inzwischen (2010) scheint die Gefahr gebannt.

### Schweinegrippe

2009 wurde die Angst vor der Vogelgrippe von der Angst vor der Schweinegrippe („neue Grippe") abgelöst, die aus einer neuerlichen Mutation des H1N1-Virus in mexikanischen **Schweinen** hervorging und **auf den Menschen übertragen** wurde. Von Mexiko aus kam es, trotz aller Gegenmaßnahmen, zur **Pandemie**. Diese Form eines Grippevirus stellt nichts anderes dar als das, was an Drift und Shift ohnehin seit vielen Jahrzehnten neu entsteht. Noch dazu verlief die Erkrankung eher milder als zahlreiche Varianten zuvor und hätte die Hysterie selbst in der Fachwelt, die zur Empfehlung einer breiten Durchimpfung der Bevölkerung führte, keinesfalls gerechtfertigt. So war es denn auch weniger die aktuelle Virulenz des Virus (bis Jahresende 2010), die Sorgen bereitete, sondern mehr die Befürchtung, das Virus könne erneut mutieren und an Gefährlichkeit zulegen.

### Krankheitsentstehung

Das Influenzavirus ist außerhalb seines Wirtes **sehr stabil** und kann deshalb auch über **Gegenstände** übertragen werden. Nach der Bindung an die Zielzelle (**Adsorption**) wird es über Endozytose (**Penetration**) in die Zelle eingeschleust. Das Virus benutzt für die **Adsorption** das **Hämagglutinin** seiner Hülle und für die **Ausschleusung** bzw. Ablösung von der Wirtszelle das Enzym **Neuraminidase** als weiteren Bestandteil seiner Hülle, das die Neuraminsäure menschlicher Zellmembranen spaltet. Bereits 4 Stunden nach der Aufnahme in die Zelle sind in die Membran der Wirtszelle neue Virushüllen eingebaut, die von den Nukleocapsiden im Zuge ihrer Ausschleusung (> Abb. 2.8) als Hülle verwendet werden. Die Wirtszelle geht wegen der gestörten zelleigenen Synthese anschließend zugrunde.

Die Influenza ist eine Erkrankung, deren **Kontagiosität** längst **nicht so extrem** ist wie diejenige der Masern, Kinderlähmung oder Windpocken. Man schätzt den Kontagionsindex je nach Subtyp auf 0,2–0,5. Die Kontagiosität eines Erkrankten besteht in der Regel vom Ende der Inkubationszeit bis zu maximal 7 Tage nach Ausbruch der Erkrankung.

Der Häufigkeitsgipfel liegt im **Winterhalbjahr**. Die Übertragung erfolgt üblicherweise durch **Tröpfcheninfektion**, seltener auch durch **Schmierinfektion**. Die Inkubationszeit ist mit **1–4 Tagen** recht kurz. Inapparente Verläufe sind mit schätzungsweise 30–50% der Infizierten häufig. Befallen werden typischerweise die **Schleimhäute** des gesamten **Bronchialbau-**

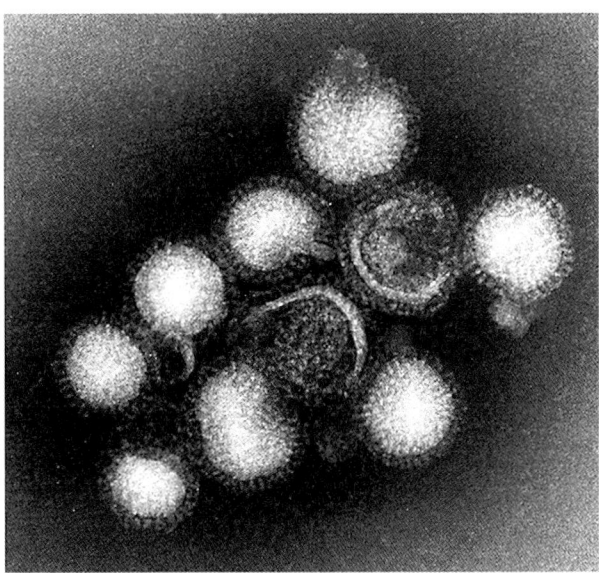

**Abb. 2.8** Aussprossen von Influenzaviren aus einer infizierten Zelle (elektronenmikroskopische Aufnahme). [13]

**mes**. Das Epithel der Bronchien wird nekrotisch, wodurch **bakterielle Superinfektionen** entstehen. Die **bakterielle Bronchopneumonie** gilt als häufigste Todesursache – v. a. bei geschwächten oder alten Menschen. Daneben findet man im Gefolge der Influenza des Öfteren **Bronchiektasen** (auch nach Masern und v. a. Keuchhusten).

### Symptomatik

Die Grippe beginnt **abrupt** mit **hohem Fieber** und **Schüttelfrost**, Kopf-, Glieder- und **Muskelschmerzen** sowie **allgemeiner Schwäche**. Bald darauf kommt es zur viralen Bronchitis mit **heftigem (trockenem) Husten**, der durch eine Tracheitis rau und schmerzhaft wird. Schnupfen tritt eher nicht auf. Teilweise kommt es zur begleitenden **Myokarditis**, eventuell mit relativer Bradykardie oder Rhythmusstörungen, die bei Herzkranken zur Todesursache werden kann. Manchmal sieht man in den ersten Krankheitstagen ein **flüchtiges Exanthem** (und Enanthem), das an Masern oder Scharlach erinnert. Möglich ist die Beteiligung weiterer Organe und Gewebe (z. B. Leber, Darm) mit Übelkeit und Durchfällen. Der (häufige) Befall der Riechschleimhaut, evtl. unter Einschluss der Nasennebenhöhlen, führt zu **Störungen des Geruch- und Geschmacksempfindens**.

**Komplikationen** sind **Meningitis**, **Otitis media** und **Pseudokrupp** bei Kleinkindern sowie auch eine **virale Pneumonie** oder **Enzephalitis**. Die virale Pneumonie ist nicht allzu häufig, verläuft aber von allen Pneumonien am schwersten (hohe Letalität). Die Grippe besitzt auch insgesamt eine **hohe Letalität**, die man in Deutschland mit etwa 10.000 Menschen/Jahr (in einzelnen Jahren bis zu 30.000 Todesfälle, weltweit bis 500.000) veranschlagen kann. Besonders betroffen sind ältere oder geschwächte Menschen. Dank der breit genutzten Impfung ist die Zahl an Influenzaerkrankungen inzwischen rückläufig.

2008 kam es lediglich zu 15.000 gemeldeten Fällen. Allerdings ist die Dunkelziffer sehr hoch, weil die Meldung nur für den direkten Virusnachweis gilt – und der wird im medizinischen Alltag üblicherweise nur bei besonderen Konstellationen versucht.

In unkomplizierten Fällen **dauert** die Grippe **7–10 Tage**, wobei aber noch etliche Wochen bis zur völligen Wiederherstellung vergehen können. Dieses Intervall ist v. a. bei älteren Menschen oftmals sehr ausgedehnt, wobei dann Schwäche und Müdigkeit im Vordergrund stehen (sog. **Postinfluenza-Asthenie**). Die Ursache hierfür ist unbekannt, doch könnte man sich vorstellen, dass der weit verbreitete und bei alten Menschen besonders häufige, evtl. latente Mangel an essenziellen Nährstoffen und Vitaminen aufgrund der umfangreichen Zellerneuerungen verstärkt wird und deshalb symptomatisch wird.

**B- und C-Virus**

Die Grippe durch das **Influenza-B-Virus**, das ebenso wie der Typ C und im Gegensatz zum Typ A nur beim Menschen vorkommt, verläuft **weniger typisch** und **weniger heftig**. Sie wird dadurch seltener diagnostiziert, obwohl die Durchseuchung in der Bevölkerung hoch ist. Das **Influenza-C-Virus** verursacht lediglich **inapparente** oder mit **milden** Symptomen verlaufende Infektionen.

Es ist möglich, dass das **Reye-Syndrom** der Kinder, das üblicherweise in Verbindung mit ASS gebracht wird (➤ Fach Pharmakologie), überwiegend durch das B-Virus verursacht wird.

## Diagnostik

Die Diagnose der Grippe wird in Zweifelsfällen **serologisch** durch spezifische Antikörper erbracht. Die **Virusisolierung** gelingt aus Rachenabstrichen oder aus dem Stuhl, inzwischen auch mit der PCR-Methode. Im Blut besteht eine **Leukopenie** mit relativer **Lymphozytose**, wie dies für die Mehrzahl systemischer viraler Infektionen typisch ist.

## Impfung

Die v. a. für **ältere** (ab 60 Jahren) oder **gefährdete** Menschen (z. B. bei kardiopulmonalen Vorerkrankungen, Diabetes mellitus, Immuninsuffizienz) von der STIKO **empfohlene** Schutzimpfung besteht aus einem **Totimpfstoff** (nur Hüllproteine), der laufend dem Antigenwandel angepasst werden muss, z. B. seit 2010 auch gegen die „Schweinegrippe" wirksam ist. Dadurch werden **regelmäßige (jährliche) Wiederimpfungen** erforderlich. Ursächlich dafür ist auch die relativ schwache Immunantwort auf Influenzaviren, die v. a. Antikörper gegen das Hämagglutinin der Hülle beinhaltet, aber kaum die zellvermittelte Abwehr. Die Wirksamkeit der Impfung ist trotzdem recht gut: Etwa 70% der Geimpften erkranken im Verlauf einer Epidemie gar nicht, die restlichen 30% eher leicht und unspezifisch. Man sollte den Geimpften mitteilen, dass sie kaum noch ernsthaft an der Grippe, aber jederzeit an einem grippalen Infekt erkranken können, um den üblichen Missverständnissen zuvorzukommen.

Seit 2010 gilt die Impfempfehlung der STIKO auch für **alle Schwangeren**. Dies ist ein bisher einmaliger Vorgang, weil man gerade in der Schwangerschaft hinsichtlich jeglicher Medikation besonders zurückhaltend ist. Andererseits ist die Schwangerschaft aufgrund der hormonellen Situation (z. B. hoher Glukokortikoidspiegel) mit einer gewissen Immundefizienz verbunden, sodass man die Empfehlung durchaus akzeptieren sollte. In der Schwangerschaft sind Lebendimpfungen grundsätzlich kontraindiziert, weil sich „Lebendiges" vermehren und damit potenziell auch die Plazentarschranke überwinden kann. Dagegen sind Totimpfstoffe prinzipiell erlaubt, gerade weil hier eine Vermehrung von Keimen und dadurch auch Bedrohung des Kindes unmöglich ist.

## Therapie

Eine wirksame orale Therapie existiert in der Form von **Neuraminidasehemmern** wie Zanamivir und Oseltamivir (Tamiflu®) und ist auch für Kinder geeignet. Die beste Wirkung wird bei Einnahme in den ersten Krankheitsstunden bzw. prophylaktisch erzielt. Ansonsten wird **symptomatisch** bzw. bei den häufigen Superinfektionen antibiotisch therapiert.

## Meldepflicht

Die Influenza ist **meldepflichtig** nach § 7 IfSG, aber nur bei **direktem Erregernachweis** (z. B. über PCR). Seit 2007 existiert zusätzlich die Meldung nach § 6 für die Ansteckung am Vogel (aviäre Influenza). Vorübergehend galt dies 2009 auch für die Neue Grippe H1N1 („Schweinegrippe").

---

**Zusammenfassung**

**Virusgrippe (Influenza):** verursacht durch das **Influenzavirus**

- **Übertragungswege:**
  - Tröpfcheninfektion
  - Schmierinfektion
- **Inkubationszeit:** 1–4 Tage
- **Kontagionsindex:** 0,2–0,5 (abhängig von Subtyp und Resistenz)
- **Manifestationsindex:** ca. 0,6
- **Symptome:**
  - abrupter Beginn mit hohem Fieber und Schüttelfrost
  - Kopf- und Gliederschmerzen
  - Schwäche
  - schmerzhafter, trockener Husten
  - Myokarditis mit Rhythmusstörungen, relative Bradykardie
  - weitere Organbeteiligungen (z. B. Exanthem, Diarrhö, Otitis, Sinusitis)
  - Pseudokrupp bei Kleinkindern
  - Meningitis, Meningoenzephalitis

- bakterielle Superinfektionen (Bronchopneumonie) als Haupttodesursache
- **Diagnostik:**
  - Virusisolierung oder PCR (Rachenabstrich, Stuhl)
  - Antikörper
- **Therapie:** Neuraminidasehemmer (Tamiflu®), Antibiotika bei Superinfektionen
- **Impfung:**
  - Menschen > 60 Jahre, Schwangere und Patienten mit kardiopulmonalen oder sonstigen ernsthaften Vorerkrankungen (STIKO)
  - für die Schweinegrippe (2009) galt eine sehr viel breitere Impfempfehlung, die inzwischen wieder zurückgenommen wurde
- **Meldepflicht:** nach § 7 IfSG (nur bei direktem Erregernachweis), nach § 6 IfSG für die aviäre Influenza (Ansteckung am Vogel)
- **Behandlungsverbot:** ja

## 2.3 Tollwut (Lyssa, Rabies)

Das **Tollwutvirus** gehört zu den behüllten **RNA-Viren** und dort zur Familie der **Rhabdoviren**. Seine Form erinnert an eine Patrone mit einem Querdurchmesser von 70 nm und einer Länge von 175 nm ( ➤ Abb. 2.9).

Die Tollwut-Erkrankung stellt eine **Zoonose** dar. Natürliche **Wirte** der Viren sind **Füchse** und **Dachse**. Von ihnen kann das Virus über den **Speichel** auf **Hunde, Katzen** und weitere Tiere übertragen werden. Auch Fledermäuse kommen als Infektionsquelle in Frage (z. B. als **Aerosolinhalation** in Fledermaushöhlen oder durch Vampir-Fledermäuse in Südamerika). Weltweit stellen **Hunde** die **Hauptinfektionsquelle** dar.

### Krankheitsentstehung

Die Infektion des Menschen erfolgt üblicherweise durch den **Biss** eines Tieres. Eine Ansteckung an infektiösem **Tierspeichel** ist aber auch über kleine Hautwunden oder über unverletzte Schleimhäute möglich. Dabei ist jedoch die Übertra-

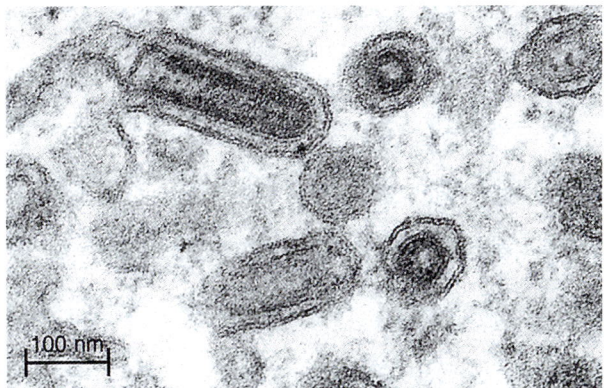

**Abb. 2.9** Tollwutviren im Elektronenmikroskop. [9]

gungswahrscheinlichkeit nicht sehr groß. Man schätzt sie auf durchschnittlich nur etwa 10% (Kontagionsindex 0,1).

Die Viren erscheinen erst kurz vor der manifesten Erkrankung im Speichel des Tieres. Wenn also z. B. nach einem Hundebiss das entsprechende Tier nach spätestens 7–10 Tagen noch keine Symptome einer Tollwuterkrankung zeigt, kann es den gebissenen Menschen auch nicht infiziert haben.

Tollwutviren vermehren sich nach erfolgter Übertragung zunächst lokal in der **Muskulatur** und gelangen dann über die zugehörigen motorischen Endplatten bzw. über die Muskel- und Sehnenspindeln in die **Nervenendungen**. Ähnlich wie das Tetanustoxin wandern sie daraufhin retrograd mit einer Geschwindigkeit von 3 mm/Std. ins **ZNS**, wo sie sich in den Nervenzellen vermehren. Schließlich gelangen sie fraglich auf dem Blutweg, v. a. aber zentrifugal über die vegetativen Nerven zu peripheren **Drüsen** wie **Speicheldrüsen** und **Pankreas**, aber auch in weitere Drüsen wie u. a. diejenigen der Haarbälge.

Die Inkubationszeit vom erfolgten Biss bis zum Ausbruch der Erkrankung beträgt **10 Tage bis 10 Monate** (selten bis zu mehr als 1 Jahr) – im Durchschnitt etwa 3–8 Wochen. Sie ist abhängig von der Menge an übertragenem Virus, der Tiefe und Größe der Verletzung sowie v. a. auch von der Entfernung zwischen Bissstelle und Rückenmark.

### Symptomatik

#### Prodromalstadium

Vorboten der Erkrankung (= Prodromalstadium) sind ausgeprägte **lokale Schmerzen** oder **Parästhesien** und eine **Rötung** im Bereich der Wunde bzw. zurückgebliebenen Narbe, **Kopfschmerzen**, **Fieber**, **Appetitlosigkeit** und ein allgemeines **Krankheitsgefühl**. Dieses Stadium dauert 1–4 Tage.

#### Exzitationsstadium

Anschließend kommt es zum Exzitationsstadium („rasende Wut") mit **Angstgefühlen**, **Unruhe** und **vermehrtem Speichelfluss**. Die dabei einsetzende **Enzephalitis** führt zu Lähmungen, Krampfanfällen, Verwirrtheit, Halluzinationen, Doppeltsehen und Wesensänderungen wie z. B. einer Streitlust oder Wutanfällen. Als erstes spezifisches Syndrom kann man **Krämpfe der Schluck- und Atemmuskulatur** beobachten. Die ausgeprägte Speichelbildung führt in Kombination mit dem Unvermögen zu schlucken zu **„Schaum vor dem Mund"** sowie zur **Exsikkose**. Die Temperatur steigt auf Werte um 40 °C.

Häufig wechseln geistige Verwirrtheit und Phasen völliger Bewusstseinsklarheit einander ab. Auffallend sind eine **Überempfindlichkeit** gegenüber **Licht**, **Geräuschen** und **Berührungen** sowie eine **Wasserscheu** (Hydrophobie): Allein die optische oder akustische Wahrnehmung von Wasser führt beim Menschen in einem Teil der Fälle zu generalisierten Krämpfen.

## Paralysestadium

Erst wenige Stunden vor dem Tod lassen Unruhezustände und Krämpfe nach (Paralysestadium = „stille Wut"). Der Patient fällt ins **Koma** und stirbt dann an **generalisierten Lähmungen** sowie dem **Ausfall des Atemzentrums**. Ursache ist eine ausgedehnte Zerstörung der zerebralen Nervensubstanz. In den Nervenzellen findet man häufig die **Negri-Körperchen** ( ➤ Abb. 2.10), Einschlusskörperchen von bis zu 27 μm Größe, die Ablagerungen viraler Nukleokapside darstellen. Es handelt sich also um nahezu fertig gestellte Viren, die die Ausschleusung aus den Zellen nicht mehr geschafft haben.

Zwischen den ersten Krankheitssymptomen und dem sicheren Tod liegen ein bis maximal 2 Wochen. Es soll allerdings vereinzelt auch schon zu Heilungen gekommen sein.

## Diagnostik

Die Diagnose wird **klinisch** aus den Symptomen und der Anamnese gestellt, postmortal aus den zerebralen Veränderungen einschließlich Negri-Körperchen. Möglich ist auch eine PCR-Diagnostik aus dem Liquor.

## Therapie und Impfung

Die Erkrankung selbst kann nach ihrem Ausbruch nicht behandelt werden. Die einzig mögliche Therapie besteht also in der **Prophylaxe**. Hierfür gibt es seit vielen Jahren einen gut wirksamen und gut verträglichen **Totimpfstoff** aus menschlichen Zellkulturen, der wegen der zunächst lokalen Virusvermehrung und der zumeist langen Inkubationszeit in der Regel noch wirksam ist, wenn er **gemeinsam** mit einer **Passivimpfung (= Simultanimpfung)** direkt im Anschluss an die Verletzung verimpft wird. (Nur) die **Aktivimpfung** mit dem Totimpfstoff wird in der Folge mehrmals **wiederholt**. Bereits in den Neuronen befindliches Virus kann allerdings nicht mehr neutralisiert und an seiner Vermehrung gehindert werden.

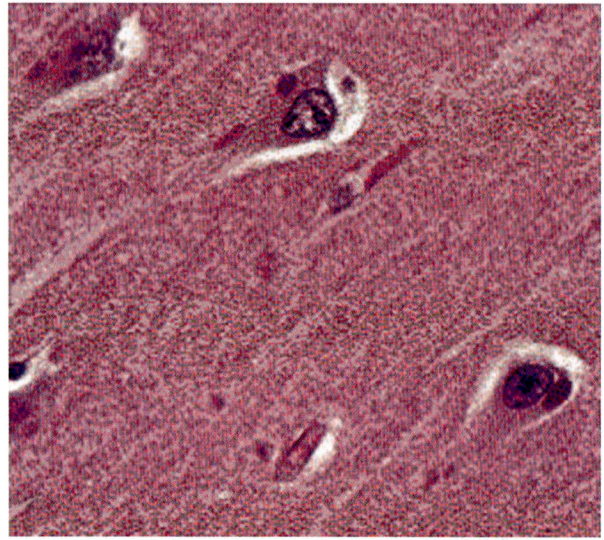

**Abb. 2.10** Negri-Körperchen in zerebralen Neuronen bei Tollwut. [23]

> **MERKE**
> Die **Simultanimpfung** stellt die **obligatorische Therapie** bei jedem Biss durch ein möglicherweise infiziertes Tier dar – letztendlich also auch bei Hundebissen, bei denen ein Tollwutverdacht des betreffenden Tieres nicht mit Sicherheit ausgeschlossen werden kann.

Eine gewisse Prophylaxe nach einem Hundebiss kann durch **Auswaschen der Wunde** mit **Seifenlösung** (bei tiefen Wunden evtl. mittels Katheter) und nachfolgende **Desinfektion** (Alkohol) erfolgen, weil das Virus dadurch inaktiviert wird. Zusätzlich kann man die Wunde mit der **Passivimmunisierung umspritzen**.

Seit Mitte der 1980er Jahre erfolgt eine überaus erfolgreiche **Immunisierung der Füchse** durch **impfstoffhaltige Köder** (Lebendimpfung). Zuletzt gab es in Deutschland im Jahre 2005 4 Meldungen einer Tollwut beim Tier. Danach trat keine Neuerkrankung mehr auf, sodass Deutschland seit Sommer 2008 erstmals als **tollwutfrei** eingestuft wird. Allerdings wird das Virus vereinzelt noch bei Fledermäusen gefunden. Die wesentliche Gefährdung ergibt sich heute durch Hundekontakte bei Reisen nach Osteuropa, Südamerika, Ostafrika und Südostasien. Rund die Hälfte der jährlichen 30.000–60.000 menschlichen Todesfälle wird aus Indien gemeldet.

Hinsichtlich der Mehrzahl der Reiseländer ist zu beachten, dass die postexpositionelle Impfung weit überwiegend noch mit dem billigeren und nebenwirkungsreicheren Impfstoff aus Schafshirn oder Entenembryonen durchgeführt wird. Bei Reisen in solche Länder könnte man also eine **prophylaktische Impfung vor Reiseantritt** in Erwägung ziehen. Der Schutz moderner Aktivimpfungen (an den Tagen 0, 7, 28, 365) hält 5–10 Jahre an.

## Meldepflicht

Die **Meldepflicht** entsteht nach § 6 IfSG bereits infolge der **Berührung eines möglicherweise infizierten Tieres oder Tierkörpers** („tollwutkrankes, tollwutverdächtiges oder tollwutansteckungsverdächtiges Tier"). Eine Impfung wird jedoch nur dann empfohlen, wenn sich ein Kontakt von Tierspeichel (oder auch beschädigten Impfködern) mit Hautverletzungen oder (unverletzten) Schleimhäuten ergeben hat.

> **Zusammenfassung**
> **Tollwut (Lyssa, Rabies):** verursacht durch das **Tollwutvirus**
> • **Übertragungswege:**
>   – Tierspeichel (Wunden, Schleimhaut)
>   – Aerosolinhalation (Fledermaushöhlen)
> • **Inkubationszeit:** 3–8 Wochen (10 Tage–10 Monate)
> • **Kontagionsindex:** 0,1
> • **Manifestationsindex:** 1,0
> • **Symptome:**
>   – Prodromalstadium (1–4 Tage):
>     – lokale Schmerzen, Rötung und Parästhesien im Bereich der Wunde bzw. Narbe

– Krankheitsgefühl mit Kopfschmerzen, Fieber und Appetitlosigkeit
- Exzitationsstadium (1 Woche):
    – Angst, Unruhe, Verwirrtheit
    – vermehrter Speichelfluss
    – Enzephalitis mit Krämpfen der Schluck- und Atemmuskulatur, Lähmungen, Wesensänderungen (Streitlust, Wutanfälle), Halluzinationen und Krampfanfällen
    – hohes Fieber, Exsikkose
    – Überempfindlichkeit gegenüber sensorischen Reizen (Licht, Geräusche, Berührungen), „Wasserscheu" (Hydrophobie)
- Paralysestadium (Stunden):
    – generalisierte Lähmungen
    – Zerstörung des Atemzentrums
    – Koma und Tod
- **Diagnostik:**
    – klinischer Aspekt und Anamnese
    – Liquordiagnostik (PCR)
- **Therapie:** nach Tierkontakt Simultanimpfung, nach Erkrankungsausbruch symptomatisch
- **Impfung:** zur Therapie und prophylaktisch bei Bedarf (Jäger, Auslandsreisen)
- **Meldepflicht:** nach § 6 IfSG
- **Behandlungsverbot:** ja

## 2.4 Poliomyelitis

Das **Poliovirus** gehört zu den **Picornaviren** (⟩ Abb. 2.11), aus deren Namen Pico-RNA bereits zu entnehmen ist, dass es sich um kleine (= pico) **RNA-Viren** handelt. Zu dieser Gruppe gehören Coxsackie-, Entero-, Echo- und Rhinoviren sowie die Viren der Hepatitis A. Rhinoviren sind die Hauptverursacher der banalen Erkältungskrankheiten. Die **Enteroviren**, zu denen das Poliovirus gehört, haben als gemeinsames Merkmal ihre bevorzugte Vermehrung in den Zellen des Dünndarms (Enteron).

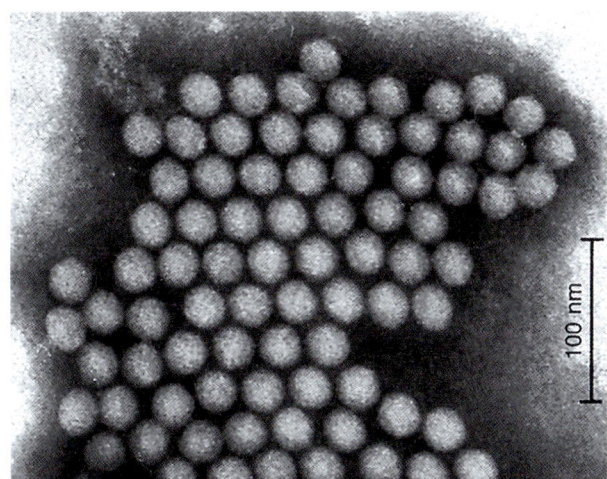

**Abb. 2.11** Picornaviren [9]

Die **Kinderlähmung** (Poliomyelitis) wird durch **3 verschiedene Typen des Poliovirus** verursacht, die man als Typen 1–3 bezeichnet. Die Krankheit war vor Einführung der Schutzimpfung weit verbreitet und so gefürchtet, dass die Eltern ihre Kinder im Sommerhalbjahr aus Angst vor einer Infektion nicht mehr ins Schwimmbad ließen. Inzwischen ist das Virus, das nur beim **Menschen** und **Affen** vorkommt, weitgehend vom attenuierten Impfvirus verdrängt worden. In Amerika und Europa gibt es seit Anfang der 1990er Jahre keine Polio-Fälle mehr. Lediglich in 6 Ländern Asiens und Afrikas kommt es derzeit noch zu Polio-Infektionen mit rund 1.000 Lähmungsfällen pro Jahr, während vor Einführung der Impfungen weltweit pro Jahr noch rund 600.000 Kinder gelähmt oder getötet wurden.

### Krankheitsentstehung

Die Hauptübertragungszeit der Polioviren sind die **Sommer-** und **frühen Herbstmonate**. Das Virus vermehrt sich auf den **Schleimhäuten** in **Rachen** und **Dünndarm** und wird in großen Mengen mit dem **Stuhl ausgeschieden**. Die Übertragung erfolgt fäkal-oral durch **Schmierinfektion** – v. a. über verunreinigte Hände oder Gebrauchsgegenstände, aber auch durch Fliegen oder Wasser (einschließlich Schwimmbad). Da die Viren im Zuge ihrer Vermehrung im Speichel erscheinen, ist eine Übertragung durch **Tröpfcheninfektion** jederzeit möglich.

Die **Kontagiosität** des Virus ist so **groß**, dass Infektionen innerhalb der Familie auch unter guten hygienischen Bedingungen praktisch nicht zu vermeiden sind. Deshalb ist auch die Durchseuchungsrate, ähnlich wie bei Masern und Windpocken, noch im Kindesalter weitgehend vollständig und abgeschlossen, was früher auch für das Impfvirus gegolten hatte.

### Symptomatik

Im Gegensatz zum Masernvirus ist die **Virulenz** des Erregers eher **klein**: über 95% der Infizierten entwickeln keine, 4–5% nur minimale Symptome mit Zeichen eines **grippalen Infektes** und **Übelkeit**. Bei einem sehr kleinen Teil der Infizierten (1%) kommt es allerdings zu ernsteren Symptomen wie einer **Meningitis** oder, noch seltener (0,1%), einer **Meningoenzephalitis** mit schlaffen Lähmungen, die sich teilweise nicht mehr zurückbilden und im Einzelfall auch Atemlähmung und Tod verursachen (paralytische Poliomyelitis). Eine seltene Komplikation ist eine Myokarditis mit Herzversagen. Man rechnet also, obwohl durch die üblichen inapparenten Verläufe keine genauen statistischen Zahlen bekannt sind, bei etwa 1.000 Infizierten mit einem Lähmungsfall (0,1%).

#### Initialstadium

Nach einer Inkubationszeit von **5–14 Tagen**, in der sich die Viren auf den Schleimhäuten des **Rachenraumes** und **Dünndarmes** vermehren sowie nach Durchbrechen der regionalen Lymphknoten auch eine Virämie verursachen, beginnt bei den erkennbar Erkrankten die Polio mit **Fieber**, **Kopf-** und **Hals-**

schmerzen, **Übelkeit** mit Erbrechen und weiteren unspezifischen **Infektzeichen** wie Gliederschmerzen und Inappetenz. In der Mehrzahl der Fälle klingen diese Symptome wieder ab, ohne dass jemand auf die zugrunde liegende Infektion gekommen wäre. Auffallen könnte höchstens die häufige **Obstipation**. Im Falle einer begleitenden **Meningitis** stehen neben der Obstipation Kopfschmerzen und Blasenentleerungsstörungen für wenige Tage im Vordergrund.

### Paralysestadium

Nach dem Initialstadium beginnt im eigentlichen Erkrankungsfall die Hauptkrankheit (Paralysestadium) mit **Meningoenzephalitis** und **beginnenden schlaffen Lähmungen.** Hier steigt auch das Fieber wieder an, sodass der **Fieberverlauf** der Kinderlähmung eine typische **biphasische Kurve** zeigt (➤ Abb. 2.12). Zweigipflige Fieberkurven gibt es u. a. auch bei der Weil-Krankheit (➤ 1.11.5) und bei den Masern (➤ 2.1).

Im Zuge der Virämie hat das Virus die Blut-Hirn-Schranke überwunden und sich u. a. auch in den motorischen Vorderhornzellen eingenistet, wo es Nekrosen verursacht, die dann in der Peripherie zu schlaffen Lähmungen führen. Als Vorstadien für diese Lähmungen bestehen neben dem Meningismus auch **Blasenentleerungsstörungen** und eine **Kraftlosigkeit u. a. in der Halsmuskulatur,** die es bei einer üblichen Meningitis nicht gibt: Die Kinder können den Kopf nicht mehr von der Unterlage heben. In der Folge sind alle möglichen Lähmungen zu beobachten – vom Betroffensein einzelner Muskeln bevorzugt an den unteren Extremitäten über Paraplegie oder Tetraplegie bis hin zur Lähmung der Atemmuskulatur. Die Lähmungen bilden sich v. a. bei Kindern, sofern sie überleben, häufig wieder zurück.

**MERKE**

Typisch für das Paralysestadium der Poliomyelitis ist die während eines fieberhaften Infektes hochakut auftretende schlaffe Lähmung an Extremitäten und multiplen weiteren Muskelgruppen (typischerweise asymmetrisch) bis hin zur Atemlähmung (Zwerchfell und Hilfsmuskulatur).

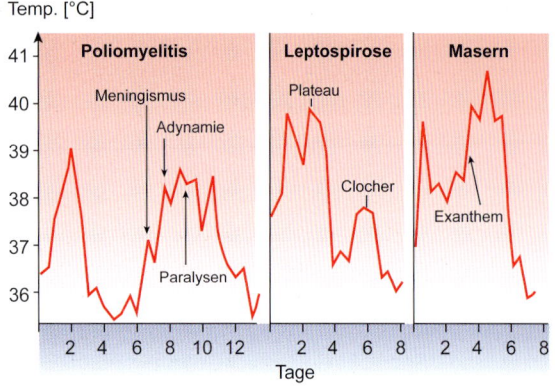

Abb. 2.12 Biphasische Fieberkurven bei Poliomyelitis, Leptospirose (Weil-Krankheit) und Masern.

### Komplikationen

Als mögliche Komplikation kommt es in seltenen Fällen zu einem frühen Befall von Zentren, die Atmung und Kreislauf steuern (sog. **bulbäre Form**), wodurch manchmal innerhalb weniger Stunden der Tod eintreten kann. Die **Letalität** der Patienten, die das Stadium der Hauptkrankheit erreichen, liegt bei **5%.**

### Diagnostik

Die Diagnose der Kinderlähmung wird durch Nachweis des Virus aus **Stuhl** oder **Rachenspülwasser** versucht. Auch im Liquor sowie vorübergehend im Blut ist das Virus vorhanden. Eine serologische Diagnostik ist möglich, aber nicht sehr beweisend. Inzwischen kann die virale RNA auch mit dem hochempfindlichen **PCR-Test** nachgewiesen werden.

### Impfung

Die Impfung ist prinzipiell auf **zwei Arten** möglich, wobei in jedem Fall eine **trivalente,** also gegen alle 3 Subtypen gerichtete, **Vakzine** verwendet wird.

1. Der **Totimpfstoff** (inaktivierte Poliovakzine; **IPV**) wird **i.m.** injiziert. Dieser Impfstoff gilt als sicher und weitestgehend nebenwirkungsfrei. Da das inaktivierte Impfvirus nicht über die Schleimhäute in den Körper gelangt, wird wenig IgA gebildet. Dadurch kann eine spätere Infektion mit Polioviren zwar keine Lähmungen mehr verursachen, doch vermehren sich die Viren auf den Schleimhäuten und können jederzeit weitergegeben werden.

2. Die **Sabin-Lebendvakzine** besteht aus abgeschwächten Erregern. Sie wurde im ersten Lebensjahr als **Schluckimpfung** durchgeführt und führte dadurch zu einer Immunantwort, die neben IgM und IgG auch IgA einschloss, sodass ein guter Schleimhautschutz entstand. Die Nebenwirkungsrate war mit 1 Impfpolio auf etwa 2,5 Millionen Impflinge sehr gering.

Die Impfviren der **Lebendvakzine** werden ebenso weitergegeben wie die Wildviren, wodurch auch Nichtgeimpfte (und Impfgegner) „in den Genuss einer Impfung kommen". Mit aus diesem Grund ist das Wildvirus aus Europa, Australien und Amerika seit etlichen Jahren vollständig verschwunden, doch birgt diese Übertragung auch das **Risiko,** bei immungeschwächten **Kontaktpersonen der Impflinge** eine **echte Poliomyelitis** zu erzeugen. Die 1–3 Polioerkrankungen, die jährlich in Deutschland zu verzeichnen waren, entstanden durch solche Übertragungen oder aber bei geimpften Säuglingen, bei denen eine angeborene Immunschwäche noch nicht erkannt worden war. Aus diesem Grunde wird die **inaktivierte Polio-Vakzine** (IPV) **favorisiert** und der Lebendimpfstoff nicht mehr verwendet. Die ansonsten üblichen Auffrischimpfungen im Erwachsenenalter werden nicht bzw. nur bei besonderen Konstellationen für notwendig erachtet.

Nach durchgemachter Poliomyelitis wie auch nach einer inapparenten Infektion besteht wie bei Masern und Windpocken

**lebenslange Immunität**. Dies weist auf eine ausreichende antigene Übereinstimmung zwischen den 3 Subtypen hin.

## Therapie

Eine spezifische Therapie gibt es nicht. Patienten mit beginnenden Lähmungen müssen überwacht werden, weil sich die Atemlähmung sehr schnell entwickeln kann.

## Post-Polio-Syndrom

Eine seltene Komplikation der Krankheit ist das Post-Polio-Syndrom, bei dem Jahre bis Jahrzehnte nach durchgemachter Krankheit (mit erlittener Lähmung) **zunehmende Lähmungen** auftreten. Ursache ist eventuell eine Viruspersistenz im ZNS, doch geht man mehr von einer Überlastung und „Erschöpfung" der verbliebenen Neurone aus.

## Meldepflicht

Meldepflicht besteht für die Kinderlähmung nach § 6 IfSG bereits bei **Verdacht**, wobei nach dem Gesetzestext jede **nicht-traumatische, akute schlaffe Lähmung** diesen Verdacht begründet: Das ist genau genommen eine ziemlich unsinnige Formulierung, denn nach dem vollständigen Aussterben der Polio in den westlichen Ländern ist nun ersatzweise jeder Botulismus, nahezu jede der extrem häufigen Fazialisparesen, z. B. im Rahmen einer Borreliose, und jede weitere der ungezählten, teilweise idiopathischen schlaffen Lähmungen als Polio an das Gesundheitsamt zu melden.

---

**Zusammenfassung**
**Polio (Kinderlähmung):** verursacht durch das **Poliovirus** Typ 1–3
- **Übertragungswege:**
  - fäkal-oral (Schmierinfektion, Wasser)
  - Tröpfcheninfektion
- **Inkubationszeit:** 5–14 Tage
- **Kontagionsindex:** > 0,95
- **Manifestationsindex:** 0,01–0,001
- **Symptome:** biphasischer Verlauf
  - Initialstadium: Zeichen eines grippalen Infektes
  - Paralysestadium: Hauptkrankheit mit Meningoenzephalitis, Fieber und Schweißausbrüchen, Kopfschmerzen, Schwäche, Blasenentleerungsstörungen und schlaffen, asymmetrischen Lähmungen bis hin zur Para- oder Tetraplegie, Atemlähmung (bulbäre Form)
- **Diagnostik:** Virusnachweis (PCR) aus Körperflüssigkeiten oder Stuhl
- **Therapie:** symptomatisch
- **Impfung:** 4-mal im 1. Lebensjahr, Auffrischimpfungen (STIKO)
- **Meldepflicht:** bereits bei Verdacht nach § 6 IfSG
- **Behandlungsverbot:** ja

## 2.5 Virale Gastroenteritis

Durchfallerkrankungen sind v. a. bei **Kleinkindern** und **Säuglingen** weltweit eine der **häufigsten Todesursachen**. Die jährliche Letalität wird auf 3–4 Millionen geschätzt. Auch in den westlichen Ländern gehören die mehrheitlich viral verursachten Durchfallerkrankungen zu den häufigsten Erkrankungen überhaupt. Die wesentlichen viralen Erreger sind Rota- und Noroviren (Norwalk-ähnliche Viren) sowie deutlich seltener einzelne Stämme von Adeno-, Astro- und Coronaviren.

Die Übertragung erfolgt zumeist auf **fäkal-oralem** Wege (Kontaktinfektion, kontaminierte Lebensmittel, Wasser), da z. B. Rotaviren in riesigen Mengen (bis zu $10^{11}$/g Stuhl) ausgeschieden werden und an der Umwelt sehr resistent sind. Die Viren werden teilweise auch bei Tieren nachgewiesen, doch bildet der infizierte **Mensch** das **Hauptreservoir.**

### 2.5.1 Rotaviren

Rotaviren sind mittelgroße (75 nm) **RNA-Viren**, die zur Familie der **Reoviridae** gerechnet werden. Die Namensgebung erfolgte aufgrund ihres radspeichenartigen Aussehens (Rota = Rad). Bisher sind 9 Serotypen bekannt, von denen allerdings nur 4 häufiger vorkommen und ein einziger für 75% aller Infektionen verantwortlich ist.

Rotaviren stellen weltweit die häufigste Ursache einer **Gastroenteritis** bei Kindern dar, wobei in erster Linie **Säuglinge** und **Kleinkinder** (6 Monate bis 2 Jahre) betroffen sind. Bis zum Alter von 3 Jahren ist jedes Kind mindestens einmal durch Rotaviren infiziert gewesen, wobei in den westlichen Ländern eine Häufung im **Winterhalbjahr** zu beobachten ist.

Auch Erwachsene, besonders Familienangehörige betroffener Kinder, Bewohner von Altenheimen oder im Krankenhaus (nosokomial) können sich jederzeit infizieren. Hinsichtlich der **Reisediarrhö**, die überwiegend von Escherichia coli (ETEC) verursacht wird, vermutet man einen Rotavirus-Anteil von bis zu 10%. In Deutschland wurden im Jahr 2006 67.000 Rotavirus-Erkrankungen gemeldet (über 80% Kinder), 2008 und 2009 jeweils > 100.000, wobei wegen der großen Anzahl inapparenter Infektionen und der üblichen Dunkelziffer von einer wesentlich größeren Zahl an Infektionen ausgegangen werden kann. Weltweit rechnet man mit rund 500 Millionen Erkrankungen und bis zu 1 Million kindlicher Todesfälle pro Jahr.

## Symptomatik

Ein Großteil der Infektionen verläuft **inapparent** oder subklinisch mit nur geringer Symptomatik. Häufig aber kommt es nach einer Inkubationszeit von **1–3 Tagen** sehr abrupt für 2–6 Tage zu einer teilweise schwer verlaufenden Erkrankung mit **Fieber** bis 39 °C, wässrigen oder wässrig-schleimigen **Durchfällen** und **Erbrechen**.

Begleitend bestehen nicht so selten **Atemwegssymptome**, weil die Viren vorübergehend auch über die Sekrete der Atemwege ausgeschieden werden. Dadurch bedingt ist neben der üblichen **fäkal-oralen** Infektion auch eine Übertragung durch **Tröpfcheninfektion** möglich. Allgemein ist die **Kontagiosität sehr hoch** – bereits 10 Viren reichen aus, um ein Kind zu infizieren. Nach Abklingen der Infektion kann das Virus noch über mehrere Wochen mit dem Stuhl ausgeschieden werden. Nach Erkrankung entsteht eine weitgehend vollständige **typspezifische Immunität**.

### Diagnostik

Die Diagnose erfolgt durch Nachweis eines Capsidbestandteils aus dem **Stuhl**.

### Impfung

Seit 2006 ist ein gut verträglicher **oraler Lebendimpfstoff** auf dem Markt (Rota Teq®, Rotarix®), der bis zum Ende des ersten Lebenshalbjahres 3-mal verimpft werden kann, im Impfkalender jedoch (noch) nicht enthalten ist. Weitere Auffrischimpfungen sind nicht vorgesehen.

### Therapie

Die Therapie besteht aus der Zufuhr von **Flüssigkeit** und **Elektrolyten**.

### Meldepflicht

Die Gastroenteritis durch Rotaviren ist **meldepflichtig** nach § 7 IfSG. Zu beachten ist auch, dass nach § 34 IfSG Kinder unter 6 Jahren, die an einer infektiösen Gastroenteritis erkrankt oder dessen verdächtig sind, keine Gemeinschaftseinrichtung (Kindergarten) besuchen dürfen, weshalb die Erkrankungen in dieser Altersgruppe grundsätzlich und unabhängig vom Erreger unter das **Behandlungsverbot** fallen.

## 2.5.2 Noroviren

Die Viren gehören einschließlich nahe verwandter Arten zur Familie der **Caliciviren**. Während man früher, auch im IfSG, von der Gruppe der Norwalk-ähnlichen Viren (Norwalk-like-Viren) sprach, werden die beiden wesentlichen menschenpathogenen Vertreter neuerdings (seit 2006) als Noroviren und Sapoviren bezeichnet. Es handelt sich um sehr kleine, durchschnittlich nur 30 nm große **RNA-Viren** ( > Abb. 2.13).

Die **Durchseuchungsrate** mit Noroviren ist weltweit **sehr hoch**. Zumindest in den Entwicklungsländern liegt sie (geschätzt) bei über 70 %. Wahrscheinlich jedoch ist die Durchseuchung vollständig. In Deutschland wurden 2006 75.000 Infektionen durch Noroviren gemeldet. 2008 und 2009 waren es bereits rund 250.000, womit die Norovirus-Erkrankung der Enteritis durch Rotaviren endgültig den Rang abgelaufen hat und die mit weitem Abstand **häufigste Durchfallerkrankung** über-

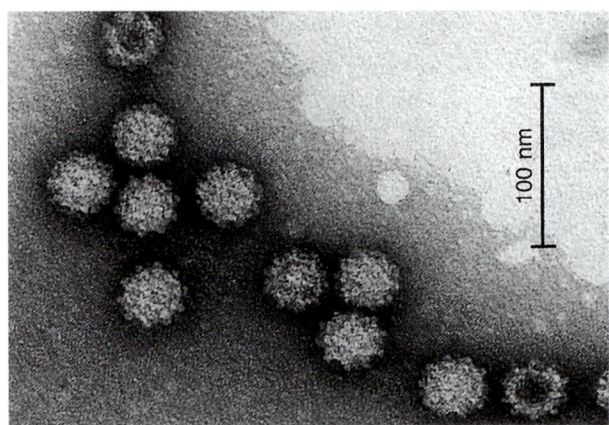

**Abb. 2.13** Noroviren [9]

haupt darstellt. Dabei ist zusätzlich zu berücksichtigen, dass die weit überwiegende Mehrzahl an Durchfallerkrankungen diagnostisch überhaupt nicht abgeklärt wird, sodass das RKI von > 1 Million Erkrankungen pro Jahr ausgeht. Entsprechend den Rotaviren findet sich eine Häufung im **Winterhalbjahr** – evtl. auch deswegen, weil Noroviren an der Sonne sehr schnell inaktiviert werden.

Der Übertragungsmodus ist **fäkal-oral** als **Schmierinfektion** direkt von Mensch zu Mensch (auch über Erbrochenes) oder über **kontaminierte Lebensmittel** wie Salate, Krabben, Austern oder verunreinigtes **Trinkwasser**. Auch eine **aerogene** Übertragung in der Folge schwallartigen Erbrechens kommt in Frage. Die **Kontagiosität** des Virus ist **sehr hoch** – eine Übertragung von lediglich 10–100 Viren genügt zur Ansteckung. Vor allem kleinere Epidemien, z.B. in Gemeinschaftseinrichtungen wie Alten-, Pflege- und Kinderheimen, zunehmend auch im Krankenhaus (nosokomial), gehen auf sein Konto. Man schätzt, dass bei älteren Kindern etwa ⅓ und bei Erwachsenen bis zu 50 % aller viralen Enteritiden von Noroviren (sehr viel seltener durch Sapoviren) verursacht werden.

Betroffen sind also überwiegend **ältere Kinder** und **Erwachsene**, doch nimmt man auch bei Säuglingen und Kleinkindern an, dass Noroviren nach den Rotaviren die zweithäufigste Ursache von Durchfallerkrankungen darstellen. Obwohl man histologisch zum Teil erhebliche entzündliche Veränderungen in der Dünndarmmukosa beobachten kann, verlaufen die Erkrankungen in der Regel **mild** und **ohne Todesfälle**.

### Symptomatik

Nach einer Inkubationszeit von **1–2 Tagen** beginnt die Erkrankung im typischen Fall sehr abrupt mit **Übelkeit** und **heftigem, schwallartigem Erbrechen, Bauchkrämpfen** und starken **Durchfällen**. Die Temperatur ist nur mäßig erhöht auf Werte um 38 °C. **Kopfschmerzen, Myalgien** und ein **ausgeprägtes Krankheitsgefühl** sind häufig, doch klingen die Symptome bereits nach ein bis maximal 3 Tagen wieder ab. Auch mildere oder asymptomatische Verläufe kommen vor. Eine möglichst perfekte Hygiene sollte nach der Genesung weitergeführt werden, weil die Viren noch über mindestens 2 Wochen mit dem Stuhl ausgeschieden werden können.

## Impfung

Nach überstandener Erkrankung ist die **Resistenz** gegenüber einer neuerlichen Infektion sehr **unvollständig**. Aus diesem Grunde und auch wegen der großen Zahl an unterschiedlichen Serotypen ist die Entwicklung eines Impfstoffes wahrscheinlich **sinnlos**.

## Therapie

Eine Therapie über Bettruhe und **Flüssigkeits**- bzw. **Elektrolytzufuhr** hinaus ist nicht möglich, aber auch nicht erforderlich.

## Meldepflicht

Für das Norwalk-ähnliche Virus (Noro- und Sapoviren) besteht **Meldepflicht** nach § 7 IfSG, sofern der direkte **Virusnachweis aus dem Stuhl** gelungen ist. Etwaige Antikörpernachweise begründen demnach keine Meldepflicht.

---

**Zusammenfassung**

**Virale Gastroenteritis:** verursacht v. a. durch **Rotaviren** und **Noroviren**
- **Übertragungswege:**
  - fäkal-oral (Schmierinfektion, Wasser)
  - Tröpfcheninfektion
- **Inkubationszeit:** 1–2 Tage (Noroviren), 1–3 Tage (Rotaviren)
- **Kontagionsindex:** > 0,95
- **Manifestationsindex:** > 0,5
- **Symptome:**
  - abrupter Beginn mit wässrigen Durchfällen
  - Fieber
  - Übelkeit mit Erbrechen (bei der Infektion durch Noroviren schwallartig)
  - Bauchschmerzen
  - Krankheitsgefühl
  - bei Rotaviren Atemwege mitbetroffen
  - Symptome nur für wenige Tage oder (häufig) inapparent
- **Diagnostik:** Nachweis aus dem Stuhl
- **Therapie:** Ersatz von Flüssigkeit und Elektrolyten
- **Impfung:**
  - Lebendimpfung gegen Rotaviren bei Bedarf, keine Impfempfehlung (STIKO)
  - gegen Noroviren ist keine Impfung möglich
- **Meldepflicht:** nach § 7 IfSG, bei Norovirus-Erkrankungen nur bei direktem Erregernachweis (Elektronenmikroskop oder PCR)
- **Behandlungsverbot:** ja

# 2.6 Arboviren

Die Namensgebung leitet sich von dem Begriff *ar*thropode-*bo*rne ab. Arthropoden sind **Gliederfüßer**, zu denen u. a. **Stechmücken** und **Zecken** gehören. Mit dem Begriff der Arboviren werden demnach Viren bezeichnet, die in Gliederfüßern endemisch verbreitet sind und von dort aus auch auf den Menschen durch Stich oder Biss übertragen werden können. Häufig stellen **Vögel** die eigentlichen **Wirtstiere** dar. Neben Arthropoden sind auch **Nagetiere** (v. a. Ratten) eine Ansteckungsquelle – durch kontaminierte Nahrungsmittel, direkten Kontakt oder durch Inhalation kontaminierten Staubes. Abgesehen vom Gelbfieber können infizierte Menschen die Krankheiten dann ohne Vektoren durch direkten oder indirekten Kontakt (Schmierinfektion) oder über ihre Ausscheidungen weitertragen.

Inzwischen rechnet man 80 humanpathogene Viren aus unterschiedlichen Familien zu den Arboviren, von denen 7 besonders häufig sind. Neben dem Gelbfieber-Virus gehören etliche Viren dazu, die in Afrika, Südostasien oder Südamerika endemisch sind und dort sporadische Erkrankungen oder auch kleinere Epidemien auszulösen vermögen. Reisende können sich infizieren und die entsprechenden Krankheiten bei uns einschleppen. Gemein ist diesen Erkrankungen ihre **hohe Letalität**. In den afrikanischen Endemiegebieten gibt es allein vom Lassa-Fieber etwa 100.000 Infektionen pro Jahr mit rund 5.000 Todesfällen. Auch in Europa sieht man vereinzelt Arbovirus-Erkrankungen. Im weiteren Sinn kann man sogar das FSME-Virus zu den Arboviren rechnen.

Viren, die als zoonotische Viren verbreitet sind, besitzen übereinstimmende Merkmale. So erkranken üblicherweise weder ihre natürlichen Wirtstiere (z. B. Vögel und Ratten) noch die übertragenden Vektoren (Stechmücken, Zecken). Des Weiteren unterliegen diese Viren einer ständigen genetischen Evolution, wodurch sie **neue Eigenschaften** erhalten. Mit aus diesem Grunde sind zahlreiche Erkrankungen, die sie beim „Zufallswirt Mensch" verursachen können, neueren Datums, traten also erstmals vor wenigen Jahrzehnten auf.

Zu den bekannteren unter den zahlreichen Erkrankungen gehören neben dem **Gelbfieber** das **Lassa-Fieber**, **Dengue-Fieber**, **Hanta-Fieber**, **Ebola-Fieber** und das **Marburg-Fieber**. Da die Viren neben einem hohen Fieber Blutungen in Haut und inneren Organe verursachen können, fasst man die Erkrankungen auch unter dem Begriff des virusbedingten **hämorrhagischen Fiebers** (teilweise mit renalem Syndrom) zusammen.

## 2.6.1 Virusbedingtes hämorrhagisches Fieber

### Symptomatik

Die einzelnen Erkrankungen und ihre Symptome und Prognosen sind teilweise noch unzureichend erforscht und klassifiziert. Zahlreiche Infektionen scheinen inapparent oder sehr milde zu verlaufen. Entstehen Krankheitszeichen, ist pauschal davon auszugehen, dass Arboviren nach Inkubationszeiten von **3 Tagen** bis zu **3 Wochen** in wechselnder Ausprägung v. a. die folgenden Symptome verursachen können: **Hohes Fieber** – zum Teil mit biphasischem Verlauf (Gelbfieber, Dengue-Fieber u. a.), ausgeprägte **Muskel-** und **Gelenkschmerzen**, **Übelkeit** mit **Erbrechen** und **Durchfällen**, **Exantheme**, **Meningitis** bzw. **Enzephalitis** und **Hämorrhagien**. Daneben gibt es unterschiedliche Zielorgane der einzelnen Viren, die besonders schwer geschädigt werden. Dies sind beim Gelbfieber Leber und Niere, beim Hanta-Virus Niere und Lunge, in anderen Fällen nur die Niere.

Hämorrhagien entstehen längst nicht in allen Fällen einer Arbovirus-Infektion. Wenn es zu Einblutungen in Haut, innere Organe und Körperhöhlen kommt, ist die wesentliche Ursache eine Schädigung der Gefäßendothelien, wodurch diese brüchig werden und einreißen. Teilweise kommt es zur **Verbrauchskoagulopathie** mit **Thrombozytopenie**. Das „**innere Verbluten**" stellt dann die eigentliche Todesursache dar.

## Diagnostik

Die Diagnose erfolgt über den **Virusnachweis** (aus dem Serum) oder durch **IgM-Antikörper**.

## Impfung

Bisher sind, abgesehen vom Gelbfieber, **keine** Impfungen erhältlich. Gegen Ebola ist eine Impfung in der Entwicklung.

## Meldepflicht

Die **Meldepflicht** entsteht nach § 6 IfSG bereits bei **Verdacht**.

**MERKE**

Die Erkrankungen dieser Gruppe gehören, abgesehen vom Gelbfieber (➤ 2.6.2), nach § 30 IfSG zu den **Quarantänekrankheiten** (gemeinsam mit der Lungenpest).

**Zusammenfassung**

**Virusbedingtes hämorrhagisches Fieber:** verursacht durch **Arboviren**
- **Übertragungswege:**
  – Mücken, Zecken, Nagetiere
  – kontaminierte Nahrungsmittel
- **Inkubationszeit:** 3 Tage–3 Wochen
- **Symptome:**
  – hohes Fieber
  – Meningitis bzw. Enzephalitis
  – Kopf-, Muskel- und Gelenkschmerzen
  – Übelkeit mit Erbrechen
  – Durchfall
  – Organschäden v. a. in Leber, Niere und Lunge
  – Exanthem
  – Hämorrhagie mit Einblutung in Haut und innere Organe

- **Diagnostik:**
  – Virusnachweis
  – Serologie
- **Therapie:** symptomatisch
- **Impfung:** nur gegen Gelbfieber möglich
- **Meldepflicht:** nach § 6 IfSG, Quarantäne nach § 30 IfSG (außer Gelbfieber)
- **Behandlungsverbot:** ja

## 2.6.2 Gelbfieber

Das **Gelbfieber-Virus**, ein kleines (50 nm) behülltes RNA-Virus aus der Familie der **Flaviviren**, hat ein breites Wirtsspektrum – neben dem Menschen u. a. auch Affen, Schlangen, Vögel und Fledermäuse, wobei allerdings **Affen**, gemeinsam mit den **Vektoren (Mücke)**, das entscheidende **Erregerreservoir** darstellen. Endemisch ist das Gelbfieber in Afrika sowie Süd- und Mittelamerika. Dort besteht auch häufig Impfpflicht für Einreisende. Die Durchseuchungsrate unter der Bevölkerung ist hoch, ebenso die **Letalität:** Man rechnet pro Jahr mit 200.000 Erkrankungen und 30.000 Sterbefällen.

Übertragen wird das Gelbfieber-Virus durch den **Stich** der **Mücke Aedes aegypti**. Die Mücke kann sich ihre Viren zuvor am **infizierten Menschen** (= **urbaner Zyklus** bzw. **klassisches Gelbfieber**) oder am **Tier** (= **sylvatischer Zyklus** bzw. **Buschgelbfieber**) geholt haben. Die Mücke kann die Viren allerdings auch über die **Eier** an ihre Nachkommen weitergeben, sodass es keiner Zwischenwirte bedarf. Aedes aegypti ist auch der wesentliche Vektor für die Viren des **Dengue-Fiebers.**

## Symptomatik

Während der Inkubationszeit von **3–6 Tagen** vermehrt sich das Virus in zahlreichen Körper-**Makrophagen** sowie in den **Endothelien** der Gefäße. Anschließend kommt es zur sekundären Virämie mit Besiedelung von **Leber**, **Niere**, **Gelenken**, **Muskulatur** und **Haut**.

Hauptsymptome sind über einen Zeitraum von 3–4 Tagen zunächst **hohes Fieber**, **Kopf-** und **Muskelschmerzen** sowie **Erbrechen**. Die Beteiligung des Herzens zeigt sich in einer **relativen**, später auch **absoluten Bradykardie**. In der Mehrzahl der Fälle heilt die Erkrankung danach aus.

Bei gut 15% entsteht jedoch unter erneutem Fieberanstieg die sog. **toxische Phase** mit **Hepatitis** und **Ikterus** (*Gelb*fieber) (➤ Abb. 2.14). Aufgrund der Leber- und Endothelschädigung kommt es zu **Blutungen** – z. B. als **Darmblutung**, **Kaffeesatzerbrechen** (Hämatemesis bzw. „Vomito negro") oder **Hämoptyse**. Auch in der Niere entstehen Einblutungen und eine **Proteinurie**. Der Puls verlangsamt sich bis auf 40/Min. Rund 50% der Betroffenen versterben in dieser Phase am **Leber-** und/oder **Nierenversagen**. Im Durchschnitt beträgt die **Letalität 15%**. Andererseits gibt es aber auch asymptomatische oder symptomarme Verläufe, besonders bei Kindern.

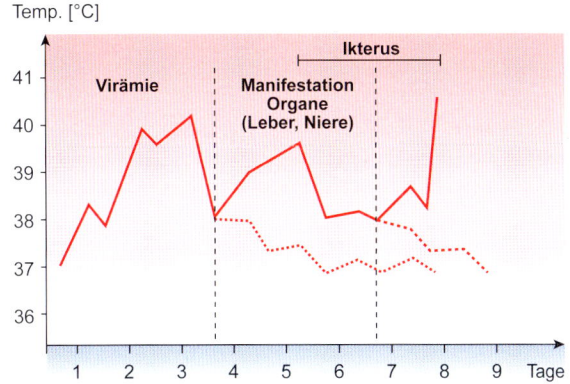

**Abb. 2.14** Biphasischer Krankheitsverlauf des Gelbfiebers.

## Diagnostik und Therapie

Die Diagnose kann heute mit der **PCR-Methode** bereits in den ersten Krankheitstagen gestellt werden. Eine spezifische Therapie gibt es nicht.

## Impfung

Die Schutzimpfung wird subkutan mit einem gut verträglichen **Lebendimpfstoff** durchgeführt. Sie erfolgt wegen einer perfekt einzuhaltenden Kühlung des Impfstoffs (Kühlkette) nur in bestimmten **Zentren** und schützt für mindestens 10 Jahre.

Nach überstandener, auch inapparenter Erkrankung entsteht eine **lebenslange Immunität**.

## Meldepflicht

Meldepflicht besteht nach § 6 IfSG bei **Krankheitsverdacht**, wobei sich dieser Verdacht auf die gesamte Gruppe eines virusbedingten hämorrhagischen Fiebers bezieht, das Gelbfieber also namentlich gar nicht erwähnt wird.

Dagegen gehört das Gelbfieber nicht zu den Quarantänekrankheiten, weil es nicht direkt von Mensch zu Mensch übertragen werden kann. Nur über eine Bluttransfusion wäre eine Übertragung vorstellbar.

---

**Zusammenfassung**

**Gelbfieber:** verursacht durch das **Gelbfieber-Virus**
- **Übertragungswege:** Stich der Mücke Aedes aegypti
- **Inkubationszeit:** 3–6 Tage
- **Symptome:**
  - biphasischer Verlauf
  - 1. Phase (3–4 Tage): hohes Fieber, Kopfschmerzen, Erbrechen, Myokarditis mit relativer Bradykardie; danach Ausheilung oder
  - toxische Phase: hohes Fieber, Hepatitis mit Ikterus (*Gelbfieber*), Einblutungen in Darm, Niere und weitere Organe, absolute Bradykardie, hohe Letalität

---

- **Diagnostik:** Virusnachweis aus Körperflüssigkeiten (PCR)
- **Therapie:** symptomatisch
- **Impfung:** Lebendimpfung (nur in bestimmten Zentren) bei Bedarf, von einzelnen Reiseländern vorgeschrieben
- **Meldepflicht:** nach § 6 IfSG
- **Behandlungsverbot:** ja

## 2.7 Virushepatitis

Unter einer Virushepatitis versteht man ein Krankheitsbild, bei dem Viren **ausschließlich eine Infektion der Leber** verursachen, höchstens sekundär weitere Organe schädigen. Gelbfieber wird demnach nicht dazugerechnet. Auch die zahlreichen Erreger, die im Rahmen einer Allgemeininfektion (z. B. infektiöse Mononukleose, Zytomegalie, Leptospirose Weil, Malaria usw.) eine Hepatitis auszulösen vermögen, gehören nicht dazu.

Die Viren bzw. die von ihnen verursachte Hepatitis wurden in der Reihenfolge ihrer Entdeckung mit Buchstaben belegt. Man unterscheidet heute unter den spezifischen **Hepatitiden A bis G**, wobei in den nächsten Jahren möglicherweise weitere Formen dazukommen. Das F-Virus wurde wieder aufgegeben; es gibt demnach **keine Hepatitis F**.

Sämtliche spezifischen **Hepatitisviren** kommen **nur beim Menschen** vor. Die infektiöse Hepatitis ist nicht nur weltweit verbreitet, sondern auch eine der **häufigsten viralen Erkrankungen** überhaupt: Bei uns folgt sie in ihrer Häufigkeit bereits auf die Erkältungskrankheiten (grippale Infekte) sowie die typischen Kinderkrankheiten wie Masern, Röteln, Mumps, Scharlach oder Windpocken.

## Symptomatik

Die Symptome einer (apparent verlaufenden) Hepatitis sind, ungeachtet ihrer Ursache bzw. des jeweiligen Erregers, in wechselnder Ausprägung stets die gleichen:
- **Übelkeit** mit **Inappetenz**
- **Hepatomegalie** – evtl. mit Schmerzen bzw. Druckgefühl im rechten Oberbauch
- **mäßiges Fieber**
- eventuell **Durchfall**, **Arthralgien** oder **Exantheme**
- teilweise **Ikterus** mit **braun verfärbtem Urin** und **hellem Stuhl**
- **Erhöhung der Transaminasen** im Serum als Hinweis auf die Leberzellnekrosen.

## Meldepflicht

Alle Formen der akuten Virushepatitis sind nach § 6 IfSG meldepflichtig bei **Verdacht**.

## 2.7.1 Hepatitis A

Das **H**epatitis-**A**-Virus (**HAV**) gehört zu den kleinen **Picornaviren**. Es bleibt außerhalb des menschlichen Körpers über mindestens 4 Wochen infektiös, ist also **sehr resistent** gegen Umwelteinflüsse (und Desinfektionsmittel). Selbst Temperaturen von > 60 °C werden gut toleriert. Erst 5-minütiges Erhitzen auf 100 °C zerstört das Virus mit Sicherheit.

### Krankheitsentstehung

Da das HAV von Infizierten mit dem **Stuhl ausgeschieden** wird, kommen als Ansteckungsquelle hauptsächlich **verunreinigtes Trinkwasser** oder **kontaminierte Lebensmittel** in Frage. Eine Übertragung durch **Schmierinfektion** (fäkal-oral) ist nicht so selten, dadurch auch Ansteckungen innerhalb der Familien (im Gegensatz zur Polio aber **nur** bei **mangelhafter Hygiene**). Eine Infektion über Transfusionen oder verunreinigte Spritzen (z. B. bei akut infizierten Drogenabhängigen) ist denkbar, geschieht aber sehr selten und stellt damit keinen anerkannten Übertragungsweg dar. Tröpfcheninfektionen kommen nicht vor, weil das Virus auf den Schleimhäuten des Nasen-Rachen-Raumes nicht erscheint.

> **MERKE**
>
> Ähnlich wie bei den Salmonellen kann man sagen, dass man das Hepatitis-A-Virus „entweder **isst oder trinkt**" (alimentärer Übertragungsweg).

Die Hepatitis A wurde früher als **Hepatitis epidemica** bezeichnet, weil sie über verunreinigtes Wasser kleinere und größere Epidemien auslösen kann. Entsprechend der Polio kommen selbst verunreinigte Schwimmbäder in Frage. Die Durchseuchungsrate liegt in Entwicklungsländern nahe bei 100 %. In der deutschen Bevölkerung ging die Durchseuchungsrate von ehemals über 50 % stetig weiter zurück und ist heute, zumindest bei Kindern und jungen Erwachsenen, verschwindend gering. Man schätzt die Rate in dieser Bevölkerungsgruppe auf < 5 %. Hauptursache für diesen erheblichen Rückgang ist der erreichte Hygienestandard.

Die Hepatitis A ist dementsprechend zu einer typischen **Reisekrankheit** geworden, die bis vor wenigen Jahren nach Durchfallerkrankungen und Atemwegsinfekten bereits an 3. Stelle stand. Inzwischen hat sich das Bild allerdings dank der konsequenter wahrgenommenen Impfprophylaxe gewandelt: 2005 und 2006 gab es in Deutschland nur noch jeweils gut 1.200 Meldungen. 2008 und 2009 waren es bereits jeweils < 1.000 Fälle – vergleichbar mit der Zahl an Meldungen zur Hepatitis B, sodass die **Hepatitis C** ( ➤ 2.7.4) in den letzten Jahren zur **häufigsten Form einer Virushepatitis** geworden ist.

### Symptomatik

Die Inkubationszeit der Hepatitis A liegt bei **2–7 Wochen** – zumeist bei 4 Wochen. Nach der oralen Aufnahme gelangt das Virus über eine Virämie in die **Leber** (einschließlich deren Kupfferzellen), teilweise aber auch in **Milz** und **Lymphknoten**. Vor allem bei Kindern gibt es zahlreiche inapparente Verläufe ohne Krankheitssymptome oder gar Ikterus. Insgesamt wird die Hepatitis A aber doch häufiger symptomatisch als die übrigen Virus-Hepatitiden: Es entstehen für wenige Wochen ein zumeist **mäßiges Fieber**, **Inappetenz**, **Bauchschmerzen** und **Übelkeit** sowie in einem Teil der Fälle auch ein **Ikterus**. Selten kommt es zu protrahierten Verläufen über Monate mit allerdings zumeist guter Prognose. Eine **chronische Form** der Hepatitis A **gibt es nicht**. Die Letalität ist sehr gering (< 0,1 %), Spätfolgen entstehen im Gegensatz zu den anderen spezifischen Hepatitiden so gut wie nie. Die **Immunität** nach durchgemachter Erkrankung ist **perfekt**; es gibt keine Zweiterkrankung.

Die in der Mehrzahl der Fälle nur leichten **Nekrosen** in der Leber entstehen nicht durch das Virus selbst, sondern durch spezifisch **aktivierte T-Killerzellen**, die „auftragsgemäß" die infizierten Zellen angreifen und zerstören.

Die **Kontagiosität** eines Erkrankten besteht überwiegend in den 10–14 Tagen, bevor die Erkrankung ausbricht (falls sie ausbricht), also fast ausschließlich gegen **Ende der Inkubationszeit**, wo sich das Virus bereits kräftig in der Leber vermehrt hat und nun über die Galle in den Darm ausgeschieden wird. Es kann (von Speziallaboratorien) in großen Mengen aus dem Stuhl isoliert werden. Kurz nach dem Beginn der sichtbaren Erkrankung, spätestens aber nach 1–2 Wochen, ist keine Kontagiosität mehr gegeben.

### Diagnostik

Die Diagnose wird üblicherweise aus dem **Serum** gestellt, in dem bereits am Beginn der sichtbaren Erkrankung IgM- und wenig später IgG-Antikörper nachgewiesen werden können ( ➤ Abb. 2.15).

### Therapie

Eine spezifische Therapie ist wie bei den meisten Viruserkrankungen **nicht möglich**.

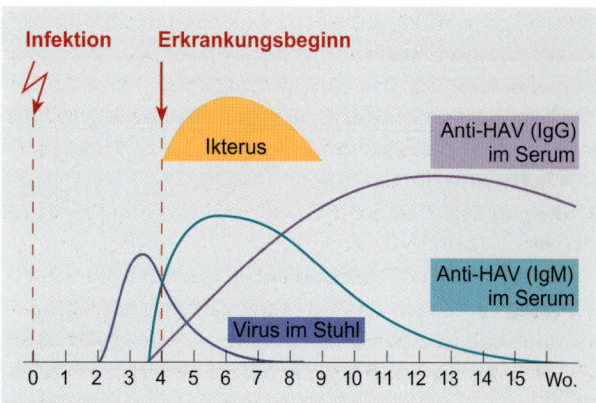

**Abb. 2.15** Serologie der Hepatitis-A-Infektion. [43]

## Impfung

Für Auslandsreisen gibt es sowohl die Möglichkeit einer **Passivimmunisierung** mit antikörperhaltigen Seren als auch diejenige einer **Aktivimpfung mit Totimpfstoff**. Die Impfungen sind sehr gut wirksam und sehr gut verträglich. Von der STIKO wird die Aktivimpfung empfohlen vor Auslandsreisen in Länder mit hoher Durchseuchung (v. a. für „Rucksacktouristen" oder Entwicklungshelfer) sowie für Personal von medizinischen Einrichtungen und Laboratorien, Arbeiter in Klärwerken, homosexuell aktive Männer und Kontaktpersonen zu Erkrankten (sog. **Riegelungsimpfung**).

## Meldepflicht

Meldepflicht besteht nach § 6 IfSG bereits bei **Krankheitsverdacht**.

---

**Zusammenfassung**

**Hepatitis A:** verursacht durch das **Hepatitis-A-Virus** (HAV)
- **Übertragungswege:** fäkal-oral (alimentär, Schmierinfektion)
- **Inkubationszeit:** 2–7 Wochen (zumeist 4 Wochen)
- **Symptome:** entsprechend den Symptomen einer jeden Hepatitis oder inapparent
- **Diagnostik:** spezifische Antikörper
- **Therapie:** symptomatisch
- **Impfung:** Aktiv- oder Passivimpfung bei Bedarf (berufliche oder private Gefährdung, Auslandsaufenthalt)
- **Meldepflicht:** nach § 6 IfSG
- **Behandlungsverbot:** ja

## 2.7.2 Hepatitis B

Auslöser der Hepatitis B ist ein kleines, behülltes, kompliziert aufgebautes DNA-Virus aus der Gruppe der **Hepadna-Viren**. Entsprechend den Picornaviren, zu denen das HAV gehört, weist der Name dieser Viren-Familie auf Zusammensetzung und verursachte Krankheit hin: *Hepa*titis-*DNA*-Viren.

In der **Virushülle** ist ein **Antigen** enthalten (**H**epatitis **B** surface **a**ntigen = HBsAg), das für den serologischen Nachweis einer akuten oder persistierenden **Infektion** große Bedeutung hat ( **>** Abb. 2.16). Die zugehörigen **Antikörper (anti-HBs)** werden u. a. zum Nachweis eines ausreichenden **Impfschutzes** benutzt. Der DNA-haltige **Innenkörper** des Virus (Nukleocapsid bzw. Core) enthält das **Core-Antigen HBcAg**. Dagegen ist das **HBeAg** ein **Umwandlungsprodukt** des Innenkörpers, das v. a. bei einer vorhandenen Krankheitsaktivität nachweisbar wird.

Man kennt heute 7 verschiedene Genotypen und 8 HBsAg-Subtypen. Wichtig ist, dass das Virus an der Umwelt, entsprechend dem HAV, sehr **stabil** und auch gegenüber Desinfektionsmitteln vergleichsweise **resistent** ist. Am sichersten erfolgt eine Inaktivierung durch Erhitzen von virushaltigem Material auf > 80 °C.

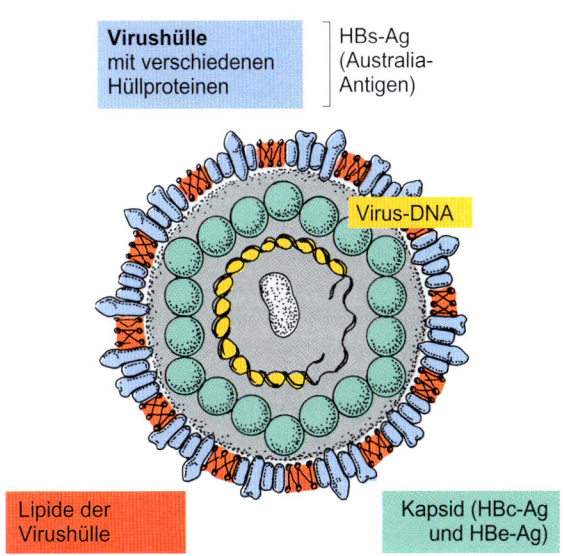

**Abb. 2.16** Aufbau des Hepatitis-B-Virus mit Lokalisation der diagnostisch wichtigen Antigene. [42]

## Epidemiologie

Das **Hepatitis-B-Virus (HBV)** kommt nur beim **Menschen** vor. Ansteckungsquelle sind sichtbar oder inapparent Infizierte einschließlich derjenigen, die das Virus über Jahre oder zeitlebens mit sich tragen. Weltweit gibt es etwa 350 Millionen Menschen, die **chronisch** an einer Hepatitis B erkrankt sind. Dies sind **6% der Weltbevölkerung**. Nach Angaben der WHO haben rund 2 Milliarden Menschen eine HBV-Infektion durchgemacht. Die Durchseuchungsrate liegt dementsprechend bei 30% – in den Entwicklungsländern nochmals höher. Die **Letalität** an Erkrankungen, die sich direkt aus einer **chronischen** Hepatitis B entwickeln (Leberzirrhose, Leberzellkarzinom), beträgt weltweit annähernd 1 Million Menschen pro Jahr.

In Deutschland sind rund 6% der Bevölkerung betroffen – bei einem Bestand von etwa 500.000 chronisch Infizierten (0,6% der Gesamtbevölkerung). Damit ist die Hepatitis B eine der **häufigsten Infektionskrankheiten** überhaupt. Dank der Impfung ist allerdings in den letzten Jahren ein deutlicher Rückgang zu verzeichnen: In den Jahren 2005 und 2006 kam es (entsprechend der Hepatitis A) nur noch zu rund 1.200 gemeldeten Fällen/Jahr. 2008 und 2009 waren es jeweils bereits < 1.000.

## Krankheitsentstehung

Übertragen wird das HBV entweder durch **Blut** und **Blutprodukte** oder, inzwischen weit häufiger, durch **Geschlechtsverkehr** oder auch nur einen **Kuss**, weil es in Blut und allen **Körpersekreten** (Speichel, Sperma, Vaginalsekret, Muttermilch, Tränenflüssigkeit) in hoher Konzentration zu finden ist. Selbst eine Übertragung durch gemeinsam benutzte **Zahnbürsten** ist möglich, wenn auch sehr selten.

Vor allem beim Blut reicht bereits eine Menge zur Infektion, die im Mikroskop kaum noch zu sehen ist. Die in 1 ml Blut enthaltenen Virusmengen liegen in einer Größenordnung von mehreren Milliarden. Eingetrocknete Blutreste bleiben > 1 Woche infektiös.

Die **diaplazentare Übertragung** von einer infizierten Mutter auf ihr Kind ist häufig, geschieht aber überwiegend erst direkt vor der Geburt. Tröpfcheninfektionen kommen wie bei der Hepatitis A nicht vor – wohl weil die übertragenen Virusmengen für das Angehen einer Infektion nicht ausreichen.

Durch den in früheren Jahren häufigsten Übertragungsweg durch Blut und Blutprodukte wird die Hepatitis B auch als **Serumhepatitis**, **Transfusionshepatitis**, „Fixer-Hepatitis" oder „Hippie-Hepatitis" bezeichnet. Seit der peniblen Überprüfung von Blut und Blutprodukten ist dieser Übertragungsweg in den westlichen Ländern selten geworden.

**Risikogruppen** sind heute überwiegend Drogensüchtige, Homosexuelle, Prostituierte und Sexualpartner von Infizierten, aber auch immer noch z. B. Beschäftigte auf Dialyse- und Intensivstationen, Zahnärzte, Ärzte und Heilpraktiker.

## Symptomatik

Nach einer durchschnittlichen Inkubationszeit von **2–3 Monaten** (Spanne: 1–6 Monate) beginnt die Erkrankung mit höchstens **leichtem Fieber**, **Bauchschmerzen** und **Übelkeit**, **Inappetenz** und **Schwindel**, also ähnlicher Symptomatik wie bei der Hepatitis A.

In einem Teil der Fälle kommt es zu **rheumatoiden Beschwerden** mit **Myalgien** und zu **Exanthemen**, die an Scharlach oder Masern erinnern können. Einige Tage danach entsteht für eine Dauer von 2–4 Wochen ein **Ikterus** mit **braunem Urin** und aufgrund der verminderten Ausscheidung von Bilirubin mit der Galle in den Dünndarm **hellem Stuhl**. Die Leber ist in diesen Fällen derb angeschwollen. Der Ikterus kann **Juckreiz** verursachen.

Nach einem Verlauf bis zu etlichen Wochen klingen die Symptome ab. Die Letalität dieser akuten Form liegt bei 1%. Andererseits gibt es bei der Hepatitis B zahlreiche inapparent verlaufende Infektionen (etwa ⅓ aller Infektionen), bei denen also keinerlei Symptome erkennbar werden. Bei einem weiteren Drittel der Infektionen ist mit dem beschriebenen ikterischen Verlauf zu rechnen, während das letzte Drittel eine milde, anikterische und evtl. sogar unspezifische Erkrankung zeigt.

Entsprechend der Hepatitis A sind auch bei der Serumhepatitis die T-Zellen für die Nekrosen der Leberzellen verantwortlich. Die ebenfalls erscheinenden **Immunglobuline** führen nun aber in etlichen Krankheitsfällen zu einer begleitenden **Arthritis**, zu **Exanthemen** oder sogar zu einer **Glomerulonephritis**. Es handelt sich dabei um eine **allergische Reaktion vom Typ III** (Immunkomplex-Allergie, Serumkrankheit), bei der die sich in den Gefäßendothelien ablagernden Antigen-Antikörperkomplexe über eine Komplementaktivierung Schäden verursachen.

## Chronische Hepatitis B

Bei **5–10%** der Erkrankten geht die Hepatitis B in ein chronisches Stadium über (Hepatitis C: > 70%; Hepatitis A: nie) ( ➤ Abb. 2.17). Dabei muss unterschieden werden zwischen der **chronisch persistierenden** Form, bei der bei ansonsten gesunden Menschen lediglich das Virus im Blut nachweisbar bleibt, und der **chronisch aktiven (aggressiven)** Form, bei der Krankheitssymptome bestehen. Die aktive Form kann sich nach einer Latenzphase oder direkt aus der akuten Erkrankung heraus entwickeln.

Die **Letalität** der chronisch aktiven Form ist höher als bei der akuten Hepatitis B. Bei 50% der Patienten entwickelt sich innerhalb von 5 Jahren eine **Leberzirrhose**, sofern auf eine Therapie verzichtet wird. Bei jedem 4. Patienten entsteht in deren Folge ein primäres **Leberzellkarzinom**. Das Leberzellkarzinom stellt in den westlichen Ländern einen Anteil von ca. 3% an allen Karzinomen (in Deutschland etwa 5.000 Fälle pro Jahr), in den Entwicklungsländern mit hohem Bestand an chronisch aktiver Hepatitis B und C jedoch bis zu 40%.

## Diagnostik

Die Diagnose der Hepatitis B erfolgt aus dem Serum durch Bestimmung der **Antikörper** sowie durch Nachweis bestimmter Anteile der Viren selbst (**HBs-Antigen**, **HBc-Antigen**, **HBe-**

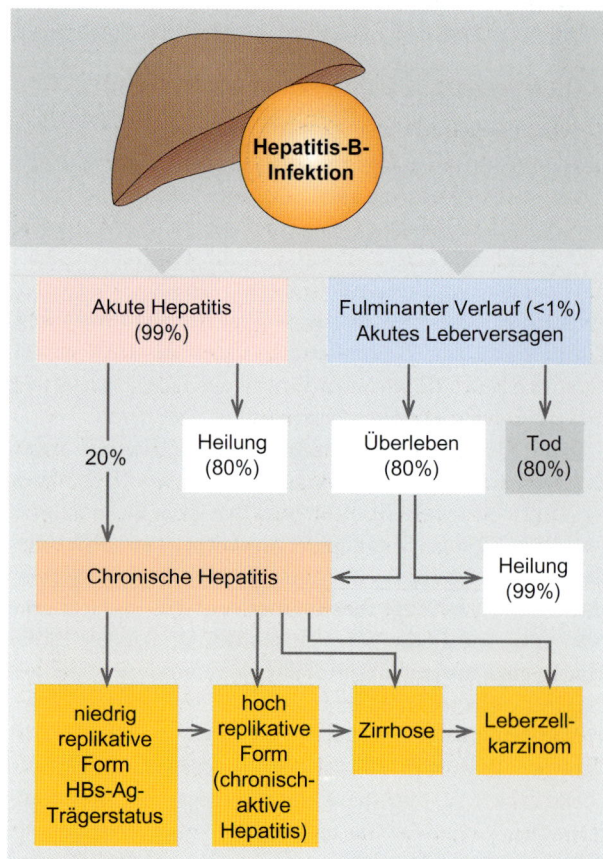

**Abb. 2.17** Verlaufsmöglichkeiten der HBV-Infektion. [1]

Antigen; ➤ Abb. 2.18). Je nach dem Vorhandensein von unterschiedlichen Virusanteilen sowie den entsprechenden Antikörpern kann zwischen aktiven, kontagiösen Formen und „gesunden" Trägern unterschieden werden.

Dabei gilt **HBeAg** (Bestandteil des Capsids) als wichtigster Parameter zum **Nachweis** einer vorhandenen **Krankheitsaktivität**. Dagegen sind **HBe-Antikörper** als prognostisch **günstiges Zeichen** zu werten. Erscheinen sie bei gleichzeitigem **Fehlen** von **HBeAg**, kann von einem genesenen Patienten ausgegangen werden. **Anti-HBc** persistiert als IgG **lebenslang** und kann zur Bestimmung der Durchseuchungsrate in der Bevölkerung dienen.

**HBsAg** entspricht der Virushülle. Es erscheint üblicherweise als **erster spezifischer Marker** nach einer Infektion – durchschnittlich 6 Wochen nach der Übertragung des Virus. Es kann auch zum Nachweis einer gegebenen **Kontagiosität** des Patienten dienen. Ist es > 6 Monate nachweisbar, muss von einer chronischen Hepatitis B ausgegangen werden. Solche Patienten sind, auch ohne den gleichzeitigen Nachweis von HBeAg, zumindest potenziell infektiös. Bei unklaren Labor-Konstellationen kann man die Virus-DNA inzwischen auch mit der PCR-Methode nachweisen (ab etwa 300 Viren/ml Serum).

In akuten Phasen der Erkrankung sind wie bei jeder Form einer Hepatitis auch die **Transaminasen (GOT und GPT) erhöht**. Sie erlauben gute Rückschlüsse auf das jeweilige **Ausmaß der aktuellen Leberzellschädigung**, aber selbstverständlich **nicht** auf deren **Ursache**.

## Impfung

Die HB-Impfung mit der gentechnologisch hergestellten **Virushülle (HBsAg)** ist ausgesprochen nebenwirkungsarm und schützt sehr wirksam vor der Erkrankung. Seit 1995 gehört sie zu den von der STIKO allgemein empfohlenen Impfungen und wird bereits im 1. Lebensjahr insgesamt 4-mal verimpft. Auffrischimpfungen in späteren Jahren werden vom gemessenen Antikörper-Titer im Serum abhängig gemacht. Bestimmt wird dabei dann das anti-HBs. Etwa 5% der Impflinge bilden zunächst kein anti-HBs (Nonresponder), reagieren aber häufig doch noch auf wiederholte Impfungen.

Die sofortige Impfung, **simultan** mit Immunglobulinen (Passivimpfung), wird für Ungeschützte auch im Anschluss an einen **entsprechenden Kontakt** (Nadelverletzung) empfohlen. Dieselbe Maßnahme trifft man bei **Neugeborenen**, deren Mütter im Rahmen der Mutterschaftsrichtlinien nach der 32. Schwangerschaftswoche positiv getestet (HBsAg) wurden.

### MERKE
Es ist zu beachten, dass neben der Hepatitis B nur noch bei Tetanus und Tollwut im Verletzungs- bzw. möglichen Ansteckungsfall **Simultanimpfungen** möglich sind und empfohlen werden.

Nach durchgemachter und ausgeheilter Erkrankung besteht wie bei jeder infektiösen Hepatitis **lebenslange Immunität**.

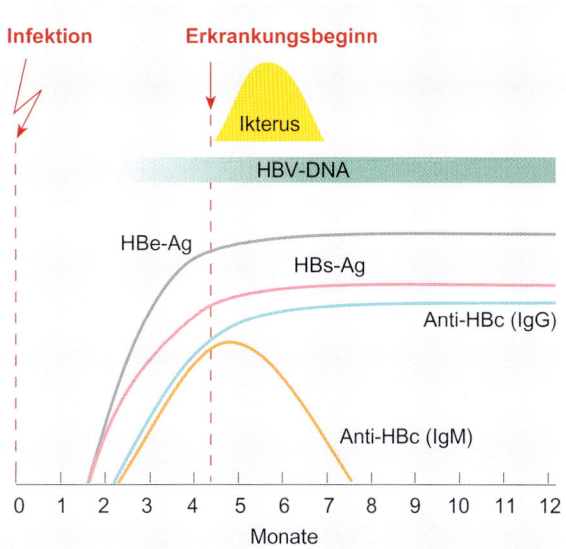

**Abb. 2.18** Diagnostik der chronischen Hepatitis B. [1]

## Therapie

Die Therapie der **akuten Hepatitis B** ist rein **symptomatisch**. Bei der **chronisch aktiven Form** werden, als Monotherapie oder kombiniert mit Interferon, **virustatisch** wirksame Medikamente wie Lamivudin (Zeffix®) eingesetzt, die unter jahrelanger Therapie durchaus beachtliche Erfolge zeigen, nach dem Absetzen aber Rezidive nicht verhindern können. Darüber hinaus weisen sie Resistenzentwicklungen auf, wie sie für Antibiotika typisch sind.

## Meldepflicht

Meldepflicht besteht nach § 6 IfSG bereits bei **Verdacht**.

## Hepatitis B als Berufskrankheit

Die Hepatitis B wird wie jede Hepatitis bzw. ganz pauschal jede Infektionskrankheit als **Berufskrankheit** bei Personen im Gesundheitsdienst **anerkannt**, sofern eine Übertragung auf diesem Wege möglich ist. Die Erkrankung gilt trotz verfügbarer und auch genutzter Impfung nach wie vor als wichtigste berufsbedingte Infektionskrankheit im Gesundheitswesen – vor der Tuberkulose und den Hepatiden A und C.

### Zusammenfassung
**Hepatitis B:** verursacht durch das **Hepatitis-B-Virus (HBV)**
- **Übertragungswege:** Körperflüssigkeiten (sexuelle Kontakte, Blutprodukte, diaplazentar)
- **Inkubationszeit:** 1–6 Monate (zumeist 2–3 Monate)
- **Symptome:**
  - ⅓ inapparent
  - ⅓ mild oder unspezifisch

– ⅓ ikterische Form – evtl. mit zusätzlichen Symptomen wie Arthritis, Exanthemen oder Glomerulonephritis
- **Komplikationen:**
  - akute Letalität 1%
  - Übergang in die chronische Form (knapp 10%)
- **Diagnostik:**
  - akute Form: anti-HBc (als IgM), HBsAg und Transaminasen
  - chronisch aktive Hepatitis B: virusspezifische Antigene (> 6 Monate)
- **Therapie:**
  - Akutfall: rein symptomatisch
  - chronische Form: Virustatika
- **Impfung:** 4-mal im 1. Lebensjahr, Auffrischimpfungen nach Antikörpertiter (STIKO), Simultanimpfung bei Bedarf (Neugeborene, Nadelverletzung)
- **Meldepflicht:** nach § 6 IfSG (nur die akute Erkrankung)
- **Behandlungsverbot:** ja

### 2.7.3 Hepatitis D

In einem kleinen Teil der Fälle von **Hepatitis B** kommt es zu einer **zusätzlichen Infektion** (gleichzeitig oder später) mit einem kleinen RNA-Virus, das für sich alleine nicht infektiös ist, weil es das HBV für seine eigene Replikation benötigt (> Abb. 2.19). Dieses stellt ihm gewissermaßen die Hülle zur Verfügung. Die Übertragungswege entsprechen dem HBV.

Diese **Superinfektion** wird als **Hepatitis D** bezeichnet. Sie **verstärkt die Symptome** der Hepatitis B. Übergänge in eine chronisch aktive Form werden häufiger, ebenso die Ausbildung einer Leberzirrhose und in der Folge eines Karzinoms. Nach der Zahl der Meldungen kommt es in Deutschland lediglich zu rund 20 Fällen pro Jahr (2005, 2006). 2008 und 2009 waren es sogar nur noch jeweils 7 Meldungen.

**MERKE**

Die Hepatitis D gibt es ausschließlich auf dem Boden einer bereits bestehenden Hepatitis B.

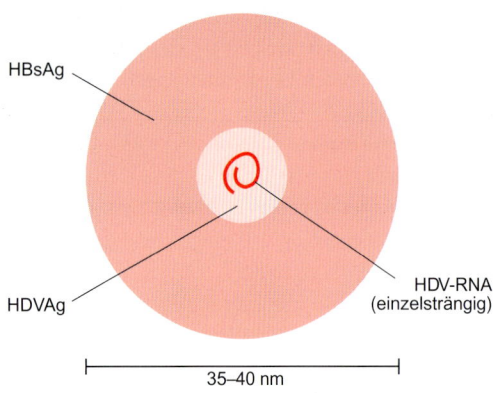

**Abb. 2.19** Hepatitis-D-Virus mit HBsAg der Hülle. [45]

### Diagnostik und Therapie

Die Diagnostik ergibt sich aus > Abb. 2.20. Therapiert wird die zugrunde liegende Hepatitis B (> 2.7.2).

### 2.7.4 Hepatitis C

Das Virus der Hepatitis C (**HCV**) kommt nur beim **Menschen** vor. Seine Erbanlage besteht aus RNA. Übertragen wird es auf denselben Wegen wie das B-Virus, primär also bei **Transfusionen** (häufigste Form der Transfusions-Hepatitis) oder über **unsterile Geräte**, seltener auch durch **Geschlechtsverkehr**. Die **diaplazentare Übertragung** ist mit ca. 3% Wahrscheinlichkeit weniger häufig als bei der Hepatitis B, führt dann aber nahezu immer zu einer chronischen Hepatitis des Kindes. Durch Stillen entsteht ein nur minimales Risiko.

Die **Kontagiosität** ist deutlich **geringer** als beim B-Virus. Trotzdem liegt die Durchseuchungsrate der Bevölkerung in Deutschland inzwischen bei 1% – mit gut 5.000 gemeldeten Neuerkrankungen pro Jahr (2009) und einem Bestand von ca. 800.000 chronisch Infizierten. Damit ist die Hepatitis C zur **häufigsten Hepatitis-Form** überhaupt geworden, was hauptsächlich in der fehlenden Impfmöglichkeit begründet ist.

Weltweit sollen weit mehr als 100 Millionen Menschen infiziert sein. Die **Risikogruppen** entsprechen denen der Hepatitis B, passend zu den identischen Übertragungsmodalitäten.

### Symptomatik

Die Inkubationszeit liegt mit **2 Wochen bis zu 6 Monaten** (durchschnittlich 1–2 Monate) im Bereich der Hepatitis B. Die akute Erkrankung verläuft zumeist recht milde. Beson-

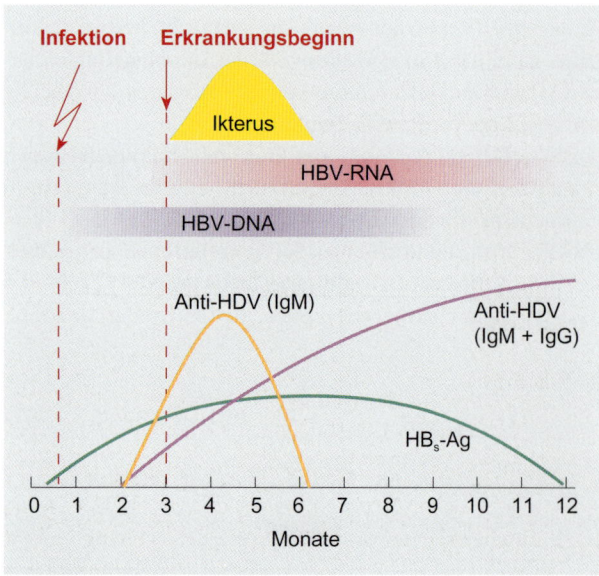

**Abb. 2.20** Diagnostik der Hepatitis D. [1]

ders bei der Hepatitis C gibt es eine große Zahl an Infektionen (75%), die **inapparent** oder lediglich als leichter „grippaler Infekt" verlaufen. Die akute **Letalität** liegt bei < **1%** der Infizierten.

Die Krankheit heilt nur bei etwa 25% der (sichtbar oder inapparent) Infizierten vollständig aus. Wesentlich bei der Hepatitis C ist also die ungewöhnlich **häufige Entstehung der chronischen Form**: Etwa **75%** der Infizierten entwickeln eine chronische Hepatitis C, wobei zumeist über viele Jahre nur sehr leichte und unspezifische oder – bei 30% – gar keine Krankheitserscheinungen bestehen.

Die Erhöhung der Transaminasen ist in der Regel nur wenig ausgeprägt oder sie fehlt über lange Zeiträume sogar ganz. Dies hat allerdings keine prognostische Bedeutung hinsichtlich des Ausganges: Zumindest 20% aller Infektionen durch das HCV münden nach einem Zeitraum von ca. 15 Jahren in eine **Leberzirrhose**. **Leberzellkarzinome** sind häufig.

### Diagnostik

Die Diagnose erfolgt über die **Serumantikörper** sowie die **Virus-RNA**, wobei keine Laborparameter zur Verfügung stehen, die zur schnellen Abgrenzung der chronischen von der akuten Form dienen könnten. Zusätzlich besteht ein **diagnostisches Fenster** bei einem Teil der Infizierten, weil die Antikörper erst 3–4 Monate nach der Infektion nachweisbar werden (➤ Abb. 2.21).

### Impfung

Eine Impfung gegen Hepatitis C ist **nicht erhältlich** (bisher nur gegen Hepatitis A und B). Die wesentliche Ursache hierfür ist darin zu sehen, dass das Virus leicht mutiert und in nicht weniger als 6 Geno- und 30 Subtypen vorkommt. In Deutschland dominiert der Genotyp I.

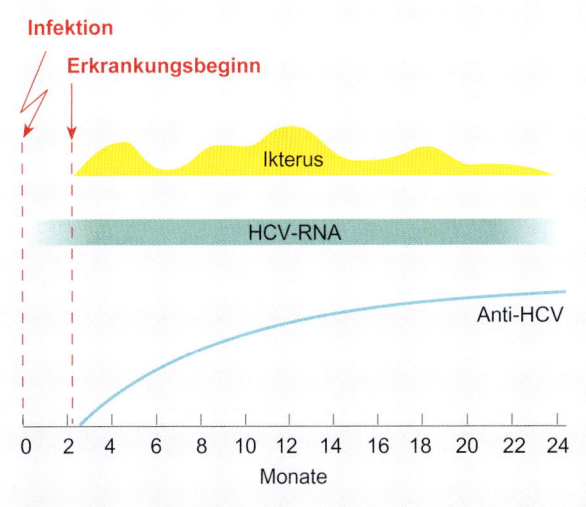

**Abb. 2.21** Diagnostik der Hepatitis C. [1]

### Therapie

Die Behandlung chronischer Fälle durch **α-Interferon** führte nur bei einem Teil der Betroffenen zu einer vorübergehenden Besserung. Inzwischen kombiniert man für 6–12 Monate Interferon mit Ribavirin, einem **Virustatikum** (mit teilweise erheblichen Nebenwirkungen). Die Erfolgsrate stieg hierunter auf beachtliche 50%, bei der akuten Infektion sogar auf 98%.

### Meldepflicht

Meldepflicht besteht nach § 6 IfSG bereits bei **Verdacht**.

**Zusammenfassung**

**Hepatitis C:** verursacht durch das **Hepatitis-C-Virus** (HCV)
- **Übertragungswege:** Körperflüssigkeiten (sexuelle Kontakte, Blutprodukte, diaplazentar)
- **Inkubationszeit:** 2 Wochen bis 6 Monate (zumeist 1–2 Monate)
- **Symptome:**
  - meist inapparenter Verlauf (75%)
  - nur in 25% Symptome einer Hepatitis
- **Komplikationen:** in ¾ der Fälle Übergang in die chronische Form
- **Diagnostik:**
  - akute Form: anti-HCV und Transaminasen
  - chronische Hepatitis C: aus der Viruspersistenz, mit oder ohne Transaminasenerhöhung
- **Therapie:** bei der akuten und chronischen Form Kombination aus Virustatikum und Interferon
- **Impfung:** keine
- **Meldepflicht:** nach § 6 IfSG
- **Behandlungsverbot:** ja

## 2.7.5 Hepatitis E

Auslöser ist ein kleines RNA-Virus, das auch in seinen sonstigen Eigenschaften große **Ähnlichkeiten** mit dem **Virus der Hepatitis A** zeigt. Vom Übertragungsweg (alimentär) über die Verursachung von Epidemien (v. a. in Indien, Afrika und Mexiko) bis hin zu Verlauf und dem Fehlen chronischer Verlaufsformen besteht Übereinstimmung. Auch die Inkubationszeit ist mit etwa **2–7 Wochen** identisch. Die **Letalität** liegt allerdings bei **1–2%,** teilweise auch höher. In Deutschland kam es 2009 zu insgesamt 108 gemeldeten Fällen.

**MERKE**

Die Hepatitis E ist eine „indisch-mexikanische Hepatitis A".

Diagnostik (➤ Abb. 2.22), Therapie und Meldepflicht entsprechen der Hepatitis A. Eine **Impfung** ist **nicht** erhältlich.

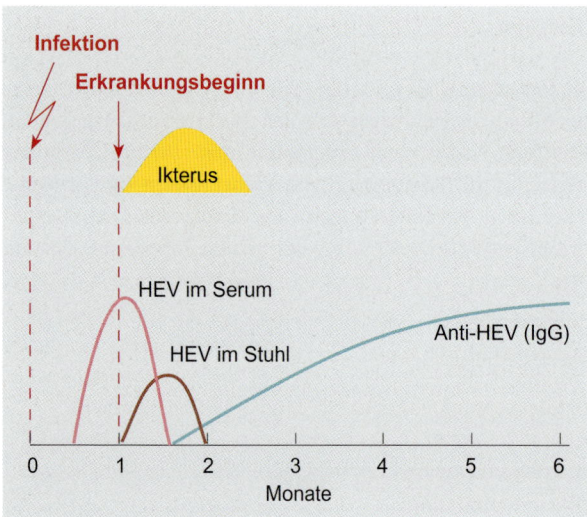

**Abb. 2.22** Diagnostik der Hepatitis E. [1]

---

**Zusammenfassung**
**Hepatitis E:** verursacht durch das **Hepatitis-E-Virus** (HEV); alle wesentlichen Parameter entsprechen der Hepatitis A
- **Übertragungswege:** fäkal-oral (alimentär, Schmierinfektion)
- **Inkubationszeit:** 2–7 Wochen (zumeist 4 Wochen)
- **Symptome:** entsprechend jeder akuten Hepatitis oder inapparent
- **Diagnostik:** Serologie
- **Therapie:** symptomatisch
- **Impfung:** keine
- **Meldepflicht:** nach § 6 IfSG
- **Behandlungsverbot:** ja

## 2.7.6 Hepatitis G

So, wie die Hepatitis D mit HBV assoziiert ist und nur als Superinfektion vorkommt, ist auch **HGV** an das **HCV**, seltener an das **HBV** gebunden. Allerdings kann es auch alleine eine (milde bzw. inapparente) Hepatitis auslösen. Der Übertragungsweg entspricht HBV und HCV.

Das Virus wurde erst 1995 bei HIV-Patienten entdeckt und inzwischen nach den Initialen des Erstinfizierten in **GB-Virus C** umbenannt bzw. zusätzlich zu HGV ergänzt. Es scheint weltweit in hoher Prävalenz vorzukommen. In Deutschland rechnet man mit einer Durchseuchungsrate von 1–2%. Man geht davon aus, dass das Virus für sich genommen **harmlos** ist und zumindest keine schwerwiegende Erkrankung auslöst.

Bei **HIV-Patienten** hat man sogar einen **schützenden Effekt** nachgewiesen: Der Übergang vom Stadium II ins Stadium AIDS erfolgt umso später, je mehr GB-Virus-C im Blut nachzuweisen ist. Dementsprechend führt das HI-Virus schneller ins Stadium AIDS und zum Tode bei Patienten, die nicht gleichzeitig mit GB-Virus-C infiziert sind. Der Grund könnte darin be-

stehen, dass die beiden Viren auf dieselben Wirtsmoleküle angewiesen sind.

---

**Zusammenfassung**
**Hepatitis G:** verursacht durch das **Hepatitis-G-Virus** (HGV) bzw. **GB-Virus C**
- **Übertragungswege:** Körperflüssigkeiten (sexuelle Kontakte, Blutprodukte, diaplazentar)
- **Inkubationszeit:** unbekannt
- **Symptome:** sehr mild oder inapparent
- **Diagnostik:** Serologie
- **Therapie:** nicht möglich und nicht erforderlich
- **Impfung:** keine
- **Meldepflicht:** nach § 6 IfSG
- **Behandlungsverbot:** ja

## 2.7.7 Autoimmunhepatitis

In seltenen Fällen kann es **nach** oder **im Rahmen** einer **Virushepatitis**, v. a. beim Vorliegen von **HLA-B8**, zu einer Autoimmunhepatitis kommen, bei der verschiedenste **Autoantikörper gegen Lebergewebe** nachweisbar werden. Betroffen sind überwiegend **junge Frauen**. Häufig sind weitere Organe (Schilddrüse, Gelenke) gleichzeitig betroffen. Die Unterscheidung dieser Leberschädigungen von den virusverursachten ist wichtig, weil (nur) in diesen Fällen eine immunsuppressive Therapie möglich und sinnvoll ist, um die Entstehung einer Zirrhose zu vermeiden.

### Symptomatik und Prognose

Die Symptome erscheinen zumeist nur sporadisch während einzelner Krankheitsschübe und entsprechen dann denjenigen einer jeden chronischen Hepatitis. Es kommt zu einem **Druckgefühl** oder milden Schmerzen im rechten Oberbauch, zu **Müdigkeit** und **Krankheitsgefühl**, **Übelkeit** mit Erbrechen und **Appetitlosigkeit**.

Wie jede chronische Hepatitis geht auch die autoimmune Form ohne Therapie in eine Leberzirrhose und, in weiterer Folge, in ein Leberzellkarzinom über.

### Diagnostik

Die Abgrenzung gegenüber den Virushepatitiden erfolgt über die **Autoantikörper** und den fehlenden Virusnachweis, im Zweifelsfall durch eine **Leberbiopsie**.

### Therapie

Autoimmunkrankheiten werden mangels geeigneter Alternativen üblicherweise mit Immunsuppressiva, u. a. Glukokortikoiden, behandelt.

Meldepflicht

Für Autoimmunkrankheiten gibt es grundsätzlich weder eine Meldepflicht noch ein Behandlungsverbot.

## 2.8 Röteln

Die Röteln (**Rubella**, **Rubeola**) sind eine Erkrankung des **Frühjahrs**. Auslöser sind kleine (60 nm) **RNA-Viren** aus der Familie der **Togaviren**. Die Erkrankung kommt nur beim **Menschen** vor. Etwa die Hälfte der Infektionen verläuft inapparent (Manifestationsindex 0,5).

Für die Übertragung ist ein **sehr enger Kontakt** zu einem Infizierten erforderlich (Kontagionsindex etwa 0,5). Sie geschieht dann durch **Tröpfchen-** oder **Schmierinfektion** über die Schleimhäute des Nasen-Rachen-Raumes.

Der Kontagionsindex ist also längst nicht so groß wie z. B. bei den Masern. Entsprechend ist auch die Durchseuchungsrate bei Nichtgeimpften keineswegs bereits in der Kindheit abgeschlossen. Etwa 10% der Erwachsenen besitzen keine Antikörper, sind also nicht geimpft und nie erkrankt. Dieser Anteil ist infolge der zunehmend besseren Aufklärung mit höheren Impfraten bei jungen Frauen zwischen 18 und 30 Jahren auf einen Anteil von rund 2% reduziert. Dies bedeutet für Deutschland allerdings immer noch, dass ca. 100.000 Frauen bei Eintritt einer Schwangerschaft über keinen wirksamen Schutz verfügen. Schätzungen zufolge gibt es in Deutschland jährlich etwa 75.000 Rötelnerkrankungen.

### Symptomatik

Die sichtbare Erkrankung beginnt nach einer Inkubationszeit von **2–3 Wochen** mit den Zeichen eines **grippalen Infektes**, also Schnupfen, leichtem Fieber um 38 °C und einer **Konjunktivitis**. Hinweisend auf die Röteln sind ab diesem Stadium neben den Schwellungen der zervikalen Lymphknoten auffallend dicke **Lymphknoten nuchal** bzw. **okzipital** und **retroaurikulär**, später auch generalisiert, wie man dies ansonsten nur noch bei der infektiösen Mononukleose findet. Im Blut besteht eine **Leukopenie** mit relativer **Lymphozytose**.

Nach etwa **2 Tagen** (Scharlach nach 1–2, Masern nach 4 Tagen) beginnt das **Rötelnexanthem** im **Gesicht** (und **Enanthem** des Rachens), um sich von dort aus auf den Körper auszubreiten. Die einzelnen Flecken sind größer als beim Scharlach, aber kleiner als bei den Masern (➤ Abb. 2.23). Sie **konfluieren nicht** und sind auch **nicht erhaben** wie bei den Masern.

In seiner Intensität und Ausbreitung ist das Rötelnexanthem in der Regel auch deutlich **milder** und **flüchtiger** – teilweise kaum erkennbar. Innerhalb von 2–3 Tagen ist es bereits wieder verschwunden. Da es insgesamt weniger typisch ist als die Exantheme bei Masern oder Scharlach und gleichzeitig weitere Viren oder z. B. Arzneimittel ähnliche Exantheme verursachen können, wird es im Alltag nicht so selten **verwechselt**. In unsicheren Fällen sollte man also seine Diagnose durch Bestim-

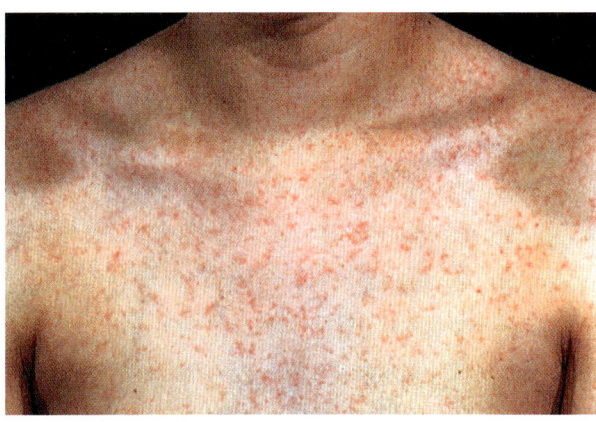

**Abb. 2.23** Rötelnexanthem [9]

mung der spezifischen Antikörper untermauern, sofern nicht die typischen Lymphknotenschwellungen die Diagnose sichern.

Insgesamt verläuft die Rötelnkrankheit fast immer **sehr mild** und frei von wesentlichen Belastungen. Eine leichte **Splenomegalie** kann bei jedem Zweiten beobachtet werden. Sehr selten kommt es, v. a. bei erwachsenen Patienten, zu **Arthralgien**, einer **Karditis**, **Bronchitis**, **Thrombopenie** oder sogar zu einer **Enzephalitis** mit hoher Letalität.

Die **Kontagiosität** der Röteln beginnt in der Inkubationszeit etwa 2 Tage vor Ausbruch der Erkrankung. Spätestens nach dem Abklingen des Exanthems ist eine Ansteckungsfähigkeit nicht mehr gegeben. Offiziell wird die Zeit der Kontagiosität jedoch mit „7 Tage vor bis 7 Tage nach Auftreten des Exanthems" angegeben.

### Diagnostik

Die Diagnose erfolgt in zweifelhaften Fällen aus dem **Serum** (IgM, Anstieg des IgG).

### Therapie

Eine Therapie erübrigt sich bei den Röteln, würde aber ohnehin nicht zur Verfügung stehen.

### Rötelnembryopathie

Die Rötelnembryopathie ist eine Komplikation, die den eigentlich harmlosen Röteln zu ihrem zweifelhaften Ruhm verholfen hat. Infiziert sich eine Schwangere (auch inapparent) ohne Röteln-Antikörper in den **ersten 3–4 Monaten einer Schwangerschaft**, kann das Virus auf den Embryo übertragen werden. Dort führt es zur Infektion, wodurch wahrscheinlich über eine Behinderung der Zellteilungen (durch Interferon) Schäden entstehen. Das Risiko für eine **Embryopathie** beträgt im 1. Schwangerschaftsmonat etwa 60%. Danach fällt es bis zum Beginn des 4. Monats kontinuierlich bis auf ca. 10% ab. In Deutschland gibt es inzwischen nur noch vereinzelte Rötelnembryopathien (2008: 1 Fall; 2009: 2 Fälle).

## Symptomatik ( > Abb. 2.24)

Falls es nicht zum **Abort** kommt, entstehen Folgen wie **Katarakt** oder weitere Augenschädigungen, **Taubheit**, **Mikrozephalie**, **Herzfehler** (v. a. offener Ductus botalli), **Anämie** und **verminderte Körperlänge** bei der Geburt. Weitere Schäden kommen in Abhängigkeit vom Infektionszeitpunkt vor.

> **MERKE**
>
> Die klassische **Trias** aus **Katarakt**, **Taubheit** und **Herzfehler** (offener Ductus Botalli) wird auch als **Gregg-Syndrom** bezeichnet.

### Procedere nach Kontakt bzw. bei Infektion

Bei einer akuten **Rötelninfektion in den ersten 3 Monaten einer Schwangerschaft** ist ein **Abbruch** erlaubt und wird sogar **empfohlen**. Bei Erkrankung nach dem 4. Schwangerschaftsmonat ist das Risiko für das Kind nicht mehr sehr groß. Manchmal kommt es zu Hörstörungen bis hin zur Taubheit. Eine pränatale Diagnostik kann über den Virusnachweis, z. B. aus Amnionflüssigkeit, erfolgen.

Nach dem **Kontakt** zu einem an Röteln Erkrankten während der ersten Schwangerschaftsmonate wird bei Frauen ohne ausreichenden Antikörpertiter eine **Passivimmunisierung** durchgeführt, welche die Rötelnembryopathie zuverlässig verhindert, sofern sie **umgehend** erfolgen kann. Die **Zweiterkrankung** an Röteln, die nicht ganz so selten ist, bedeutet in der Schwangerschaft **keine Gefahr** für das Kind, weil die vorhandenen Antikörper vor einer Übertragung schützen. Es wird seit Jahren anlässlich der ersten Schwangerschaftsuntersuchung auch eine Bestimmung der Röteln-Antikörper durchgeführt, um eventuelle Risiken bei einem späteren Kontakt zu Röteln-Infizierten zu erkennen.

IgM-Antikörper bleiben nach einer Erstinfektion bis zu 6 Monate lang nachweisbar. Da IgG frühestens 2–3 Wochen nach einer Erstinfektion gebildet wird, kann man serologisch sehr gut zwischen einer akuten und einer kürzer oder länger zurückliegenden Erkrankung unterscheiden und ein eventuelles Risiko für das Kind beurteilen.

### Nachfolgekrankheiten

Extrem selten kommt es Jahre bis Jahrzehnte nach konnataler oder frühkindlicher Rötelnerkrankung, ähnlich der SSPE nach den Masern ( > 2.1), zu einer **progressiven Enzephalitis** mit **sehr schlechter Prognose**. Die Erkrankung wird entsprechend der SSPE als Slow-Virus-Infektion angesehen.

### Impfung

Die Schutzimpfung wurde 1974 wegen der damals häufigen Rötelnembryopathie eingeführt. Sie besteht aus einem **attenuierten** (abgeschwächten) **Lebendimpfstoff**, der sehr gut verträglich ist. Allerdings entsteht sehr selten, analog zum Wildvirus der Rötelnerkrankung, eine vorübergehende Thrombopenie.

Im Allgemeinen erfolgt die Impfung gemeinsam mit Masern, Mumps und Varizellen (**MMRV**) im **12.–15. Lebensmonat**. Der Schutz hält nicht lebenslang und muss deshalb bei allen Kindern bis zum **Ende des 2. Lebensjahres** aufgefrischt werden. Für **Mädchen** wird in der **Pubertät** eine weitere Auffrischimpfung (nur Röteln) empfohlen. Grundsätzlich gilt für

| 40 Tage alter menschlicher Embryo (Länge 20 mm) | Organbeteiligung | Auswirkung | |
|---|---|---|---|
| | Gehirn | kleines Gehirn, geistige Retardierung | FEHLBILDUNGEN |
| | Augen | Katarakt, Mikrophthalmie | FEHLBILDUNGEN |
| | Ohren | beeinträchtigtes Hörvermögen, Corti-Organ mitbetroffen | FEHLBILDUNGEN |
| | Herz | offener Ductus arteriosus, offenes Septum interventriculare | FEHLBILDUNGEN |
| | Leber, Milz | Hepatosplenomegalie, thrombozytopenische Purpura, Anämie | SCHÄDEN |
| | allgemein | niedriges Geburtsgewicht, Gedeihstörungen, erhöhte Säuglingssterblichkeit | SCHÄDEN |

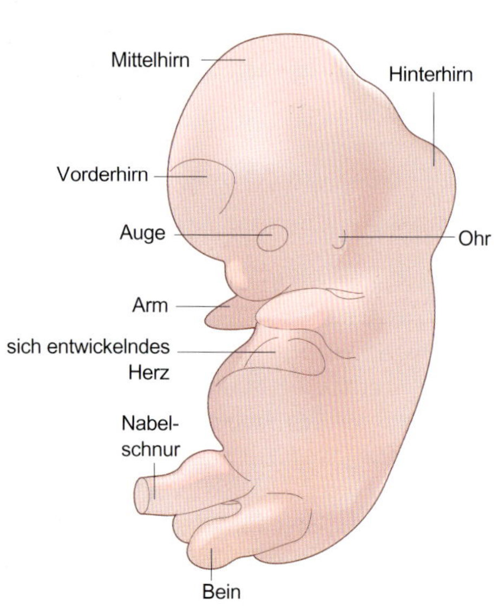

Embryo-Beschriftungen: Mittelhirn, Hinterhirn, Vorderhirn, Auge, Ohr, Arm, sich entwickelndes Herz, Nabelschnur, Bein

**Abb. 2.24** Symptome der Rötelnembryopathie. [39]

die Rötelnimpfung dasselbe wie für die Keuchhustenimpfung: Wo selbst die Originalkrankheit ein zweites oder sogar drittes Mal rezidivieren kann, kann eine Impfung erst recht keinen vollständigen und lebenslangen Schutz aufbauen.

## Meldepflicht

(Nichtnamentliche) Meldepflicht besteht nicht für die Rötelnerkrankung, sondern nach § 7 IfSG ausschließlich für die **Embryopathie**. Trotzdem fallen die Röteln nach § 24 unter das **Behandlungsverbot**, weil hier Bezug nicht auf die Erkrankung (Embryopathie), sondern auf den in § 7 genannten Erreger (Rubella-Virus) genommen wird.

---

### Zusammenfassung

**Röteln:** verursacht durch das **Röteln-Virus** (Rubella-Virus)
- **Übertragungswege:**
  – Tröpfcheninfektion (enger Kontakt)
  – Schmierinfektion
- **Inkubationszeit:** 2–3 Wochen
- **Kontagionsindex:** 0,5
- **Manifestationsindex:** 0,5
- **Symptome:**
  – „grippaler Infekt"
  – retroaurikuläre Lymphadenopathie
  – ab dem 3. Krankheitstag flüchtiges, blasses, nicht konfluierendes Exanthem
- **Komplikationen:**
  – Thrombopenie
  – diaplazentare Übertragung
  – Enzephalitis (extrem selten)
- **Diagnostik:** klinischer Aspekt, in Zweifelsfällen Serologie
- **Therapie:** symptomatisch
- **Impfung:** Lebendimpfung 12.–15. Monat, 1 Auffrischimpfung (STIKO)
- **Meldepflicht:** nicht-namentlich nach § 7 IfSG für die Rötelnembryopathie
- **Behandlungsverbot:** gilt nach § 24 IfSG nicht nur für die Embryopathie, sondern auch für die Rötelnerkrankung

## 2.9 Ringelröteln

Verursacher der (harmlosen) Ringelröteln (**Erythema infectiosum acutum**, sog. 5. Krankheit) ist ein Virus aus der Gruppe der **Parvoviren**. Manchmal kommt es über **Tröpfchenin-**

**fektionen** zu kleineren Epidemien im **Frühjahr** oder **Herbst**. Inapparente Verläufe sind allerdings häufig. Betroffen sind überwiegend ältere Kinder bis zur Pubertät.

## Symptomatik

Nach einer Inkubationszeit von **1–2 Wochen** kommt es zu **Fieber**, **Krankheitsgefühl** und einem **Erythem**, das zunächst **schmetterlingsförmig** im **Gesicht** ( ➤ Abb. 2.25) und in der Folge **ring-** bzw. **girlandenförmig** an den **Extremitäten**, schließlich auch am **Rumpf** ( ➤ Abb. 2.26) in Erscheinung tritt. **Teilweise** besteht **Juckreiz**.

## Komplikationen

Bei Erkrankung in der **Schwangerschaft** kann als wesentliche Komplikation der Ringelröteln ein **Morbus haemolyticus fetalis** mit möglichem **Abort** entstehen.

## Meldepflicht

Es bestehen **keine** Meldepflicht und kein Behandlungsverbot.

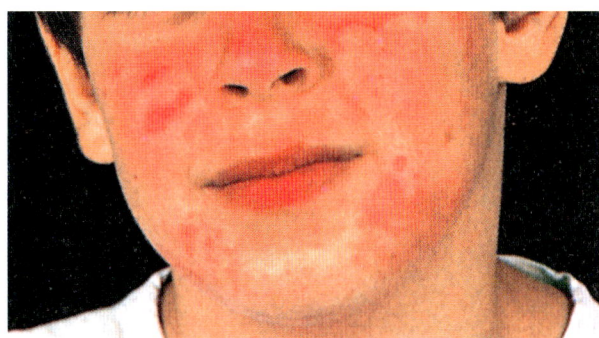

**Abb. 2.25** Schmetterlingsförmiges Erythem im Gesicht bei Ringelröteln. [9]

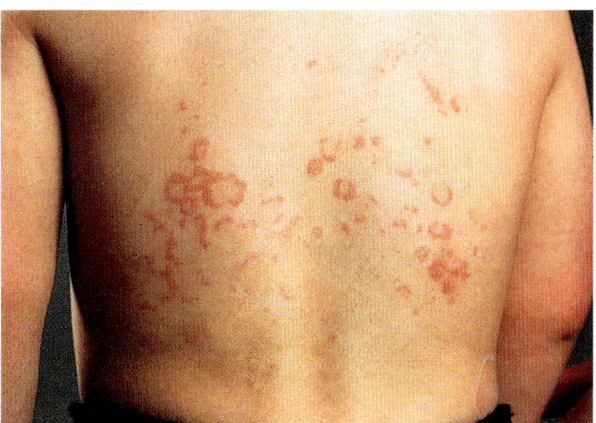

**Abb. 2.26** Ring- bzw. girlandenförmiges Exanthem bei Ringelröteln. [37]

**Zusammenfassung**

**Ringelröteln:** verursacht durch ein Virus aus der Gruppe der **Parvoviren**

- **Übertragungswege:** Tröpfcheninfektion
- **Inkubationszeit:** 1–2 Wochen
- **Symptome:**
  - Fieber
  - Krankheitsgefühl
  - Exanthem – an Extremitäten und Rumpf girlandenförmig, im Gesicht schmetterlingsförmig
  - kein Enanthem
  - keine Lymphknotenschwellungen
- **Komplikationen:** Morbus haemolyticus fetalis (diaplazentare Übertragung)
- **Diagnostik:** Serologie
- **Therapie:** symptomatisch
- **Impfung:** keine
- **Meldepflicht:** nein
- **Behandlungsverbot:** nein

## 2.10  Mumps

Der Erreger des Mumps („**Ziegenpeter**", **Parotitis epidemica**) gehört gemeinsam mit Masern- und Parainfluenzaviren zu den schon recht großen **Paramyxoviren**. Der Mensch ist der einzige Wirt, sodass eine Infektion ausschließlich an Erkrankten oder inapparent Infizierten erfolgen kann. Das Virus ist allerdings mit einem Kontagionsindex von 0,4 längst nicht so kontagiös wie z. B. das Masern-Virus. Der **Kontakt** zum Infizierten muss wie bei den Röteln **relativ eng** sein, wobei die Übertragung dann ebenfalls durch **Tröpfcheninfektion** oder über das Nasensekret als **Schmierinfektion** erfolgt. Der Zeitraum der Ansteckungsfähigkeit ist definiert mit 7 Tagen vor bis 9 Tage nach dem Auftreten der Parotisschwellung.

Obwohl rund die **Hälfte** der Infektionen **inapparent** verläuft, kommt es in Deutschland zu etwa 50.000 Erkrankungen pro Jahr. Jungen sind häufiger betroffen als Mädchen. Die Durchseuchungsrate liegt bei 80%. Jahreszeitliche Gipfel gibt es beim Mumps, im Gegensatz zu Masern (Winter), Röteln (Frühjahr), Poliomyelitis (Sommer) und zahlreichen weiteren Erkrankungen nicht.

Die Inkubationszeit beträgt **2–3 Wochen**, in der Regel 16–18 Tage. Das Virus vermehrt sich auf den Schleimhäuten und gelangt über Blut und Lymphe in die verschiedensten **Drüsen** ( > Abb. 2.27). So gut wie immer betroffen sind die **Parotis** (→ Parotitis epidemica) und weitere **Speicheldrüsen**, häufig **Pankreas** und **Schilddrüse** sowie ab der Pubertät auch **Hoden**, **Ovarien** und **Brustdrüse**. Des Öfteren sind auch die **Meningen** befallen.

### Symptomatik

Der Mumps beginnt, sofern die Infektion nicht inapparent verläuft, mit teilweise **hohem Fieber** und einer meist **einseitigen Schwellung der Ohrspeicheldrüse** ( > Abb. 2.28). Die Parotis der Gegenseite folgt in der Regel 2–3 Tage später nach. An der Mündung des Ausführungsganges in die Wangenschleimhaut entsteht eine Rötung (sog. **Papillitis**; > Abb. 2.29).

Ein typisches Zeichen des Mumps besteht im **Abstehen der Ohrläppchen**, bedingt durch begleitende ödematöse Schwellungen retroaurikulär. **Geschwollen** sind auch die **regionären Lymphknoten** an Hals und Kieferwinkel.

Jedes 10. Kind entwickelt in der 2. Krankheitswoche eine **Meningitis** mit Kopfschmerzen, die aber im Vergleich mit der

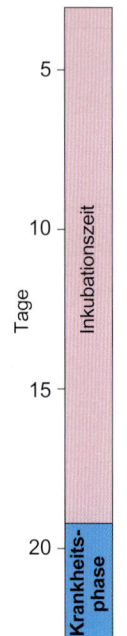

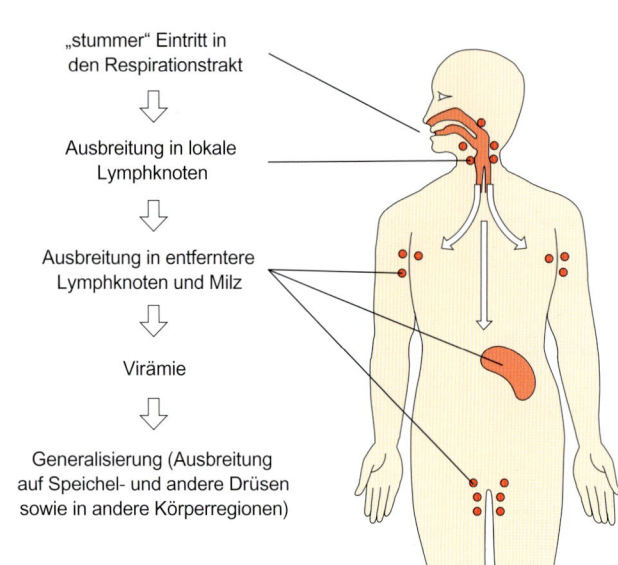

„stummer" Eintritt in den Respirationstrakt

⇩

Ausbreitung in lokale Lymphknoten

⇩

Ausbreitung in entferntere Lymphknoten und Milz

⇩

Virämie

⇩

Generalisierung (Ausbreitung auf Speichel- und andere Drüsen sowie in andere Körperregionen)

Tage — Inkubationszeit — Krankheitsphase

**Abb. 2.27** Ausbreitung des Mumps-Virus. [39]

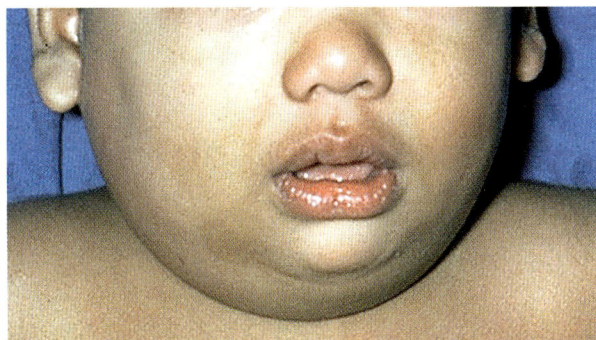

**Abb. 2.28** Schwellung der linken Ohrspeicheldrüse (Parotitis) bei Mumps. [34]

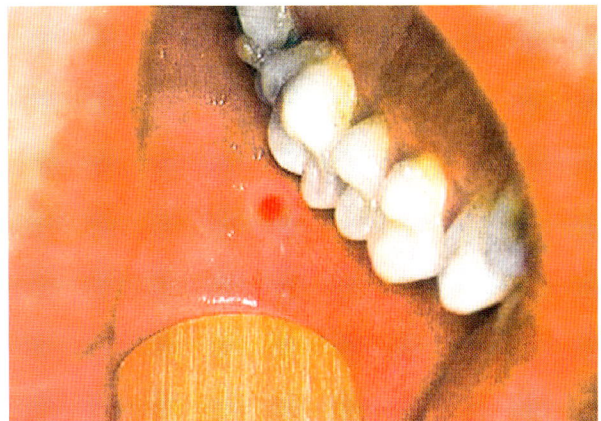

**Abb. 2.29** Papillitis bei Mumps. [17]

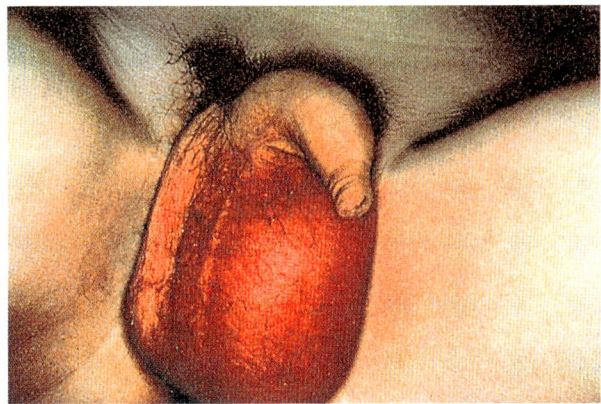

**Abb. 2.30** Mumps-Orchitis bei einem 12-jährigen Jungen. [9]

### Diagnostik

Die Diagnose ist in typischen Fällen leicht zu stellen, doch gibt es zahlreiche inapparente Verläufe bzw. selten auch einen Mumps ohne Beteiligung der Parotis. Eine Parotitis kann andererseits auch durch Bakterien (eitrig) oder andere Viren wie Influenza-, Parainfluenza-, Epstein-Barr- oder Coxsackie-Viren verursacht werden. Im Zweifelsfall wird die Diagnose aus dem **Serum** gestellt (IgM). Begleitend besteht eine mäßige **Leukopenie** mit relativer **Lymphozytose**. Die α-**Amylase** ist erhöht (Parotis + eventuell Pankreas).

### Impfung

Die Schutzimpfung wird möglichst gemeinsam mit denjenigen gegen Masern, Röteln und Varizellen **(MMRV)** im Alter von 12–15 Monaten subkutan gespritzt und bis zum Ende des 2. Lebensjahres einmal wiederholt. Sie besteht aus einem **attenuierten Lebendimpfstoff**. Die Mumps-Erkrankung führt **meistens** zu **lebenslanger Immunität**.

### Therapie

Eine spezifische Therapie gibt es nicht.

### Meldepflicht

Für den Mumps besteht **keine Meldepflicht**, jedoch nach den §§ 24 und 34 IfSG ein **Behandlungsverbot**.

Masern-Meningitis **harmlos** ist und keiner Therapie bedarf. Extrem selten kommt es zu einer **Meningoenzephalitis**, die **Folgeschäden** bis hin zur Taubheit nach sich ziehen kann.

Die **Pankreasbeteiligung** ist in der Kindheit selten. Wenn sie (v. a. beim Erwachsenen) auftritt, kommt es zu Übelkeit und Erbrechen. Manchmal entsteht in der Folge ein insulinpflichtiger Diabetes mellitus.

### Komplikationen

In 20% der Mumpsfälle beim Erwachsenen bzw. Jugendlichen ab der Pubertät kommt es zur Entzündung von Hoden (**Orchitis**; ➤ Abb. 2.30) oder Ovarien (**Ovariitis**). Die Mumps-Orchitis stellt die häufigste Form einer Orchitis dar. Sie mündet, wenn sie beidseitig auftritt, ohne Behandlung in eine **Infertilität**. Die Entzündung der Eierstöcke hingegen bleibt üblicherweise ohne Folgen.

Ein Mumps in den ersten 3 Monaten der Schwangerschaft kann zum **Abort** führen.

Die Parotitis epidemica ist also im Kindesalter recht harmlos, ab der Pubertät aber mit möglichen Komplikationen behaftet, sodass die Schutzimpfung durchaus einen Sinn ergibt. Der im Erwachsenenalter schwerwiegendere Verlauf gilt im Übrigen für fast alle Kinderkrankheiten.

**Zusammenfassung**

**Mumps:** verursacht durch das **Mumps-Virus**
- **Übertragungswege:**
  - Tröpfcheninfektion (enger Kontakt)
  - Schmierinfektion
- **Inkubationszeit:** 2–3 Wochen

- **Kontagionsindex:** 0,4
- **Manifestationsindex:** 0,5
- **Symptome:**
  - hohes Fieber
  - Schwellung der Parotis und weiterer Speicheldrüsen
  - Papillitis
  - Abstehen der Ohrläppchen
  - Lymphknotenschwellungen
  - Splenomegalie (selten)
  - Pankreatitis
  - ab der Pubertät Orchitis bzw. Ovariitis
  - Meningitis (teilweise)
  - Meningoenzephalitis (extrem selten)
  - Abort in der Schwangerschaft
- **Diagnostik:**
  - klinischer Aspekt
  - Serologie
  - α-Amylase
- **Therapie:** symptomatisch
- **Impfung:** Lebendimpfung 12.–15. Monat, 1 Auffrischimpfung (STIKO)
- **Meldepflicht:** nein
- **Behandlungsverbot:** nach den §§ 24 und 34 IfSG

## 2.11 Adenoviren

Adenoviren sind **DNA-Viren** mit einem Durchmesser von 70–80 nm und einem einzigartigen Capsid: Die 20 Dreiecke (= Ikosaeder; ➤ Fach Mikrobiologie) setzen sich aus sechseckigen Untereinheiten zusammen (➤ Abb. 2.31). An der Spitze eines jeden Dreiecks wird aus dem Sechs- ein Fünfeck, aus dem ein Stiel mit einem endständigen Knöpfchen herausragt.

Man kennt eine große Zahl an Unterarten mit insgesamt mindestens 32 humanpathogenen, nur beim Menschen vorkommenden Serotypen. Infektionen durch Adenoviren sind am häufigsten bei **Kindern**, bei denen sie zu **grippalen Infekten** (Anteil etwa 5% an allen Atemwegsinfekten) mit starkem **Schnupfen**, teilweise mit abdomineller Beteiligung, selten auch zu einer **Bronchiolitis** oder sogar **Pneumonie** führen.

Die Typen 40 und 41 lösen bei Kindern eine **Gastroenteritis** aus. Die Typen 3 und 7 führen, ebenfalls v. a. bei Kindern, zu einem Symptomenbild mit **Pharyngitis**, **Angina**, **Fieber** sowie einer **Konjunktivitis**, die nach 1–2 Wochen spontan ausheilt. Dieses **Pharyngokonjunktivalfieber** wird meist im **Schwimmbad** erworben. Durch die Typen 8, 19 und 37 entsteht die **Keratokonjunktivitis epidemica**.

Die Durchseuchung mit Adenoviren scheint weltweit vollständig zu sein, weil nahezu alle Erwachsenen Antikörper gegen unterschiedliche Serotypen aufweisen. Einzelne Serotypen führen beim **Tier** zu **malignen Erkrankungen**, doch ist beim Menschen bisher kein derartiger Zusammenhang nachgewiesen. Es sei aber daran erinnert (➤ Fach Verdauungsapparat), dass **Zöliakie-Patienten** mit einiger Regelmäßigkeit hohe Antikörpertiter gegen Adenoviren vom Typ 12 aufweisen und

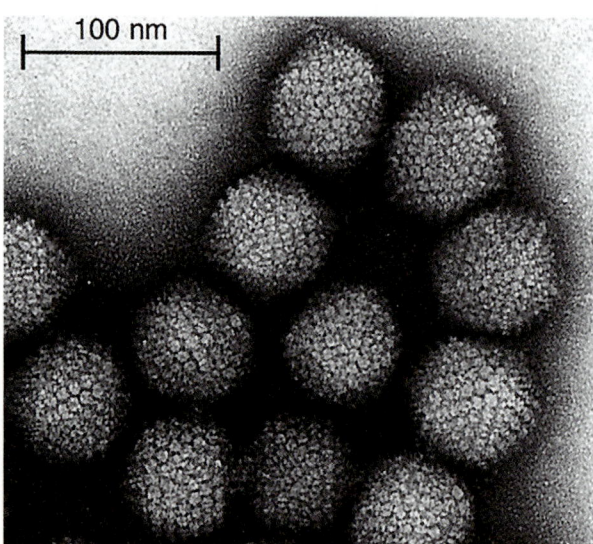

**Abb. 2.31** Adenoviren im Elektronenmikroskop. [9]

dass aus einer langjährigen Zöliakie **maligne Lymphome** hervorgehen können. Interessant ist, dass jeder dritte **adipöse Mensch** Antikörper gegen den Typ 36 besitzt (normal 11%). 2007 fand man Adenoviren vom Typ 36 in Stammzellen des Fettgewebes adipöser Menschen. Eventuell erhöhen sie hier die Teilungsrate und führen so zu neuen Fettzellen.

### 2.11.1 Keratokonjunktivitis epidemica

Die Übertragung erfolgt durch **Tröpfchen**- oder (häufiger) **Schmierinfektion** – bevorzugt im Rahmen **augenärztlicher Untersuchungen**. Nach einer Inkubationszeit von **4–10 Tagen** kommt es für die Dauer von 2–3 Wochen zu einer **Konjunktivitis** mit **Lidödemen** und **Trübung der Hornhaut** sowie **Fremdkörpergefühl** mit **Juckreiz** und **Lichtscheu**. Die Entzündung heilt in der Regel folgenlos aus.

### Impfung

Eine Impfung ist **nicht** erhältlich.

### Meldepflicht

Meldepflicht besteht nach § 7 IfSG nicht mit Bezug auf die verschiedenen Adenovirus-Erkrankungen, sondern nur beim direkten **Virusnachweis** aus einem **Konjunktivalabstrich**. In Deutschland kommt es zu > 100 Meldungen/Jahr.

---

**Zusammenfassung**

**Adenoviren:**

- **Übertragungswege:**
  - Tröpfcheninfektion
  - Schmierinfektion
  - fäkal-oral (Enteritis)

- **Inkubationszeit:** wenige Tage (grippale Infekte), 4–10 Tage (Keratokonjunktivitis)
- **Symptome:**
  - grippale Infekte
  - Gastroenteritis
  - Konjunktivitis
  - Keratokonjunktivitis epidemica
- **Impfung:** keine
- **Meldepflicht:** nach § 7 IfSG bei direktem Virusnachweis aus den Konjunktiven
- **Behandlungsverbot:** für Konjunktivitis und Keratokonjunktivitis; bei grippalen Infekten nur, wenn ein Nachweis oder Hinweis auf eine Verursachung durch Adenoviren vorliegt

## 2.12 Varizella-Zoster-Virus

### 2.12.1 Windpocken

Die Windpocken (= **Varizellen**) sind eine Erkrankung des Kindesalters. Auslöser ist das **Varizella-Zoster-Virus**, ein großes **DNA-Virus** aus der **Herpes-Gruppe**. Morphologisch ist es von den Erregern der Mononukleose, Zytomegalie oder des Herpes simplex nicht zu unterscheiden. Die Durchseuchungsrate ist mit > 95% sehr hoch. Die meisten Menschen erkranken in der **frühen Kindheit** zwischen 2 und 6 Jahren. In Deutschland kam es vor Einführung der Schutzimpfung alljährlich zu > 700.000 Infektionen.

Die Übertragung erfolgt durch **Tröpfcheninfektion** oder direkten **(Haut-)Kontakt**. Teilweise wird das Virus ähnlich dem Masernvirus durch den Luftzug **(aerogen)**, verpackt in winzige Sputumtröpfchen, über mehrere Meter übertragen. Diese Infektionsmöglichkeit drückt sich im Namen *Wind*pocken aus. Die **Kontagiosität** ist also **sehr hoch**, entspricht wohl derjenigen der Masern. Sie beginnt 2 Tage vor Ausbruch der sichtbaren Erkrankung und reicht angeblich [Pschyrembel, Klinisches Wörterbuch, 2004] bis 5 Tage nach Beginn des Exanthems.

### Symptomatik

Nach einer Inkubationszeit von **2–3 Wochen** (meist 14–16 Tage), in denen sich das Virus über eine Virämie in die Haut und auch z. B. in die Ganglienzellen des Rückenmarks ausgebreitet hat, entstehen auf der Haut, mit Beginn an Stamm und Gesicht, einzelne **Papeln** unterschiedlicher Größe, die sich bald in **Bläschen** umwandeln und aufplatzen können ( > Abb. 2.32). Von einigen wenigen Effloreszenzen, die man mit Insektenstichen verwechseln kann, bis hin zu einer disseminierten Aussaat kann man alle Bilder sehen.

Regelmäßig findet man die Bläschen auch auf dem **behaarten Kopf** und der **Schleimhaut**, was differenzialdiagnostisch hilfreich sein kann. Hände und Füße bleiben meist frei. Typisch ist der **schubweise Verlauf**. Es sind also an verschiedenen Stellen **Effloreszenzen aller Stadien** zu sehen – von der

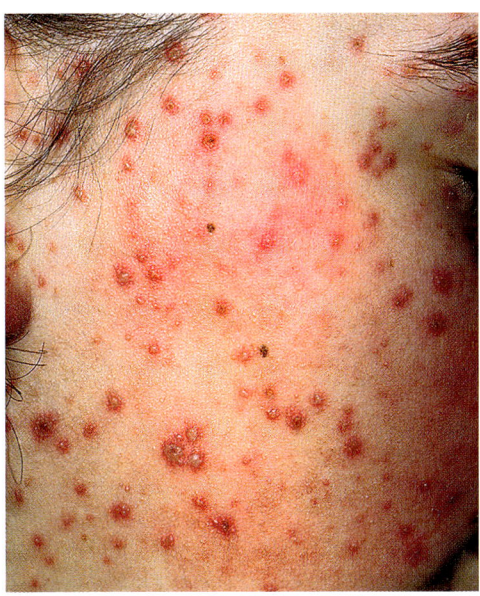

**Abb. 2.32** Exanthem bei Varizellen. [26]

neu entstandenen Papel bis hin zu verkrusteten Läsionen (sog. **Sternenhimmel** bzw. **Heubner-Sternenkarte**).

Der **Bläscheninhalt** ist **kontagiös**. Die **Krusten** fallen erst nach 2–3 Wochen ab, sodass die Kontagiosität frühestens zu diesem Zeitpunkt abklingt. In der Regel besteht **heftiger Juckreiz**. Vor allem von Kindern werden die Effloreszenzen häufig zerkratzt und bakteriell superinfiziert (**impetiginisiert** – in der Regel durch Staphylococcus aureus oder A-Streptokokken), wodurch **Narben** entstehen können.

Inapparente Verläufe kommen praktisch nicht vor. **Fieber** und **Krankheitsgefühl** sind in den ersten Krankheitstagen meist vorhanden, können jedoch auch vollständig fehlen. **Rezidive** gibt es entsprechend den Masern und im Gegensatz zu den Röteln so gut wie **nie**. Eine Erkrankung bei Schwangeren führt selten (1–2%) zu Schäden beim Kind.

### Komplikationen

Bei **Neugeborenen** oder **Immunsupprimierten**, z. B. Patienten unter Zytostatika- oder Kortisoltherapie, kann die Erkrankung zu schweren Komplikationen mit **Pneumonie** oder **ZNS-Beteiligung** führen.

### Diagnostik

Die Diagnose ist aus den sehr **typischen Effloreszenzen** leicht zu stellen. Im Zweifelsfall, wenn z. B. bei einer sehr milden Ausprägung eine Verwechslung mit Insektenstichen möglich ist, kann eine serologische Diagnostik (IgM) erfolgen.

### Impfung

Seit 1995 existiert eine Schutzimpfung aus abgeschwächtem **Lebendimpfstoff**, die von der STIKO bis 2003 nur bei besonderen Indikationen empfohlen wurde. Seit Juli 2004 ist sie nun

Bestandteil des offiziellen Impfkalenders. Empfohlen wird sie am besten gemeinsam mit MMR als **MMRV** ab dem 12. Lebensmonat, mit einmaliger Auffrischung bis Ende des 2. Lebensjahres.

Das Impfvirus erzeugt eine Immunantwort, ohne sich offensichtlich mit derselben Regelmäßigkeit in den Ganglienzellen einzunisten. Zumindest soll die **Gürtelrose** bei Geimpften deutlich **seltener** sein als bei denjenigen mit stattgehabter Erkrankung. Diese Behauptung unterstellt ausreichende Erfahrung, doch ist die Impfung erst seit etwa 15 Jahren auf dem Markt, während sich ein Herpes Zoster in aller Regel im vorgerückten Lebensalter (> 60) einstellt. Es könnte theoretisch auch sein, dass sich das Impfvirus überhaupt nicht oder nur selten in den Nervenganglien einnistet, sodass von daher eine Aktivierung unter dem Bild der Gürtelrose (➤ Fach Dermatologie) kaum noch möglich ist. Man wird also die kommenden Jahrzehnte zunächst einmal abwarten müssen.

### Therapie

Die Therapie richtet sich v. a. gegen den Juckreiz (bei Kindern mit **Antihistaminika** wie z. B. Fenistil® Tropfen). Äußerlich können **Schüttelmixturen** mit **Gerbstoffen** oder **Zink** die Heilung beschleunigen und den Juckreiz mindern. Homöopathisch würde man am ehesten an **Rhus toxicodendron** denken. Bei Komplikationen, z. B. im Rahmen einer Immundefizienz, ist eine Behandlung mit dem Virustatikum **Aciclovir** und Immunglobulinen möglich.

### Meldepflicht

Für die Windpocken gibt es **keine Meldepflicht**, aber ein **Behandlungsverbot** nach den §§ 24 und 34 IfSG.

---

**Zusammenfassung**

**Windpocken (Varizellen):** verursacht durch das **Varizella-Zoster-Virus**
- **Übertragungswege:**
  - Tröpfcheninfektion (aerogen)
  - Schmierinfektion
- **Inkubationszeit:** 2–3 Wochen
- **Kontagionsindex:** > 0,95
- **Manifestationsindex:** > 0,95
- **Symptome:**
  - stark juckendes Exanthem mit einem Nebeneinander von Papeln, Bläschen und Krusten („Heubner Sternenkarte", „Sternenhimmel")
  - auch behaarte Kopfhaut befallen, Hand- und Fußsohlen bleiben meist frei
  - Enanthem
  - inkonstant Fieber (mäßig) und Krankheitsgefühl
  - Komplikationen bei Immunsuppression und Neugeborenen

- **Diagnostik:**
  - klinischer Aspekt
  - Serologie
- **Therapie:**
  - Schüttelmixturen
  - Antihistaminika gegen den Juckreiz
- **Impfung:** Lebendimpfung 12.–15. Monat, 1 Auffrischimpfung (STIKO)
- **Meldepflicht:** nein
- **Behandlungsverbot:** nach den §§ 24 und 34 IfSG

## 2.12.2 Gürtelrose

Das **Varizella-Zoster-Virus** bleibt nach durchgemachten Windpocken wie alle Herpesviren **lebenslang** im Körper. Es persistiert überwiegend in den **Spinal-** oder **Hirnnervenganglien** und kann dort bei Immunschwächen, konsumierenden Erkrankungen oder Reizzuständen im zugehörigen **Dermatom** oder **Myotom** jederzeit nach Jahren oder (zumeist) Jahrzehnten **reaktiviert** werden. In diesen Fällen wandert es über die Axone ins zugehörige Dermatom und löst dort die Gürtelrose (Herpes Zoster) aus (➤ Fach Dermatologie). Die Gürtelrose ist also keine Neuerkrankung, sondern lediglich die **Zweiterkrankung** durch ein im Körper schlummerndes Varizellen-Zoster-Virus. Bevorzugte Lokalisation sind die Dermatome zwischen Th3 und L3. Im betroffenen Dermatom kommt es zu teilweise **heftigen, brennenden Schmerzen** sowie zu **gruppiert stehenden, verkrustenden Bläschen** (➤ Abb. 2.33).

Ein Patient mit florider Gürtelrose kann einen Menschen, der noch keine Windpocken gehabt hat, infizieren. Dieser bekommt dann aber keine Gürtelrose, sondern Windpocken. Die Kontagiosität eines Patienten mit Gürtelrose ist allerdings eher gering, weil die aerogene Übertragung (Tröpfcheninfektion) nicht möglich ist, sodass es eines direkten Kontaktes zu kontagiösem Bläscheninhalt bedarf.

**M E R K E**

Die Gürtelrose kann nicht durch Ansteckung erworben werden; sie entsteht immer aus dem eigenen Virusreservoir.

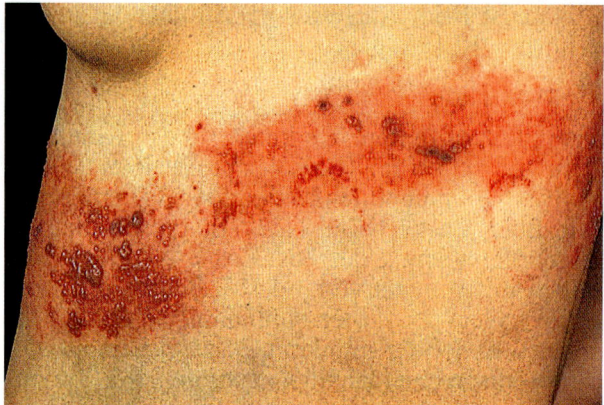

**Abb. 2.33** Gruppiert stehende Bläschen bei Herpes Zoster. [9]

## 2.13 Infektiöse Mononukleose

Die infektiöse Mononukleose (**Pfeiffer-Drüsenfieber**) wird durch das **Epstein-Barr-Virus** aus der Gruppe der **Herpesviren** übertragen. Die Durchseuchung ist weltweit weitgehend vollständig (> 90%). In Deutschland erfolgt die Infektion überwiegend bei Jugendlichen und jungen Erwachsenen zwischen 15 und 20 (bis 25) Jahren, deutlich seltener bereits im Kindesalter.

### Krankheitsentstehung

Die Übertragung geschieht als **Kontaktinfektion** durch den **Speichel** beim **Küssen** („**kissing disease**" = „Kusskrankheit"), seltener auch durch **Tröpfcheninfektion**. Eine Übertragung durch **Bluttransfusionen** oder **Organtransplantationen** ist möglich. Das Virus vermehrt sich in den Epithelien des Mund-Rachen-Raumes und befällt anschließend zahlreiche Organe und Strukturen, immer auch die **B-Lymphozyten** (Masern: T-Lymphozyten) und die **Ohrspeicheldrüsen**. Von dort aus erfolgt nach einer Infektion bei jedem Vierten über den Speichel eine regelmäßige Ausscheidung auf Dauer, wobei das Virus allerdings auch bei fast allen übrigen wenigstens sporadisch nachweisbar bleibt (➤ Abb. 2.34). Dessen ungeachtet erscheinen die Erkrankungen mit einem Häufigkeitsgipfel in **Frühjahr** und **Herbst**.

Die meisten Menschen bleiben also zeitlebens infektiös. Bei jedem **Dauerausscheider** ist das Virus auch zeitlebens in einem Teil der B-Lymphozyten nachweisbar.

### Symptomatik

Die Inkubationszeit beträgt beim **Kind** nur **10–14 Tage**, beim jungen **Erwachsenen** dagegen bis zu **6 Wochen** (laut Pschyrembel, Klinisches Wörterbuch, 2004, pauschal 1–3 Wochen). Bei jedem Dritten verläuft die Infektion inapparent. Kommt es zur sichtbaren Infektion, können alle Schweregrade gesehen werden.

Zumeist entwickeln sich ein **mäßiges Fieber** und eine flächige **Angina tonsillaris** mit **grau-gelben Belägen** und teilweise **Ulzerationen** auf großen, roten Tonsillen (**Monozytenangina**; ➤ Abb. 2.35). Die **Pseudomembranen** erinnern an die Diphtherie, doch bleibt die Umgebung der Tonsillen ausgespart. Die **Lymphknoten** sind **geschwollen**, häufig auch im Nacken oder hinter den Ohren wie bei den Röteln (➤ Abb. 2.36). Auch alle weiteren Lymphknotenstationen können betroffen sein (inguinal, axillär usw.).

Milz (bei 50%) und Leber (bei 10%) sind geschwollen (**Hepatosplenomegalie**; ➤ Abb. 2.37). Die Hepatitis führt zu Übelkeit und abdominellen Beschwerden, manchmal zum Ikterus.

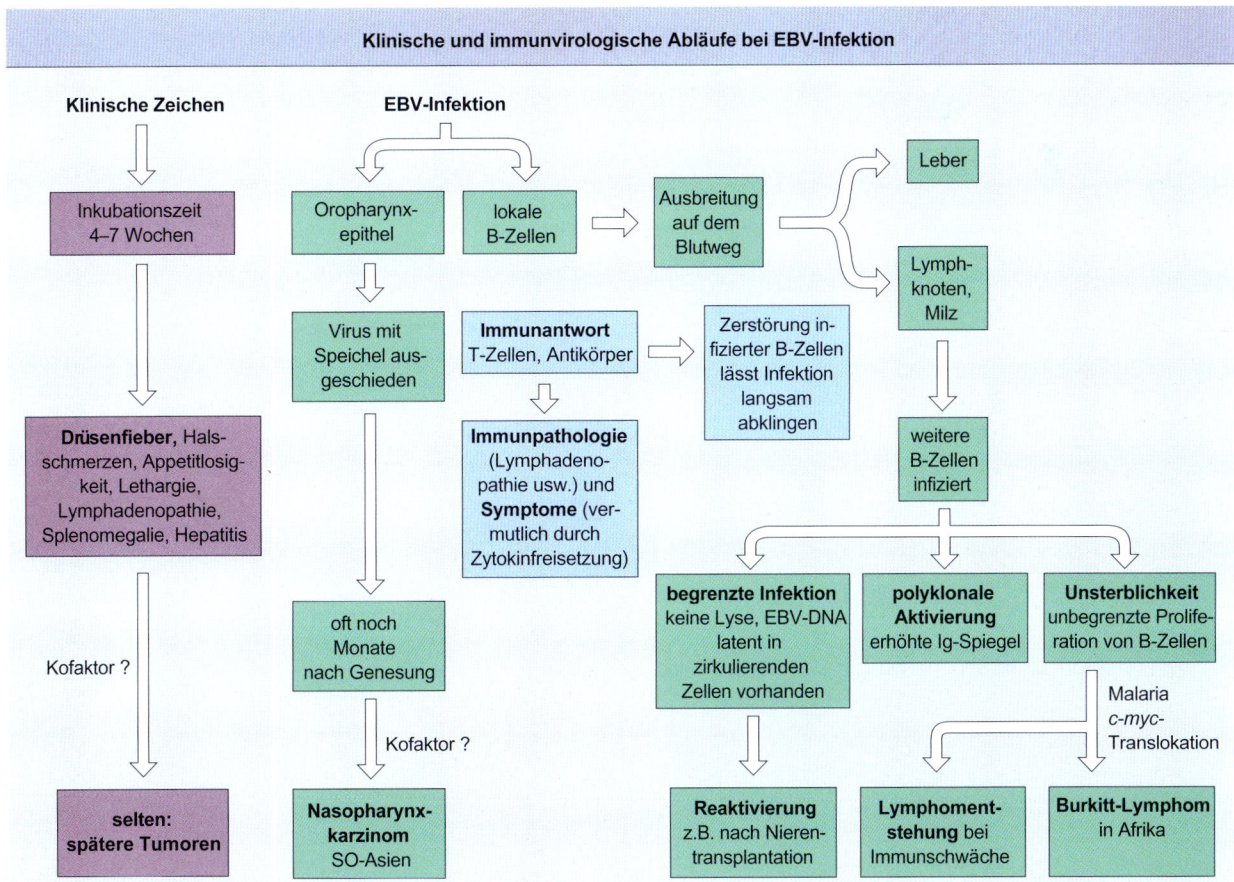

**Abb. 2.34** Klinische und immunvirologische Abläufe bei EBV-Infektion. [39]

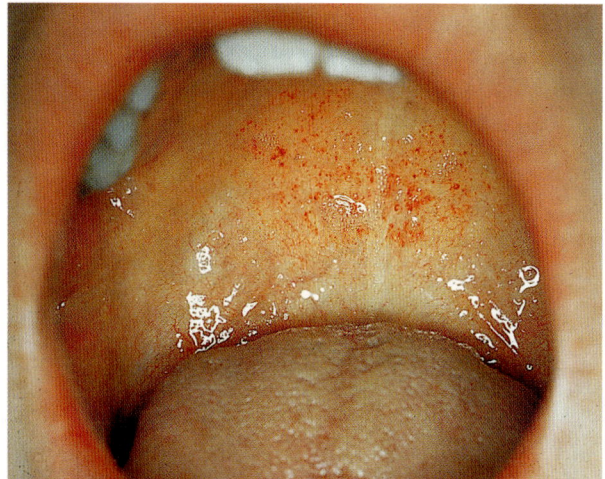

**Abb. 2.35** Monozytenangina bei Pfeiffer-Drüsenfieber. [19]

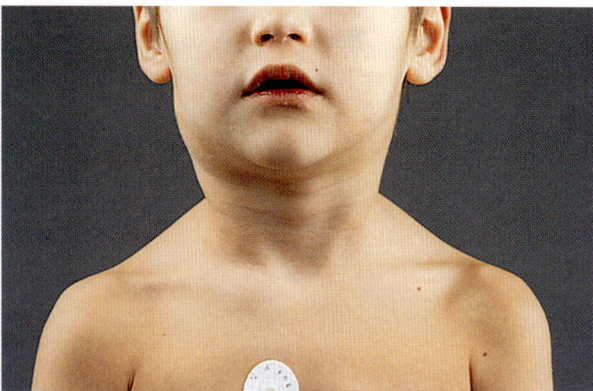

**Abb. 2.36** Infektiöse Mononukleose mit zervikaler Lymphadenopathie. [37]

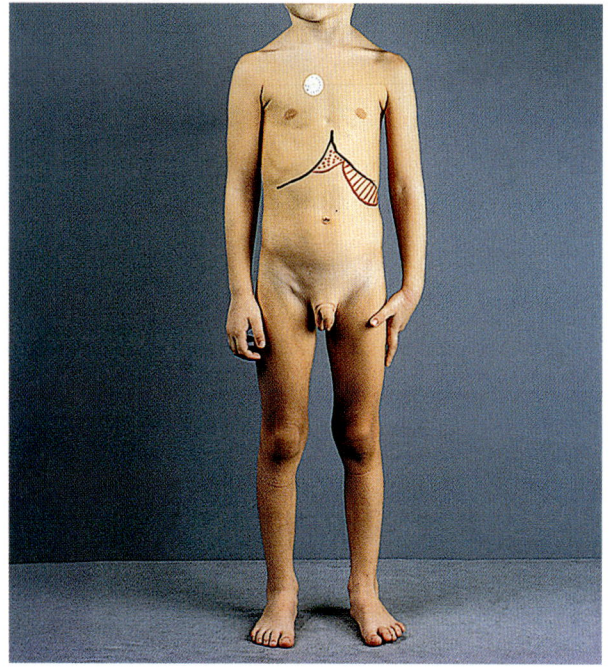

**Abb. 2.37** Infektiöse Mononukleose mit Splenomegalie. [37]

**Meningitis** mit Kopfschmerzen und Nervenschmerzen sowie Augensymptome oder **Exantheme** sind nicht so selten. Die Exantheme können dabei alle möglichen Formen annehmen und an Masern oder Röteln erinnern. Besonders ausgeprägt entstehen sie bei einer Fehlbehandlung mit bestimmten Penicillinen ( > Abb. 2.38). Auch eine **Myokarditis**, **Pneumonie** und **Glomerulonephritis** sind möglich, wenn auch selten.

## Komplikationen

Die Symptome können relativ schnell abklingen, bleiben aber häufiger über mehrere Wochen bestehen. In seltenen Fällen kommt es zu einer **chronisch aktiven Form** mit rezidivierenden **Fieberschüben**, ausgeprägter **Splenomegalie** und **Hepatitis**.

**ACHTUNG**

Die Splenomegalie mit der (seltenen) Möglichkeit einer **Milzruptur** stellt hinsichtlich der (geringen) Letalität der infektiösen Mononukleose die Hauptgefahr dar. Es ist deshalb bis zur völligen Ausheilung von einer **sportlichen Betätigung abzuraten**.

## Diagnostik

Die Diagnose ist im typischen Fall mit Fieber, ulzerierender Tonsillitis mit grau-gelben Belägen, generalisierten Lymphknotenschwellungen („Drüsen-Fieber") und Hepatosplenomegalie einfach zu stellen. Im Zweifelsfall hilft das **Blutbild** weiter, bei dem im Ausstrich eine **Leukozytose** (bis zu 20.000 Leukozyten) mit einer großen Anzahl an Zellen erscheint, die auf den ersten Blick an Monozyten erinnern, aber etwas kleiner sind. Es handelt sich hierbei um aktivierte, **große T-Lymphozyten**, die die zelluläre Abwehr repräsentieren – u. a. auch ge-

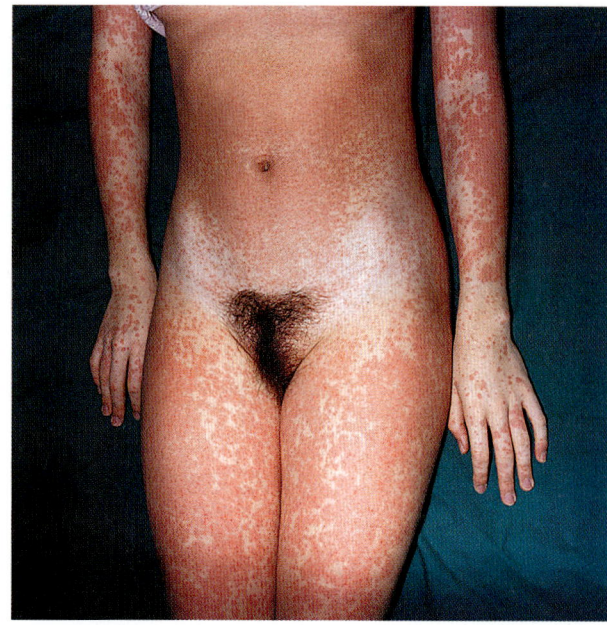

**Abb. 2.38** Ampicillin-Exanthem bei Pfeiffer-Drüsenfieber. [37]

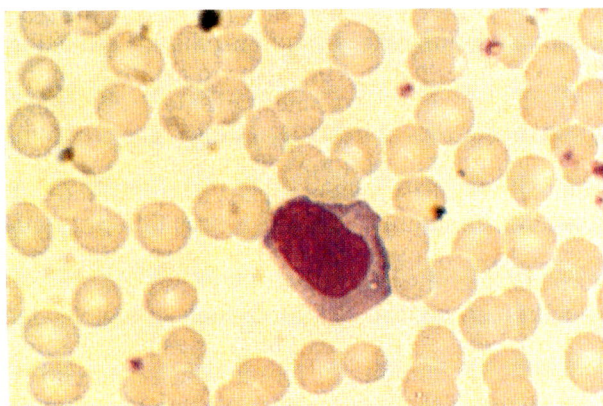

**Abb. 2.39** Pfeiffer-Zelle im Blutausstrich. [9]

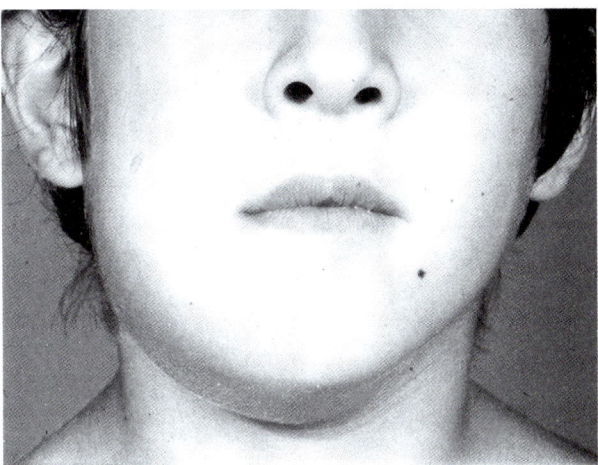

**Abb. 2.40** Burkitt-Lymphom [33]

gen die virusbefallenen B-Lymphozyten, die dabei teilweise zerstört werden. Diese aktivierten T-Lymphozyten werden als mononukleäre Zellen bzw. als **Pfeiffer-Zellen (Downey-Zellen)** bezeichnet (> Abb. 2.39). Auch über IgM-Antikörper kann ein Nachweis erfolgen.

## Impfung

Eine Impfung ist in der Entwicklung, aber noch **nicht** erhältlich.

## Therapie

Die Therapie ist **symptomatisch** wie bei Viruserkrankungen üblich. In schweren Fällen können Mittel wie Aciclovir versucht werden, welche die Virusreplikation hemmen (Virustatika).

## Meldepflicht

Es gibt **keine** Meldepflicht und kein Behandlungsverbot.

## Folgekrankheiten

Das Epstein-Barr-Virus des Pfeiffer-Drüsenfiebers bleibt wie alle Herpesviren lebenslang im Körper. Eine besondere Bedeutung erhält es durch seine Beteiligung an bestimmten **bösartigen Tumoren**:

- Vor allem in den Malaria-Gebieten Afrikas löst das Virus das sog. **Burkitt-Lymphom** (> Abb. 2.40) aus, ein dort recht häufiges Malignom.
- Überwiegend in Asien ist es am **Nasopharynxkarzinom** beteiligt, einem Tumor, der immerhin 4% aller Malignome im HNO-Bereich ausmacht.
- Eine Beteiligung am **Hodgkin-Lymphom** und weiteren **Lymphomen**, letzteres v. a. bei AIDS-Patienten, ist sehr wahrscheinlich.

Auffallend ist auch der perfekte zeitliche Zusammenhang zwischen der infektiösen Mononukleose und dem Beginn einer **Psoriasis**.

**Zusammenfassung**

**Pfeiffer-Drüsenfieber (infektiöse Mononukleose):** verursacht durch das **Epstein-Barr-Virus**

- **Übertragungswege:**
  - Kontaktinfektion (Speichel)
  - Tröpfcheninfektion
- **Inkubationszeit:** 1–3 Wochen
- **Kontagionsindex:** unbekannt
- **Manifestationsindex:** > 0,6
- **Symptome:**
  - Angina tonsillaris (Monozytenangina) mit Pseudomembranen
  - Fieber
  - generalisierte Lymphadenopathie
  - Hepatosplenomegalie mit Gefahr der Milzruptur
  - Kopfschmerzen (Meningitis)
  - Augenbeteiligung
  - Exanthem v. a. nach Fehlbehandlung mit Penicillin
  - schwere Verläufe bei Immuninsuffizienz
  - im Kindesalter oft inapparent
- **Diagnostik:**
  - klinischer Aspekt
  - Blutausstrich (Pfeiffer-Zellen = Downey-Zellen)
  - Serologie
- **Therapie:** symptomatisch, in schweren Fällen Aciclovir
- **Impfung:** keine
- **Meldepflicht:** nein
- **Behandlungsverbot:** nein

## 2.14 Zytomegalie

Auch das **Zytomegalie-Virus** (CMV) gehört zu den **Herpesviren**. Die Durchseuchungsrate in den westlichen Ländern liegt zwischen 70 und 90%, erreicht also nicht ganz die Quote der übrigen Herpesviren.

Übertragungsmöglichkeiten gibt es viele: **Tröpfcheninfektion** (häufigster Übertragungsweg), **Schmierinfektion** aus dem Gastrointestinaltrakt, **Geschlechtsverkehr**, **Bluttransfusionen** oder über transplantierte Organe. Das Virus findet sich, häufig lebenslang, in sämtlichen Sekreten des Körpers einschließlich der Muttermilch und der Tränenflüssigkeit.

## Symptomatik

99 % aller Infektionen durch das Zytomegalie-Virus verlaufen **inapparent**. Lediglich in 1 % der Fälle entstehen Symptome. Nach einer Inkubationszeit von **3–8 Wochen,** in der sich das Virus auf den Schleimhäuten vermehrt und über eine Virämie den ganzen Körper befallen hat, entwickelt sich in seltenen Fällen ein mononukleoseähnliches Bild mit **Fieber, Krankheitsgefühl** und einer leichten **Hepatitis**. Eine Lymphadenopathie und Tonsillitis sind möglich, aber seltener als beim Pfeiffer-Drüsenfieber. Vor allem bei **Kleinkindern** entsteht teilweise eine **virale Pneumonie** mit Husten und Atemnot. Neben zahlreichen möglichen weiteren Symptomen kommt es, ebenfalls selten, zu einer **viralen Meningoenzephalitis**.

Im Blut besteht die **atypische Lymphozytose** der Mononukleose. Auch sonst ist die Unterscheidung von einer Mononukleose schwierig bis unmöglich, doch ist das Pfeiffer-Drüsenfieber in der Kindheit selten (und verläuft dann auch zumeist inapparent), während für die Zytomegalie das gleiche für das Erwachsenenalter zutrifft.

Bei **Immungeschädigten** erhält das Virus eine besondere Bedeutung, weil die Erstinfektion oder die Reaktivierung aus dem eigenen Virus-Reservoir zu schweren Krankheitsbildern führen kann. So wird die Zytomegalie-Pneumonie bei 20 % der AIDS-Patienten zur Todesursache.

## Diagnostik

Die Diagnose erfolgt **serologisch** durch die Antikörper oder durch **Isolierung** des Virus.

## Therapie

Das Zytomegalie-Virus ist für seine Vermehrung offensichtlich auf Prostaglandine angewiesen. Es gibt Hinweise darauf, dass man mit **Prostaglandinsynthesehemmern** (z. B. ASS oder Ibuprofen) die Virusvermehrung begrenzen kann.

## Embryopathie

Die wesentliche Bedeutung der Zytomegalie liegt in der überaus häufigen **pränatalen Infektion** durch das CMV. Bis zu 1 % aller Neugeborenen sind infiziert. Damit ist die Infektion durch das Zytomegalie-Virus die **häufigste** pränatale Infektion überhaupt (vor der Listeriose). 10 % der betroffenen Kinder erleiden Schäden wie **Hör-** und **Sprachstörungen** oder **geistige Retardierung** (➤ Abb. 2.41). Damit ist die pränatale Zytomegalie-

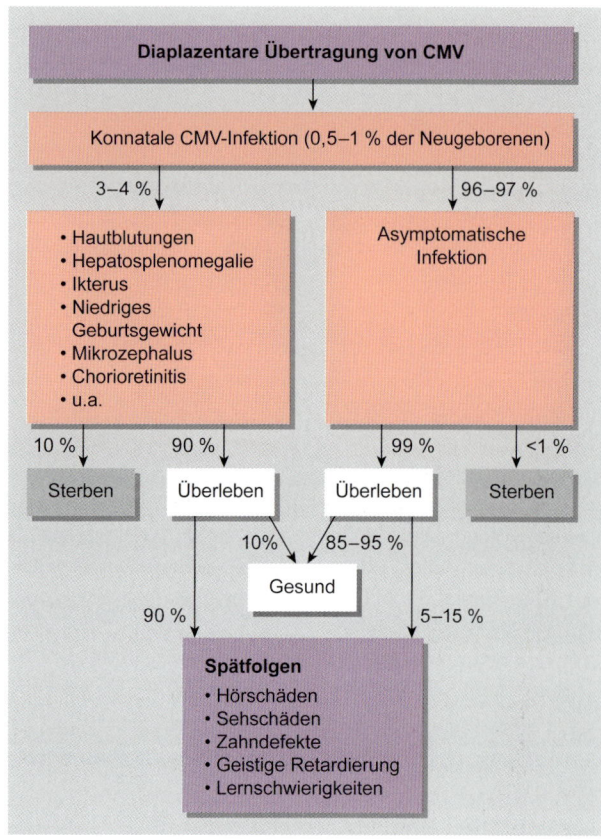

**Abb. 2.41** Folgen der diaplazentaren Übertragung des Zytomegalie-Virus'.

Infektion gemeinsam mit der Listeriose auch die derzeit häufigste Ursache für angeborene Missbildungen – weit vor den Röteln oder der Toxoplasmose.

Auch die **peri-** und **postnatale Infektion** in den Geburtswegen oder über Speichel und Muttermilch ist recht häufig (jede 3. Frau scheidet nach einer früheren Infektion das Virus aus), verläuft aber in der Regel **inapparent** und folgenlos.

## Meldepflicht

Für die Zytomegalie einschließlich der konnatalen Infektion gibt es **keine** Meldepflicht. Nach § 7 IfSG sind nur konnatale Röteln und Toxoplasmose zu melden.

Auch ein **Behandlungsverbot** existiert nach § 24 IfSG nur, wenn das **Virus im Genitalbereich** aufgefunden wird, weil die Infektion dann zu den „sexuell übertragbaren Erkrankungen" gerechnet wird, die für den Heilpraktiker allesamt unter das Behandlungsverbot fallen.

**Zusammenfassung**
**Zytomegalie:** verursacht durch das **Zytomegalie-Virus**
- **Übertragungswege:**
  - Tröpfcheninfektion
  - Schmierinfektion
  - sexuelle Kontakte
  - Transfusionen

– Transplantationen
– diaplazentar
- **Inkubationszeit:** 3–8 Wochen
- **Kontagionsindex:** unbekannt
- **Manifestationsindex:** 0,01
- **Symptome:**
  – meist inapparent (99%)
  – in 1% mononukleoseähnliches Bild
- **Komplikation:** diaplazentare Übertragung → häufigste Form einer Embryopathie
- **Diagnostik:** Serologie zur Abgrenzung gegenüber dem Pfeiffer-Drüsenfieber
- **Therapie:** symptomatisch, ASS oder Ibuprofen
- **Impfung:** keine
- **Meldepflicht:** nein
- **Behandlungsverbot:** nein (Ausnahme § 24: sexuelle Übertragung)

## 2.15  Herpes simplex

Herpesviren sind recht große **DNA-Viren** mit einem Längsdurchmesser von etwa 180 nm. Alle Untertypen persistieren nach erfolgter Infektion **lebenslang im Körper**, obwohl jeweils Antikörper sowie aktivierte T-Zellen vorhanden sind.
Zur **Herpes-Gruppe** zählen:
- Herpes simplex (➤ Fach Dermatologie)
- Mononukleose (Epstein-Barr-Virus)
- Zytomegalie
- Windpocken (und Gürtelrose; ➤ Fach Dermatologie)
- Exanthema subitum (Dreitagefieber).

Verschiedene Vertreter, nicht nur das Epstein-Barr-Virus der infektiösen Mononukleose, werden mit **malignen Tumoren** in Zusammenhang gebracht. Zum Beispiel ist das Herpesvirus vom Typ 8 der Verursacher des Kaposi-Sarkoms (➤ 2.18.7).

Man unterscheidet beim Herpes-simplex-Virus einen Typ 1 von einem Typ 2. Der **Typ 1** verursacht überwiegend Erkrankungen im Bereich des **Mundes**, der **Typ 2** im **Genitalbereich** (= Herpes genitalis). Entsprechend dem Zytomegalie-Virus gilt, dass 99% aller Infektionen **inapparent** verlaufen (Manifestationsindex 0,01).

Die Durchseuchungsrate mit dem Herpes-simplex-Virus **Typ 1** ist weitgehend vollständig und überwiegend bereits im Kindesalter abgeschlossen, obwohl die Kontagiosität nicht sehr groß ist (Kontagionsindex 0,5). Die Übertragung erfolgt durch direkten **Schleimhautkontakt**, fraglich auch durch **Tröpfcheninfektion**. Die Verbreitung wird dem Virus dadurch erleichtert, dass etwa 10–15% aller Menschen den Typ 1 rezidivierend oder auf Dauer über den **Speichel ausscheiden**. Da die Erkrankung nur beim Menschen vorkommt, erfolgt die Infektion ausschließlich am Infizierten oder Dauerausscheider, was letztendlich für alle Herpesviren gilt.

### Symptomatik

**Stomatitis aphthosa**
Die sichtbare Erkrankung geht beim **Typ 1** zumeist mit einer **Stomatitis** (Gingivostomatitis) **aphthosa** bzw. **herpetica** (sog. **Mundfäule**) einher. Nach einer Inkubationszeit von 2–7 Tagen kommt es zu Entzündungen und **Aphthen**, die außerordentlich schmerzhaft sind und bis zu 3 Wochen persistieren können (➤ Abb. 2.42). Zumeist bestehen **Fieber** und **Schwellungen** der regionären **Lymphknoten**.

**Herpes labialis**
Spätere **Rezidive** aus dem **eigenen Virusreservoir** erscheinen als Herpes labialis. Die **Lippenbläschen** („Fieberbläschen"; ➤ Abb. 2.43) werden also niemals durch Ansteckung von außen erworben. Sie stellen ausnahmslos eine Aktivierung der körpereigenen, in den Nervenzellen schlummernden Viren dar. Man findet hier also dieselbe Beziehung wie bei den Herpesviren von Windpocken (Varizellen) und Gürtelrose.

**Herpes genitalis**
Der **Typ 2** wurde mit dem Zervixkarzinom der Frau in Zusammenhang gebracht, doch besteht heute Einigkeit darüber, dass dabei HPV-Viren (Warzenviren) als wesentliche Auslöser im Vordergrund stehen.

Auch beim Herpes genitalis sieht man **gruppiert stehende Bläschen** im Bereich der (genitalen) Haut und Schleimhaut (➤ Abb. 2.44). Die Durchseuchungsrate liegt in den westlichen Ländern unter 20%, während z. B. in vielen afrikanischen Ländern weit über 50% der Bevölkerung betroffen sind. Wesentlich ist, dass rezidivierende Infektionen (aus dem eigenen

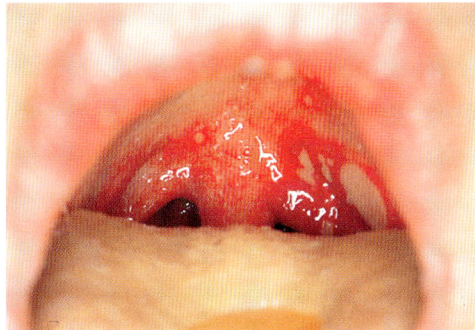

**Abb. 2.42**  Stomatitis aphthosa [10]

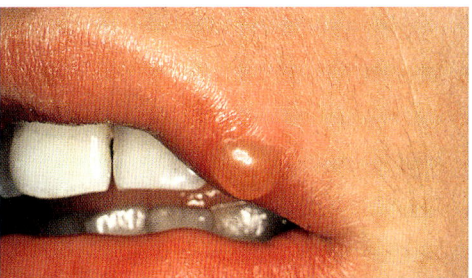

**Abb. 2.43**  Herpes labialis [40]

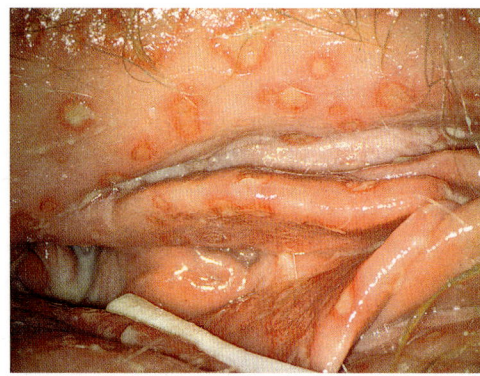

**Abb. 2.44** Herpes genitalis [29]

Reservoir) ein offensichtlich weit größeres Risiko bedingen, sich im Rahmen sexueller Kontakte mit dem HI-Virus zu infizieren.

## Meldepflicht

Für Erkrankungen durch die Herpes-simplex-Viren existiert **keine Meldepflicht**, jedoch für den **Typ 2** als sexuell übertragbare Erkrankung ein **Behandlungsverbot** nach § 24 IfSG. Hinsichtlich des **Typs 1** muss in Erstmanifestation und Rezidive differenziert werden. Während die **Stomatitis aphthosa** als Erkrankung der Mundhöhle nach dem **Zahnheilkundegesetz** unter das **Behandlungsverbot** fällt, ist der Herpes labialis der trockenen Lippenaußenseite davon nicht betroffen.

---

**Zusammenfassung**

**Herpes simplex:** verursacht durch das **Herpes-simplex-Virus** Typ 1 und Typ 2
- **Übertragungswege:**
  - Speichel
  - Tröpfcheninfektion (Typ 1)
  - sexuelle Kontakte (Typ 2)
- **Inkubationszeit:** 2–7 Tage
- **Kontagionsindex:** 0,5
- **Manifestationsindex:** 0,01
- **Symptome:**
  - Erstmanifestation Typ 1 als Stomatitis aphthosa im Kleinkindesalter, in 99% der Fälle allerdings inapparent; Rezidive aus dem eigenen Reservoir als Herpes labialis
  - Manifestation Typ 2 in der Form gruppiert stehender Bläschen oder, als Erstmanifestation, in der Form von Aphthen der genitalen Schleimhaut
- **Diagnostik:**
  - klinischer Aspekt
  - Serologie
  - PCR
- **Therapie:**
  - Virustatika (Aciclovir)
  - anästhesierende Externa (Aphthen)

---

- **Impfung:** keine
- **Meldepflicht:** nein
- **Behandlungsverbot:** für die Erstmanifestation des Typs 1 (Zahnheilkundegesetz) und für jede Form des Typs 2 (§ 24 IfSG); keine Einschränkung für den Herpes labialis

## 2.16 Exanthema subitum

Durch **Herpesviren** der Typen 6 und 7 wird das **Dreitagefieber** (Exanthema subitum) verursacht. Das Dreitagefieber wird (selten) auch als **Roseola infantum** bzw. als 6. Krankheit bezeichnet. Betroffen sind fast ausschließlich **Säuglinge** und **Kleinkinder**. Die Durchseuchung der Bevölkerung erscheint weitgehend vollständig. Übertragen wird das Virus durch **Tröpfcheninfektion**.

### Symptomatik

Nach einer Inkubationszeit von **1–2 Wochen** kommt es zu einem 2- bis 4-tägigen **hohen Fieber** ohne weitere Symptome und anschließend bei gleichzeitiger **Entfieberung** zu einem **disseminierten, zarten Exanthem** an **Rumpf** und **Extremitäten** ( ➤ Abb. 2.45) über ebenfalls 2–3 Tage. Erst etwa 2 Wochen später sind spezifische Antikörper nachzuweisen.

### Therapie

Eine Therapie ist, abgesehen von der Fiebersenkung, weder möglich noch erforderlich.

### Meldepflicht

Es gibt **keine** Meldepflicht und kein Behandlungsverbot für den Heilpraktiker.

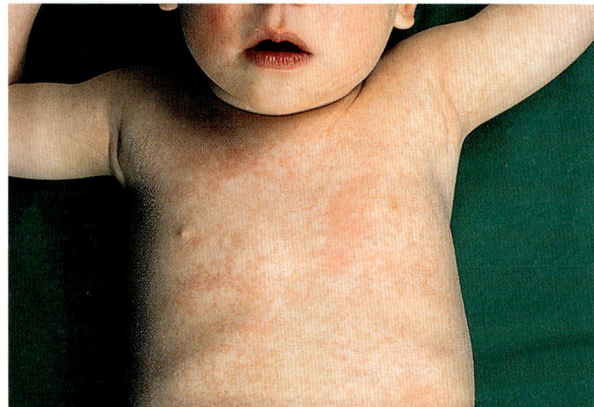

**Abb. 2.45** Exanthema subitum [37]

## 2.17 FSME

Das Virus der **Frühsommer-Meningoenzephalitis** (FSME) wird durch **Schildzecken** übertragen, zumeist durch den **gemeinen Holzbock** (Ixodes ricinus, ➤ Abb. 1.47), der auch für die **Borreliose** verantwortlich ist. In Lagen über 1.000 m gibt es üblicherweise keine Zecken.

Im Gegensatz zu den Borrelien, die sich im Magen-Darm-Trakt der Zecken befinden und von dort aus nur selten innerhalb der ersten 24 Stunden in den Stichkanal gelangen, ist das FSME-Virus im **Speichel** der Zecke enthalten und kann jederzeit zur Infektion führen. Allerdings gilt auch hier, dass die Übertragungswahrscheinlichkeit mit der Dauer der Blutmahlzeit zunimmt. Die wesentliche Übertragungszeit reicht vom **Frühjahr bis zum Herbst**. Auch Rehe, Mäuse, Fledermäuse, Igel und eine Reihe weiterer Tiere beherbergen das **FSME-Virus**. Sie kommen als Infektionsquelle für den Menschen kaum in Frage, bilden aber das Virusreservoir für die Zecken. Eine Infektion aus roher Milch von Kühen, Schafen oder Ziegen ist jedoch (theoretisch) möglich.

Die Verbreitung des Virus in den europäischen Zecken war bis vor wenigen Jahren nicht sehr hoch. Selbst in den Endemiegebieten Süddeutschland (Bayern, Baden-Württemberg), Österreich oder Tschechien war nur etwa 1% der Zecken infiziert. Inzwischen wurden allerdings Durchseuchungsraten von bis zu 10% festgestellt. In Deutschland kam es bis 2000 zu etwa 100 Erkrankungen/Jahr. 2001 bis 2004 wurden um die 260 Erkrankungsfälle/Jahr registriert. 2005 gab es laut RKI einen erneuten Sprung auf 432 gemeldete Fälle und 2006 waren es bereits 546. Inzwischen ist die Zahl an Neuinfektionen wieder rückläufig: 2008 wurden nur noch 289 Fälle gemeldet, 2009 waren es 313.

Beim Stich einer infizierten Zecke erfolgt nur bei jedem Vierten eine Übertragung. Bei diesen Infizierten verläuft die Infektion in **70%** der Fälle **inapparent**. Bei den 30% apparent Erkrankten kommt es in 10–15% zu einer Beteiligung des ZNS.

### Symptomatik

Nach einer Inkubationszeit von **1–2 Wochen** beginnt die FSME **grippeartig** mit **Kopfschmerzen**, **Übelkeit**, Beteiligung der oberen **Atemwege** und **mäßigem Fieber**, das einschließlich aller Symptome innerhalb weniger Tage **abklingt**, um dann bei 10–15% der Erkrankten nach einem symptomfreien Intervall von Tagen (bis zu 2 Wochen) **wieder anzusteigen**. Die Erkrankung zeigt in diesen Fällen also einen biphasischen Verlauf.

Ähnlich wie bei der Polio kommt es mit dem erneuten Fieberanstieg zu einer **Meningitis** oder **Meningoenzephalitis** mit heftigen Kopfschmerzen, hohem Fieber und evtl. auch Bewusstseinstrübungen. Die Symptome klingen in der Regel folgenlos ab. Vor allem bei Menschen in der **2. Lebenshälfte** entstehen aber auch **schlaffe Lähmungen** – bevorzugt im Bereich des Schultergürtels oder der Harnblase, die sich bei einigen Patienten nicht mehr vollständig zurückbilden. Auch **Sensibilitätsstörungen** oder **chronifizierte Kopfschmerzen** werden beobachtet. Die **Letalität** liegt, bezogen auf Patienten mit erkennbarer Erkrankung, bei **1–2%**. Im Gegensatz zur Borreliose entsteht nach der Infektion eine **lebenslange Immunität**.

### Diagnostik und Therapie

Die Diagnose erfolgt **serologisch** (IgM), die Therapie rein **symptomatisch**.

### Impfung

Seit etlichen Jahren existiert eine **Aktivimpfung** (Totimpfstoff – FSME-Immun®, Encepur®), die für Einwohner oder Urlauber in den Endemiegebieten, die sich viel in der freien Natur aufhalten, empfohlen wird. Sie wird 3-mal geimpft und muss alle 3–5 Jahre 1-mal aufgefrischt werden. Der Kinderimpfstoff (ab dem vollendeten 1. Lebensjahr) ist niedriger dosiert als derjenige für Erwachsene. Nach nicht immer guten Erfahrungen in der Vergangenheit wird der seit 2002 verbesserte Impfstoff nun, abgesehen von mäßigen Fieberreaktionen, gut vertragen.

Die früher erhältliche Passivimpfung wurde 2003 vom Markt genommen. Weil der Aktivimpfstoff erst nach etlichen Wochen Antikörper erzeugt, steht schulmedizinisch keinerlei Prophylaxe nach einem Zeckenbiss zur Verfügung.

### Meldepflicht

Eine Meldepflicht besteht nach § 7 IfSG für die **nachgewiesene Erkrankung**.

- **Kontagionsindex:** 0,25 – bezogen auf eine infizierte Zecke
- **Manifestationsindex:** < 0,1
- **Symptome:**
  - erinnert an Polio
  - biphasischer Verlauf
  - „grippaler Infekt" über wenige Tage
  - unter erneutem Fieberanstieg Meningitis oder Enzephalitis mit Kopfschmerzen und schlaffen Lähmungen
- **Diagnostik:** Serologie
- **Therapie:** symptomatisch
- **Impfung:** Aktivimpfung bei Bedarf (Waldarbeiter, Urlaub)
- **Meldepflicht:** nach § 7 IfSG
- **Behandlungsverbot:** ja

## 2.18 HIV (AIDS)

Die HIV-Erkrankung wird durch das **humane Immundefizienz-Virus** (**HI-Virus**, HIV) verursacht. Es sind zwei nahe verwandte Viren bekannt, die als Typ 1 und Typ 2 bezeichnet werden. Der **Typ 2** kommt überwiegend in **Afrika** vor, vereinzelt aber auch in Europa und Amerika; der **Typ 1** ist **weltweit** verbreitet und beinhaltet **zahlreiche Subtypen** mit jeweils geringen Abweichungen einzelner Hüllproteine.

HIV gehört zu den **Retroviren**, die teilweise (HTLV) für die Entstehung von **Tumoren** und **Leukosen** verantwortlich sind. Es handelt sich um **RNA-Viren**, die über ein Enzym namens **Reverse Transkriptase** verfügen bzw. dessen Bildung in der Wirtszelle veranlassen. Dieses Enzym bewirkt dann in einem ersten Schritt die Bildung einer doppelsträngigen **DNA**, die spiegelbildlich an der einsträngigen viralen RNA entsteht und anschließend **in das Genom** der Wirtszelle **integriert** wird. Dieser Einbau wird durch ein weiteres virales Enzym (Integrase) katalysiert. Die Integration macht das Virus unsichtbar (= Provirus); es kann nicht mehr als Bestandteil der infizierten Zelle nachgewiesen werden. Die **Replikation** des Virus einschließlich der erforderlichen Enzyme erfolgt im **Kern** der Wirtszelle am integrierten Virusgenom.

Die **Rückübersetzung** einer **RNA** in die komplementäre **DNA** ist **einzigartig**. Grundsätzlich wird seit den ersten Lebensformen, den Prokaryonten (Bakterien), ausschließlich die Erbinformation **der DNA** in eine RNA (Messenger-RNA) transferiert (➤ Fach Biochemie, ➤ Fach Zytologie), anschließend zu den Ribosomen transportiert und in das betreffende Protein übersetzt.

Beim HIV handelt es sich um ein kompliziert aufgebautes Virus. Als Umhüllung der RNA findet sich ein **Capsid**, das in etwa die Form eines **Kegels** besitzt. Um dieses **Erstcapsid** befindet sich ein weiteres, diesmal rundliches **Zweitcapsid**, das dann nochmals von einer weiteren **lipidhaltigen Hülle** mit **Spikes** umgeben ist (➤ Abb. 2.46).

Das HIV ist **nicht allzu resistent** gegen äußere Einflüsse. Außerhalb des Körpers verliert es innerhalb von Stunden bis zu wenigen Tagen (bei hoher Viruskonzentration) seine Infek-

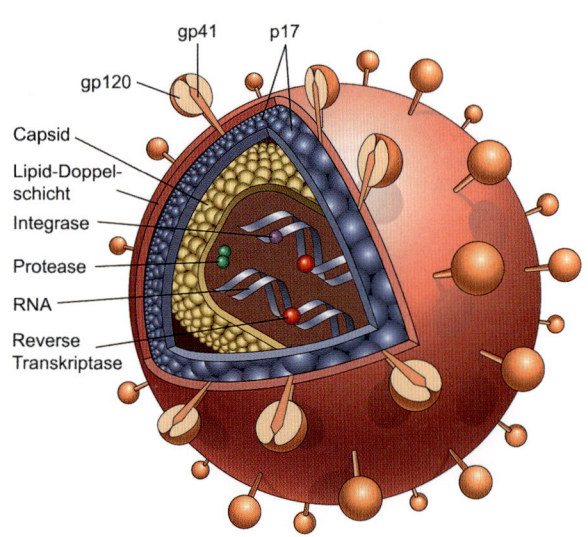

**Abb. 2.46** HI-Virus mit Erstcapsid, Hülle und Spikes. [35]

tiosität. Alkohol, Wasserstoffperoxid oder Temperaturen um 60 °C inaktivieren das Virus innerhalb weniger Minuten.

### 2.18.1 Epidemiologie

Das HI-Virus wurde **1983 entdeckt**, nachdem seit dem ersten Auftreten von AIDS in den 1970er-Jahren eine intensive Suche begonnen hatte. Im Rückblick ist die Krankheit **erstmals 1959** in der zentralafrikanischen Republik **Kongo** (dem ehemaligen Zaire) aufgetreten (➤ Abb. 2.47).

1981 gab es in den USA gerade einmal 219 Todesfälle an AIDS. 1996 wurden weltweit etwa 20 Millionen HIV-Infizierte (mit 1 Million AIDS-Patienten) registriert, bis 2006 waren es bereits 65 Millionen, wovon inzwischen 30 Millionen verstarben. Aktuell (2010) rechnet man weltweit mit etwa 35 Millionen HIV-Infizierten. Inzwischen kommen dank verbesserter Therapie und Prophylaxe jährlich „nur noch" 2,5 Millionen neu hinzu. In Deutschland rechnet man (2009) mit 9.000 AIDS-Kranken bei einem Bestand von 60.000 Infizierten und ca. 3.000 Neuinfektionen pro Jahr.

Da eine Infektion durch das HI-Virus so gut wie immer zum **sicheren Tod** führt, stimmt die Zahl der Infizierten mit der Letalität an AIDS (Jahre später) vollkommen überein. AIDS gilt, gemeinsam mit Tuberkulose und Malaria, als **häufigste infektiöse Todesursache**. 1997 verstarben 2,3 Millionen Menschen an der Krankheit, 2006 knapp 3 Millionen. Seit 2007 (2,1 Millionen) sind die Zahlen wieder rückläufig.

⅔ aller Infizierten (23 Millionen) sind **Schwarzafrikaner**. In einzelnen afrikanischen Staaten sind mehr als 10% der Gesamtbevölkerung infiziert – insgesamt 7,5% aller erwachsenen Schwarzafrikaner. **Indien** ist das Land mit den **meisten AIDS-Kranken** (4 Millionen). Die Ausbreitung in Osteuropa und Russland gilt als Besorgnis erregend.

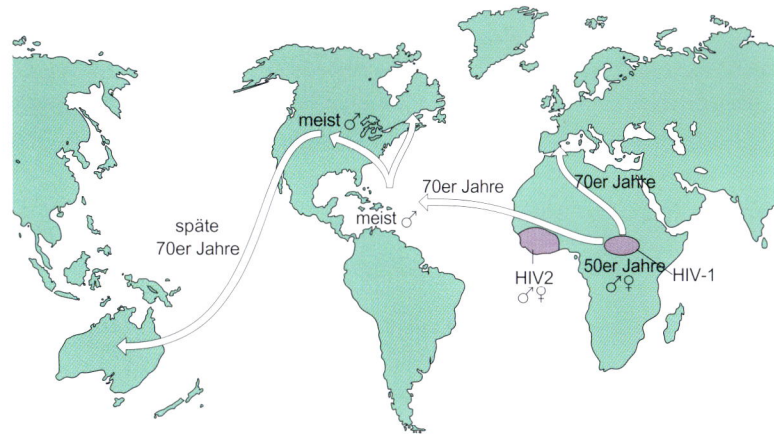

**Abb. 2.47** Anfängliche Ausbreitung der HIV-Pandemie. [39]

## 2.18.2 Übertragung

### Übertragungswege (➤ Abb. 2.48)

HIV kommt nur beim **Menschen** (und einigen Menschenaffen) vor, sodass ein **direkter Kontakt** mit anderen Menschen oder deren Körperflüssigkeiten stattfinden muss. Der Hauptübertragungsweg erfolgte anfangs durch **homosexuelle Kontakte** oder über **gemeinsam benutzte Spritzen** bei Drogenabhängigen. Auch heute noch findet man unter diesen Gruppen die höchsten Durchseuchungsraten. Beispielsweise sind in den großen amerikanischen Städten die männlichen Homosexuellen zu fast 100% befallen. Neuinfektionen betreffen in den westlichen Ländern auch heute noch mehrheitlich homosexuelle Männer. Ihr Anteil liegt z. B. in den USA bei 50%, in Deutschland sogar bei 70%.

Weltweit überwiegt inzwischen prozentual die Übertragung durch **heterosexuellen Verkehr**, wobei die Wahrscheinlichkeit einer Übertragung vom infizierten Mann auf die Frau bis zu 20-fach höher ist als von der infizierten Frau auf ihren Partner. Dies kann man sich mit der unterschiedlich langen Kontaktzeit der infizierten Sekrete erklären. Insgesamt liegt aber die Übertragungswahrscheinlichkeit pro heterosexuellem Kontakt deutlich unter 1%.

Die **Art des Subtyps** spielt ebenfalls eine Rolle, wobei z. B. bei dem in Thailand vorherrschenden Subtyp eine Übertragung wesentlich häufiger erfolgt als bei demjenigen in den USA oder Europa. Schließlich begünstigen auch **genitale Infektionen**, z. B. durch Chlamydien oder Treponemen, besonders ausgeprägt durch das Herpes-simplex-Virus Typ 2, eine Übertragung, indem deren entzündliche Veränderungen bis hin zu Ulzera ein Eindringen des Virus in den Körper erleichtern.

Das Virus findet sich in **sämtlichen Körpersekreten** – in **Blut**, **Sperma** oder **Vaginalsekret** allerdings in höherer Konzentration als in Speichel, **Muttermilch**, Tränen oder Schweiß. Die Viruskonzentration des Speichels scheint nach inzwischen einhelliger Meinung für eine Übertragung durch Küsse nicht ausreichend zu sein. Zumindest ist bis heute, nach nunmehr

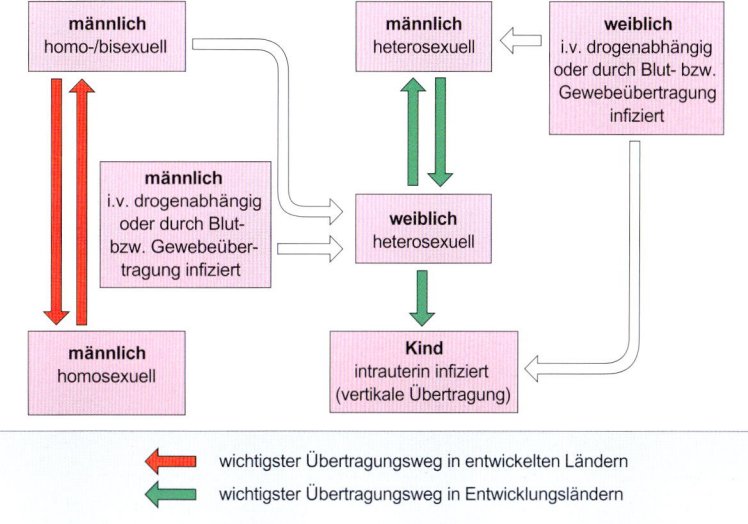

**Abb. 2.48** Hauptübertragungswege von HIV. [39]

25 Jahren Erfahrung mit HIV, kein einziger derartiger Fall dokumentiert. Eine Übertragung durch Muttermilch ist dagegen häufig. Eine Ansteckungsmöglichkeit durch Tröpfcheninfektion oder die üblichen körperlichen Kontakte zu Erkrankten, z. B. Händedruck, wird übereinstimmend ausgeschlossen.

## Kontagiosität

Die Kontagiosität eines Infizierten ist bereits deutlich vor Erscheinen der ersten Antikörper gegeben, überwiegend und sogar besonders ausgeprägt noch in der **Inkubationszeit**, spätestens aber am Beginn des **Stadiums I**, weil hier hohe Viruskonzentrationen in Blut, Sperma und Vaginalsekret gefunden werden. Besonders hoch sind die Virusmengen in Serum und Körpersekreten auch im **Stadium III** der Erkrankung.

Allerdings ist die Kontagiosität des HIV deutlich **geringer** als z. B. diejenige der **Hepatitis-Viren**. Man geht davon aus, dass Geschlechtsverkehr hauptsächlich dann zur Infektion führt, wenn ausgeprägte **Entzündungen**, **Ulzera** oder **Mikrotraumen** eine Eintrittspforte bilden. Homosexueller Verkehr ist deswegen potenziell gefährlicher als heterosexueller.

Die Gefahr für das ungeborene Kind einer infizierten Mutter beträgt während der **Schwangerschaft** < 20% und unter der **Geburt** > 50%, sofern keine Therapie der Schwangeren erfolgte. Bei Schnittentbindungen antiviral behandelter Mütter liegt das Risiko für das Kind unter 2%. Dagegen ist die Wahrscheinlichkeit einer Übertragung während der nachfolgenden **Stillzeit** deutlich höher (20%).

**Blut** eines Infizierten kann (selten) zur Ansteckung führen, wenn sich ein Kontakt zu Hautwunden oder unverletzten Schleimhäuten ergibt. **Nadelstichverletzungen** eines Therapeuten sind mit einem minimalen Risiko (0,3%) belastet.

Die „sicherste Übertragung" (nahezu 100%) erfolgt durch kontaminierte **Blutkonserven** und **Blutprodukte**. Betroffen ist deshalb auch eine große Zahl von Hämophilie-Patienten aus einer Zeit, in der Blutprodukte noch nicht auf das HI-Virus überprüft worden waren. In den westlichen Ländern können sich Hämophilie-Patienten seit etlichen Jahren nicht mehr infizieren, weil die Produkte wärmebehandelt werden. Blutkonserven werden sowohl auf Antikörper als auch auf die Virusnukleinsäure hin überprüft, sodass das Risiko einer Übertragung minimal geworden ist. Man rechnet statistisch mit 1 Fall auf 2 Millionen Transfusionen. In zahlreichen Ländern Afrikas werden Blut und Blutprodukte immer noch nicht routinemäßig untersucht, sodass hier ein hohes Risiko für eine Übertragung besteht.

**MERKE**

Die Übertragungswege gleichen also denjenigen des Hepatitis B- und C-Virus einschließlich der möglichen diaplazentaren Infektion bzw. der Infizierung des Kindes unter der Geburt.

## 2.18.3 Krankheitsentstehung

Das HI-Virus bindet nach seiner Übertragung an den sog. **CD4-Rezeptor**, der an der **Zellmembran** von **T-Helferzellen** und **Makrophagen** vorhanden ist. Von der Infektion betroffen sind also überwiegend T-Helferzellen als Hauptpopulation der T-Lymphozyten sowie die Makrophagen des Körpers einschließlich der stationären Makrophagen der Gewebe wie z. B. Langerhans-Zellen (Haut, Schleimhaut) oder Mikroglia (ZNS). Die Folge ist eine **Inaktivierung** dieser Zellen sowie ihr teilweises **Zugrundegehen**, wodurch sie der Körperabwehr nicht mehr zur Verfügung stehen.

Makrophagen besitzen als wesentliche Aufgabe nicht nur die **Phagozytose** von Fremdantigenen, sondern auch die **Antigenpräsentation**. Dabei unterscheiden sie zwischen Antigenen, die von Bakterien, Pilzen und Protozoen stammen, und solchen, die viralen oder tumorösen Ursprungs sind. Je nach der Art des Antigens wird dasselbe mit Klasse-I- oder Klasse-II-Molekülen verknüpft und durch Sekretion von IL-1 oder IL-12 die dazu passende Population der T-Lymphozyten angelockt ( ➤ Fach Immunologie).

### Zellvermittelte Abwehr

**Körpereigene Antigene**, die aus **virusbefallenen** oder **maligne entarteten** Zellen stammen, werden von Makrophagen und weiteren Zellen zusammen mit **Klasse-I-Molekülen** auf ihrer Oberfläche präsentiert. Gleichzeitig gibt der Makrophage **Interleukin 12** in die Umgebung ab, wodurch eine spezifische Unterpopulation von **T-Helferzellen aktiviert** wird. Diese binden in der Folge über ihren **CD4-Rezeptor** an die präsentierenden Makrophagen und sezernieren nach Aktivierung und Kontakt **IL-2**. Dieses Interleukin dient der Anlockung und Aktivierung von **T-Killerzellen** und **NK-Zellen**. Es wird also die zellvermittelte Abwehr auf den Plan gerufen.

### Humorale Abwehr

Handelt es sich dagegen um **bakterielles**, **mykotisches** oder **parasitäres** Fremdmaterial, präsentiert es der Makrophage gemeinsam mit **Klasse-II-Molekülen** an seiner Oberfläche und ruft über die Sekretion von **IL-1** eine andere Subpopulation der **T-Helferzellen** herbei. Dieselben binden mit ihrem **CD4-Rezeptor** an das Klasse-II-Molekül und erhalten dadurch Gelegenheit, das gleichfalls an das Klasse-II-Molekül gebundene Fremdantigen spezifisch zu erkennen. Diejenigen Helferzellen, die beim Kontakt zum Makrophagen die zum Fremdantigen passende Struktur auf ihrer Oberfläche tragen, sezernieren in der Folge u. a. **IL-4** und stimulieren dadurch nun **B-Lymphozyten** zur weiteren Differenzierung und **Antikörperbildung**.

### Viruspenetration

Das **HI-Virus** bindet über ein in den Spikes vorhandenes Protein **spezifisch** an den **CD4-Rezeptor** und wird von dort aus in die Zelle eingeschleust. Dabei wird die **Hülle des Virus** in die **Membran der Wirtszelle integriert**, sodass nur das **Nukleocapsid ins Zellinnere** gelangt. Nach dem Freisetzen der viralen

RNA beginnt, gesteuert über die **Reverse Transkriptase**, die Umschreibung in die doppelsträngige **DNA**, die anschließend **in den Kern** diffundiert und unter Katalyse der Integrase in die Chromosomen eingefügt wird ( ➤ Abb. 2.49). Sobald von dort aus die Virusreplikation in Gang kommt, wird der Stoffwechsel der Wirtszelle heruntergeregelt, sodass dieselbe zunächst ihre eigentliche Funktion verliert und schließlich aufgrund verschiedener Mechanismen zugrunde geht.

Dies bedeutet, dass im Anschluss an Infektion und nachfolgende Latenzzeit mit Vermehrung des Virus eine stetig weiter zunehmende Anzahl von **T-Helferzellen betroffen** ist. Je mehr diese T-Helferzellen in ihrer **Aktivität eingeschränkt** werden oder **zugrunde gehen**, desto weniger Aktivität kann nun das spezifische Immunsystem sowohl gegenüber Bakterien, Pilzen und Protozoen als auch gegenüber tumorösen oder virusinfi-

zierten Zellen entwickeln. Weil gleichzeitig auch die CD4-tragenden Makrophagen betroffen sind, steht auch der wichtigste unspezifische Teil des Immunsystems zunehmend weniger zur Verfügung.

In der Konsequenz besteht eine fortschreitende **Hilflosigkeit der Körperabwehr** Betroffener gegenüber jeglichem Fremdantigen, die schließlich zum Tode des Infizierten führt.

Bei der HIV-Erkrankung entstehen also im Wesentlichen keine Schädigungen irgendwelcher Organe durch das Virus. Vielmehr resultieren alle wesentlichen Folgen aus der wachsenden **Insuffizienz** eines Großteils des **Immunsystems**. Eine **Ausnahme** davon stellt die **HIV-Enzephalitis** des Stadiums III dar, die bei etwa 5% der Patienten entsteht und durch das Virus selbst verursacht wird (Infektion der Mikroglia über deren CD4-Rezeptoren).

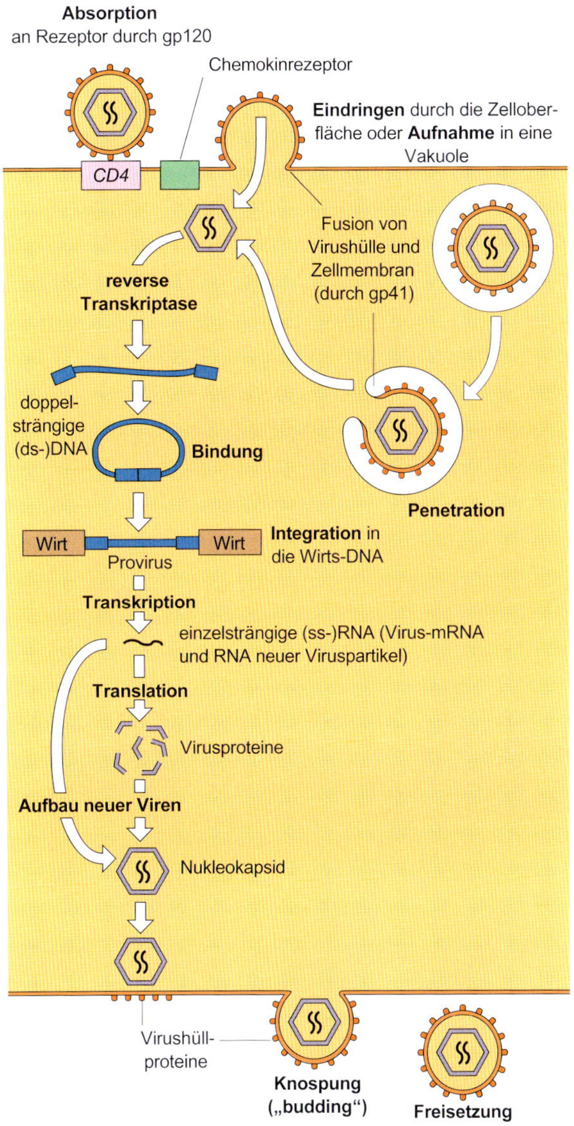

### 2.18.4 Einteilung

Man unterscheidet nach der Infektion **3 Abschnitte** der Erkrankung, wobei eine solche Einteilung sowohl nach den **klinischen Symptomen** als auch nach der **Zahl der T-Helferzellen** pro µl Blut erfolgen kann. Während in den USA die Einteilung nach der Zahl der Helferzellen üblich ist, geschieht dies in Europa anhand der klinischen Symptome ( ➤ Tab. 2.2).

**Tab. 2.2** Einteilung der HIV-Erkrankung.

| Einteilung | Zahl der T-Helferzellen | Klinische Symptome |
|---|---|---|
| Stadium I (A) | > 500 Zellen/µl Blut | • asymptomatisches Stadium<br>• „Mononukleose"<br>• persistierende Lymphknotenschwellung (LAS) |
| Stadium II (B) | 200–500 Zellen/µl Blut | symptomatische Phase mit Allgemeinsymptomen und rezidivierenden Infektionen |
| Stadium III (C = AIDS) | < 200 Zellen/µl Blut | • AIDS-definierende opportunistische Infektionen<br>• maligne Neubildungen |

### 2.18.5 Stadium I (A)

Zum Stadium I rechnet man eine eventuelle **Erstmanifestation** als „**Mononukleose**" und die **persistierende Lymphknotenschwellung (LAS)**, aber auch **antikörperpositive** Menschen **ohne Symptome**. Die Zahl der **T-Helferzellen** bewegt sich in diesem Stadium in **normaler** Höhe von etwa 1.000/µl, zumindest aber oberhalb von 500 Zellen.

### Symptomatik

Nach einer Inkubationszeit von **2 Wochen** bis zu **3 Monaten** (am häufigsten 3–6 Wochen) entwickelt sich bei etwa der Häl-

**Absorption**
an Rezeptor durch gp120

Chemokinrezeptor

**Eindringen** durch die Zelloberfläche oder **Aufnahme** in eine Vakuole

CD4

Fusion von Virushülle und Zellmembran (durch gp41)

**reverse Transkriptase**

doppelsträngige (ds-)DNA

**Bindung**

**Penetration**

Wirt  Wirt

Provirus

**Integration** in die Wirts-DNA

**Transkription**

einzelsträngige (ss-)RNA (Virus-mRNA und RNA neuer Viruspartikel)

**Translation**

Virusproteine

**Aufbau neuer Viren**

Nukleokapsid

Virushüll-proteine

**Knospung ("budding")**

**Freisetzung**

**Abb. 2.49** Replikationszyklus des HI-Virus: Adsorption, Penetration, Eklipse und Ausschleusung. [39]

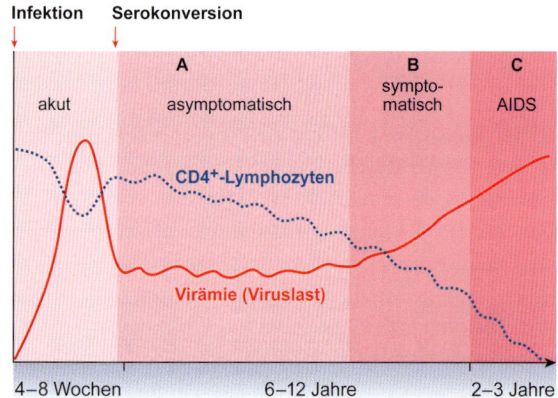

**Abb. 2.50** Verlauf der HIV-Infektion (ohne Therapie).

te der Infizierten ein Krankheitsbild, das der **Mononukleose ähnelt**, also mit **Krankheitsgefühl, Kopfschmerzen, Pharyngitis** und **generalisierten Lymphknotenschwellungen** einhergeht. **Diarrhö, Übelkeit, Exanthem, Arthralgien** oder **Myalgien** sind möglich. Im Blut findet sich anstelle der Lymphomonozytose des Drüsenfiebers eine **normale** oder **leicht erniedrigte** Zahl an **Leukozyten**. Dies ist der Beginn des Stadiums I (klinische Kategorie A) der HIV-Erkrankung.

Die Symptome klingen spätestens nach 4 Wochen wieder ab. Im Allgemeinen erst jetzt – durchschnittlich **4–8 Wochen** nach der Infektion – werden auch die **Antikörper** gegen HIV nachweisbar (= **Serokonversion**) (> Abb. 2.50). Dies gilt im zeitlichen Zusammenhang auch für die 50% der Infizierten, bei denen die Erstinfektion inapparent verläuft.

Bei etwa **70%** der erkennbar oder inapparent Erkrankten entwickelt sich nun ein **asymptomatisches Stadium**, in dem lediglich ein **Lymphadenopathie-Syndrom (LAS)** nachweisbar ist, das mehrere (oder alle) Lymphknotenstationen umfasst.

## 2.18.6 Stadium II (B)

Erst nach einer Inkubationszeit von **6 Monaten bis zu > 10 Jahren** entwickelt sich aus dem asymptomatischen Stadium heraus die **klinisch erkennbare Immunschwäche** (= Stadium II), wobei aber selbst nach 10 Jahren noch etwa 20% der Infizierten beschwerdefrei sind. Als längstes Intervall bis zum Beginn des Stadiums II gelten 20 Jahre.

Die Ursache für die teilweise sehr lange asymptomatische Latenzperiode ist unklar. Nach der **Aktivierungstheorie** sollen die betroffenen T-Lymphozyten erst durch später nachfolgende Infektionen aktiviert werden, wodurch das „ruhende", in die DNA der Wirtszelle integrierte Provirus mit seiner Replikation beginnt und die erkennbare Erkrankung einleitet. Inzwischen wurde allerdings nachgewiesen, dass auch während der Jahre klinischer Latenz eine **ständige Virusreplikation** stattfindet, verbunden mit einer Inaktivierung und **Abnahme der Helferzellen**.

Bei einzelnen Patienten mit besonders langer Latenzphase wurde ein HI-Virus nachgewiesen, das durch **Mutationen** einen Teil seiner Gefährlichkeit eingebüßt hatte. **Genussgifte** wie Alkohol, Nikotin oder auch Marihuana **beschleunigen** den Fortgang der Erkrankung **nicht**. Dagegen besitzen **halluzinogene Drogen** wie LSD oder Kokain einen **ungünstigen Einfluss** auf den Krankheitsverlauf. Die Zahl der Helferzellen liegt überwiegend im Bereich zwischen 200 und 500/μl Blut.

Die in Blut und weiteren Körperflüssigkeiten nachweisbaren Virusmengen sind während der asymptomatischen Latenzperiode klein, um etwa zum Zeitpunkt des beginnenden Stadiums II steil anzusteigen. Die größten Zahlen finden sich während Inkubation und symptomatischem Stadium I sowie präfinal im Stadium III. Entsprechendes hat dann auch hinsichtlich der Kontagiosität zu gelten.

### Symptomatik

Das Stadium II der HIV-Erkrankung ist die **symptomatische Phase**, die wiederum **Monate bis Jahre** anhalten kann. Es bestehen unspezifische Symptome wie **Fieber** und **Nachtschweiß, Abgeschlagenheit, Durchfall** und **Gewichtsverlust**, aber auch **rezidivierende Infektionen** durch Bakterien, Pilze und Protozoen an allen möglichen Organen einschließlich der Haut. **Candidosen** (> Abb. 2.51a) beschränken sich in diesem Stadium noch auf Haut und orale oder vaginale Schleimhäute, sind also noch **nicht invasiv**.

Zuvor **inaktive Erkrankungen** wie z.B. eine Tuberkulose können in diesem Stadium **exazerbieren**. Dasselbe gilt beim

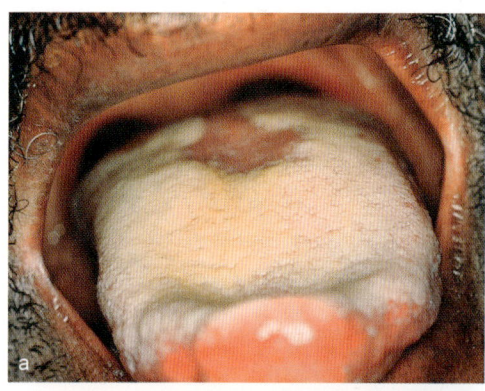

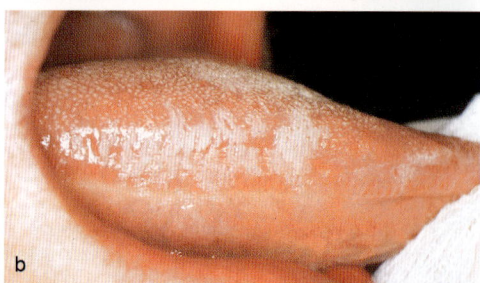

**Abb. 2.51** Opportunistische Infektionen und Tumoren bei HIV-Infektion. **a** Orale Candidiasis. **b** Haarleukoplakie (erhabene weiße Schleimhautläsionen im Mund, bevorzugt an den Zungenseitenrändern; eine Epstein-Barr-Virus-Infektion). a [47], b [28]

Auftreten eines Herpes Zoster, der über das Segment hinaus disseminieren kann. Im Allgemeinen aber lassen sich die rezidivierenden Infektionen des Stadiums II mit adäquater Therapie noch gut beherrschen. **Lebendimpfstoffe** allerdings sollten in diesem Stadium der HIV-Erkrankung **nicht** mehr verimpft werden.

### 2.18.7 Stadium III (C)

Das Stadium III entspricht dem **Vollbild der AIDS-Erkrankung**, während man in den ersten beiden Stadien nicht von AIDS, sondern von der HIV-Erkrankung spricht. AIDS bedeutet also nichts anderes als das Stadium III, in das irgendwann nahezu jede HIV-Erkrankung mündet. Durchschnittlich liegen bei unbehandelten Patienten **10 Jahre** zwischen der Infektion und dem Beginn des Stadiums III, doch vergehen bei immerhin rund 15% der Patienten 20 oder noch mehr Jahre, bis dieses Stadium erreicht wird.

Die Zahl der T-Helferzellen pro μl Blut liegt bei der AIDS-Erkrankung überwiegend unter 200.

### Symptomatik

AIDS bedeutet **a**cquired **i**mmune **d**eficiency **s**yndrome (**erworbenes Immundefekt-Syndrom**). Dieses Endstadium der Erkrankung ist gekennzeichnet von **lebensbedrohenden Infektionen** durch **Opportunisten** wie z. B. Pneumocystis jiroveci (früher als Pneumocystis carinii bezeichnet), die für ein gesundes Immunsystem keinerlei Probleme darstellen. Daneben kommt es auch zu **malignen Neubildungen** – besonders häufig zum Kaposi-Sarkom, zu (Non-)Hodgkin-Lymphomen oder zum invasiven Zervixkarzinom.

Der Beginn von AIDS ist also exakt dadurch gekennzeichnet, dass aus dem Stadium II (B) der HIV-Erkrankung heraus eine der folgenden Erkrankungen entsteht. Diese Erkrankungen werden deswegen als **AIDS-definierend** bezeichnet:
- **Pneumocystis-jiroveci-Pneumonie** (PcP): häufigste Erstmanifestation
- **ZNS-Toxoplasmose:** 5–10% als AIDS-definierende Ersterkrankung; insgesamt bei 20% der AIDS-Kranken
- **Kaposi-Sarkom:** 15–20% als Erstmanifestation; insgesamt bei jedem 3. AIDS-Patienten
- **maligne Lymphome** (5%).

Weitere häufige Erkrankungen des HIV-Patienten, die als Erstmanifestation die Diagnose AIDS begründen, sind **Kryptokokkose**, **HIV-Enzephalitis** (durch das Virus selbst verursacht), **Aspergillus-Infektionen**, **virale Infektionen** bzw. **Rezidive** aus dem eigenen Reservoir (Herpesviren – z. B. Zytomegalie als Pneumonie) sowie **systemische Candidosen** (z. B. Candida-Ösophagitis; ➤ Abb. 2.52). Auch Infektionen durch **atypische Mykobakterien** oder eine reaktivierte **Tuberkulose**, soweit sie nicht bereits im Stadium II entstanden ist, werden seit Jahren zunehmend häufiger und sind inzwischen weltweit für ein Drittel aller AIDS-Todesfälle verantwortlich.

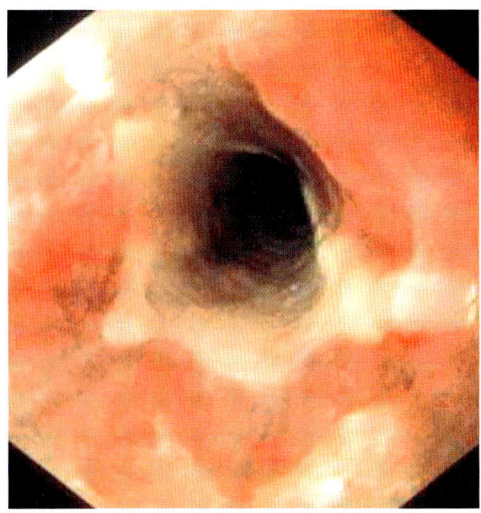

**Abb. 2.52** Candida-Ösophagitis bei AIDS. [7]

> **MERKE**
>
> Bei der Mehrzahl der opportunistischen Infektionen des AIDS-Patienten handelt es sich um **Exazerbationen** aus dem eigenen Reservoir, also um Keime, die auch bei Gesunden zur üblichen Flora gehören können und gegen ein gesundes Immunsystem chancenlos sind.

Häufig magern AIDS-Patienten bis zum Skelett ab. Dies wird als **Wasting-Syndrom** bezeichnet. Die Ursache ist unklar. Eventuell entsteht durch den zunehmenden Ausfall des MALT (GALT) eine Entzündung der Darmmukosa mit nachfolgender **Malabsorption**.

Bei **Candida-Infektionen** wird der sichtbare und chronifizierte Befall der Mundschleimhäute, der bereits im Stadium II auftreten kann, von der Candidose von **Speiseröhre** (➤ Abb. 2.52), **Bronchialsystem** oder **Lunge** unterschieden. Nur die letzteren Infektionen begründen bei ihrem Auftreten aus dem Stadium II heraus die Diagnose AIDS und damit den Beginn des Stadiums III (C).

#### Pneumocystis-jiroveci-Pneumonie

Pneumocystis jiroveci (➤ Abb. 2.53) gehört zum Reich der niederen **Pilze**. Die Übertragung erfolgt bereits im **Kleinkindesalter aerogen** durch erregerhaltigen Staub. Der Keim ist über seine Antikörper bei > 90% aller 5-jährigen Kinder nachweisbar, bei denen er in Form kleiner Zysten in den Alveolen der Lunge parasitiert und keine Beschwerden oder Krankheitssymptome verursacht.

Bei **Neugeborenen** (selten), Patienten unter **immunsuppressiver Therapie** und v. a. auch bei **AIDS-Patienten** vermag Pneumocystis eine **interstitielle (atypische) Pneumonie** auszulösen (➤ Abb. 2.54), die unbehandelt zum Tode führt (Pneumocystis-Pneumonie; PcP). Auch bei dieser interstitiellen (= atypischen) Pneumonie besteht eine Diskrepanz zwischen den Symptomen (trockener Husten, Fieber, Atemnot) und den spärlichen Hinweisen in der Auskultation (➤ Fach Atmung).

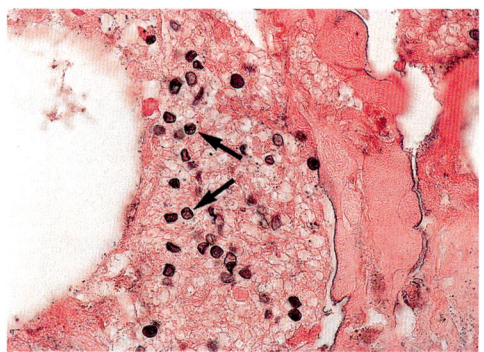

**Abb. 2.53** Pneumocystis jiroveci als Erreger einer interstitiellen (atypischen) Pneumonie. [21]

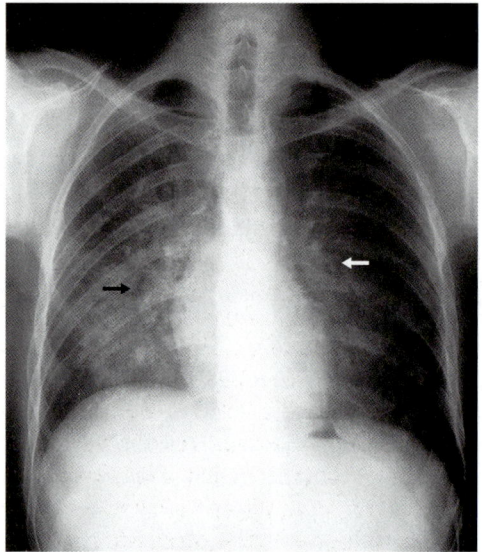

**Abb. 2.54** Interstitielle (atypische) Pneumonie (PcP), die durch Pneumocystis jiroveci verursacht wurde. [9]

Der Erreger ist mittels **Spezialfärbungen** oder **PCR** aus dem Sputum nachweisbar.

Die Therapie erfolgt mit hoch dosiertem **Cotrimoxazol** und weiteren Substanzen, wodurch die **Letalität** auf < **10%** gesenkt werden kann.

### Kaposi-Sarkom

Beim Kaposi-Sarkom handelt es sich um einen überwiegend **malignen Tumor** aus **Gefäßendothelien** und **Bindegewebe**, der anfangs an der **Oberhaut** und später an **Schleimhäuten** und **inneren Organen** entsteht. Ursache ist das **Herpesvirus vom Typ 8**. An Haut und Schleimhäuten sieht man knotige oder flächig über das Hautniveau erhabene, scharf begrenzte, livide bis rötlich-bräunlich-schwärzliche Effloreszenzen ( ➤ Abb. 2.55).

Das Kaposi-Sarkom war früher eine seltene, relativ gutartige, chronisch verlaufende tumoröse Erkrankung, von der überwiegend nur die Extremitäten älterer Männer betroffen waren, mit Schwerpunkt in Afrika und Osteuropa. Vor der Einführung der aktuellen antiviralen Therapien wurde das Sarkom beinahe zum regelmäßigen Befund **männlicher AIDS-Patien-**

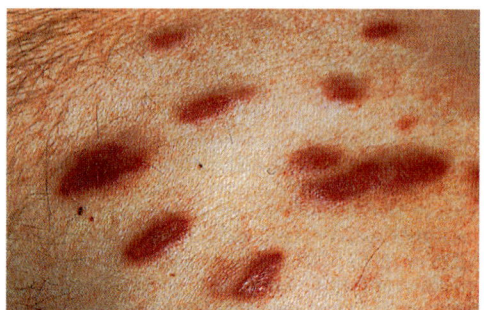

**Abb. 2.55** Kaposi-Sarkom bei einem AIDS-Patienten. [9]

**ten**, bei denen es in innere Organe disseminierte und seine relative Gutartigkeit verlor. Inzwischen liegt die Häufigkeit bei AIDS-Patienten dank effektiver Prophylaxe < 1%.

Lediglich 4% HIV-infizierter Frauen weisen Antikörper gegen das Herpesvirus vom Typ 8 auf, während männliche Patienten zu rund 35% betroffen sind. Die Ursache hierfür ist unklar. Die Folge daraus ist allerdings, dass vom Kaposi-Sarkom weit überwiegend männliche AIDS-Patienten betroffen sind.

Behandlungsversuche erfolgen durch **Bestrahlung** und **kombinierte Chemotherapien**. Einzelne Herde im Bereich der Haut werden **exzidiert**.

### Toxoplasmose

Etwa 20% der AIDS-Patienten erkranken an einer Toxoplasmose. Auch bei dieser Erkrankung handelt es sich um eine **Reaktivierung** aus dem eigenen (zerebralen) Reservoir. Man findet bei 70% aller gesunden Erwachsenen Antikörper gegen Toxoplasma gondii, wobei davon auszugehen ist, dass der Keim lebenslang in zerebralen Zysten überlebt, ohne sich weiter zu vermehren.

Beim AIDS-Patienten entstehen aus diesen Zysten große, herdförmige, nekrotisierende Entzündungen, die zu **Kopfschmerzen**, **Fieber** und **Wesensveränderungen** führen. Auch **Krampfanfälle** und weitere Symptome sind möglich. Unbehandelt führt die ZNS-Toxoplasmose innerhalb weniger Wochen zum Tode.

Die Therapie erfolgt durch **Sulfonamide** und **Pyrimethamin**, wodurch Heilungen oder zumindest ein Stillstand erreicht werden.

### Kryptokokkose

Cryptococcus neoformans ( ➤ Abb. 2.56) ist ein **Hefepilz**, der sich durch eine dicke **Schleimkapsel** einer Phagozytose entzieht. In den **Tropen** ist die Kryptokokkose eine häufige Erkrankung. Die Infektion erfolgt **aerogen** aus erregerhaltigem Staub, z. B. aus Vogelkäfigen. Über eine milde verlaufende Infektion der Lunge gelangt der Erreger in sämtliche Organe. Besonders häufig entsteht dann eine **Meningitis**.

Die typischen Symptome bestehen in **Fieber** und **Kopfschmerzen**, **Krampfanfällen** und **Hirnnervenausfällen**. Gelegentlich kommt es zur papulösen Infiltration und zur nachfolgenden Ulzera der Haut.

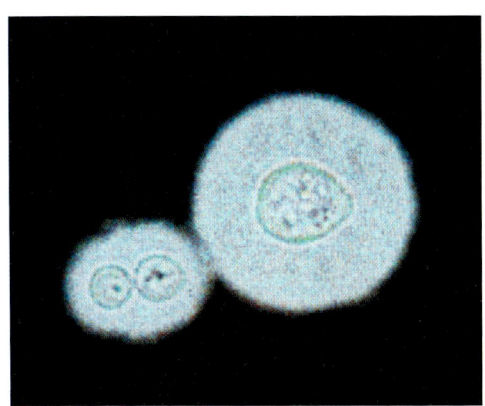

**Abb. 2.56** Cryptococcus neoformans [46]

Die Therapie besteht aus **Antimykotika** (Amphotericin B) und **Zytostatika**.

**Weitere Infektionen**
Auch die **Aspergillose (Schimmelpilze)** oder die **Histoplasmose** (systemische Mykose durch den Pilz **Histoplasma capsulatum**; ➤ Abb. 2.57) gehören zu den möglichen Infektionen des Stadiums III. Besonders häufig entsteht eine **Pneumonie** durch das **Zytomegalie-Virus** (aus dem eigenen Reservoir), die bei 20% der AIDS-Patienten zur Todesursache wird.

## 2.18.8 Prognose

Die Prognose der HIV-Erkrankung ist nach Eintritt ins Stadium III nach wie vor **infaust**, obwohl der Überlebenszeitraum im Gefolge immer effizienterer antiviraler (antiretroviraler) Therapien und der deutlich verbesserten Behandlung der opportunistischen Infektionen beachtlich zugenommen hat. Wesentliche **Todesursache** sind unverändert die **opportunistischen Infektionen** und die **Malignome**.

Alleine schon die Infektion durch das HI-Virus mit Serokonversion oder Virusnachweis aus dem Blut bedeutet mit großer Gesetzmäßigkeit den Übergang in die Stadien II und III, auch wenn dies viele Jahre oder sogar Jahrzehnte dauern kann. Es sind aber weltweit inzwischen Menschen (sog. **Langzeitstabile**) beschrieben, bei denen ein eindeutiger Nachweis der In-

fektion gelungen ist und die in den darauffolgenden Jahren das Stadium II niemals erreichten, in Einzelfällen sogar wieder vollkommen frei von Viren oder Antikörpern geworden sind. Als Langzeitstabile werden Infizierte definiert, die trotz fehlender Therapie **länger als 10 Jahre symptomfrei** bleiben, bei normalen und konstanten Zahlen ihrer T-Helferzellen. Typisch für diese Patienten sind konstant niedrige Viruszahlen in ihren Körperflüssigkeiten und eine auffallend starke Immunantwort gegenüber dem Virus. Einzelne dieser Langzeitstabilen sind inzwischen über 20 Jahre symptomfrei. Die Gruppe der Langzeitstabilen ist sehr heterogen. Ein Teil von ihnen ist mit dem GB-Virus C infiziert (➤ 2.7.6). Bei einem anderen Teil scheinen die beständig stattfindenden Mutationen ein weniger aggressives HI-Virus erzeugt zu haben.

## 2.18.9 Diagnostik

Die Diagnose der HIV-Infektion erfolgt serologisch durch **spezifische Antikörper** gegen HIV 1 und 2. Die ersten Antikörper (= Serokonversion) lassen sich **frühestens 4–6 Wochen nach der Infektion** nachweisen; teilweise werden erst etliche Monate nach der Infektion Antikörper gebildet. Es besteht also eine manchmal sehr ausgedehnte **diagnostische Lücke**. Eine **Virus-Isolation** ist möglich, aber für die Laborroutine zu aufwendig. Indiziert wäre sie allerdings bei dringendem Infektionsverdacht, wenn (selten) bei den Betroffenen auch nach Monaten keine Antikörper gebildet werden bzw. dieselben nicht nachweisbar sind. Im Verlauf der Erkrankung fallen alle bis dahin erworbenen spezifischen Antikörper ab. Ebenso findet zunehmend **keine Bildung von Antikörpern** mehr gegen auftretende **Neuinfektionen** im Verlauf der Erkrankung statt, was aufgrund des Ausfalls der T-Helferzellen nicht verwunderlich erscheint.

Häufig bestehen neben der **Lymphopenie** auch eine **Thrombopenie** sowie eine milde **Anämie**. Bei einer histologischen Untersuchung des **Thymus** findet man eine **vollständige Atrophie**. Die Anämie hat zahlreiche mögliche Ursachen. Sie kann als Nebenwirkung der Medikation erscheinen oder aufgrund begleitender Lymphome mit Infiltration des Knochenmarks. Häufig sind Infektionen durch Pilze oder Parvoviren (B19) dafür verantwortlich. Teilweise kommt es aufgrund des fehlgesteuerten Immunsystems zu Autoimmunreaktionen mit hämolytischer Anämie und Thrombopenie oder in der Folge der Malabsorption zum Vitamin-$B_{12}$-Mangel.

> **MERKE**
>
> Jeder Patient, bei dem **Antikörper** bestimmt werden sollen, muss zuvor um **Erlaubnis** gefragt werden – d. h. eine routinemäßige oder anonyme Bestimmung ist nicht statthaft.
> Seit 2006 gibt es in den USA einen Streifentest für den Eigengebrauch, mit dem jeder aus einem Blutstropfen oder aus Speichel selbst und zu Hause die Diagnose stellen kann. Eine Zulassung in Deutschland ist nicht zu erwarten.

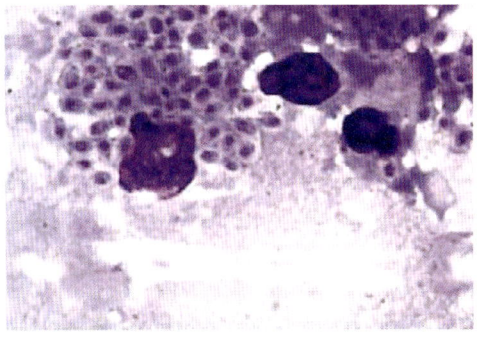

**Abb. 2.57** Histoplasma capsulatum im Knochenmarkausstrich [41]

## 2.18.10 Therapie

Eine **heilende Therapie** gegen die Erkrankung selbst **gibt es nicht** – u. a. deshalb, weil das in die Chromosomen integrierte Provirus nicht angreifbar ist. Sämtliche antiviralen (antiretroviralen) Therapien können im besten Fall die **Lebensqualität verbessern** und die **Überlebenszeit verlängern** – dies allerdings mit zunehmendem Erfolg.

Wesentlich verringert (auf < 2%) wurde auch das Risiko für ungeborene Kinder infizierter Mütter, indem die Frauen in der Schwangerschaft antiviral behandelt und die Kinder grundsätzlich durch Kaiserschnitt entbunden werden.

Derzeit kommt ausschließlich eine **Kombinationstherapie** (meist als **Dreierkombination**) zur Anwendung, deren wesentliche Bestandteile in Substanzen bestehen, welche z. B. die virale Reverse Transkriptase (**Reverse-Transkriptase-Hemmer**) oder Integrase hemmen (**Integraseinhibitoren**) bzw. die Proteinbildung für die Virushülle unterbinden (**Proteaseinhibitoren**). Seit 2003 ist ein Peptid aus 36 Aminosäuren (Enfuvirtide) auf dem Markt, das die Fusion von HIV mit den CD4-Rezeptoren blockiert, also von vornherein seine Penetration in die Wirtszellen behindert (**Fusionsinhibitoren**). Damit lässt sich die Viruslast der Körperflüssigkeiten deutlich vermindern; die Zahl der T-Helferzellen nimmt zu. Medikamente als Bestandteile üblicher Dreierkombinationen sind z. B. Zidovudin, Lamivudin, Nelfinavir, Indinavir, Lopinavir und Efavirenz. Insgesamt verfügen die westlichen Länder inzwischen (2009) über nicht weniger als **22 Wirkstoffe** aus den genannten vier verschiedenen Stoffgruppen.

Heilungen wurden unter all diesen Therapien noch nicht beobachtet. Außerdem sind **Resistenzentwicklungen** zu beobachten, wie sie für Antibiotika bei bakteriellen Erkrankungen bekannt sind. Ursache ist die häufige Mutation des Virus. Trotzdem sind die Erfolge inzwischen beachtlich. AIDS-definierende Erkrankungen werden deutlich seltener bzw. kommen viele Jahre später. Daneben werden **Erkrankungen** wie die Pneumocystis-Pneumonie oder Toxoplasmose spätestens bei Unterschreiten von 300 Helferzellen/µl Blut bereits **prophylaktisch therapiert**. Dadurch, dass auch diese Therapien der opportunistischen Infektionen in den letzten Jahren zunehmend optimiert wurden, resultiert eine insgesamt deutlich verlängerte Lebenszeit um momentan mindestens 20 Jahre. Häufige Nebenwirkungen der Therapie sind:
- Myopathie und Kardiomyopathie
- periphere Polyneuropathie
- Lebertoxizität mit Hepatomegalie und Laktatazidose
- Pankreatitis
- Suppression des Knochenmarks (Anämie, Thrombopenie, Neutropenie)
- Exantheme
- Bauchschmerzen, Übelkeit, Diarrhö
- Fettumverteilungen.

**HINWEIS DES AUTORS**

Es gibt Hinweise darauf, dass eine ausreichende Versorgung des Körpers mit **Selen** die Latenzphase bis zum Ausbruch der Erkrankung deutlich verlängern kann.

## 2.18.11 Impfung und Prophylaxe

Wirksame **Impfstoffe** sind immer noch **nicht in Sicht**, obwohl weltweit Jahr für Jahr rund 1 Milliarde Dollar allein in die Entwicklung von Impfstoffen investiert wird. Dies ist im Vorkommen mehrerer HIV-Typen begründet und v. a. darin, dass sich Teile der Virushülle im Sinne eines Antigenwandels laufend verändern. Dazu kommt, dass Antikörper gegen das HI-Virus offensichtlich wirkungslos sind, sodass jetzt vermehrt dazu übergegangen wird, die zellvermittelte Abwehr zu aktivieren. Zum Beispiel wird versucht, mit isolierter Virus-RNA die Killerzellen zu aktivieren. Derzeit sind mehr als 30 verschiedene Impfstoffe im Tierversuch bzw. bereits in klinischen Studien, doch hat noch kein einziger eine Wirksamkeit beim Menschen gezeigt. Nach Ansicht der entwickelnden Forscher könnte es passieren, dass erst in 20 Jahren ein wirksamer Impfstoff gefunden ist.

Die einzig sichere „Therapie" ist demzufolge die **Prophylaxe**. Aus den wesentlichen Ansteckungsmöglichkeiten kann Folgendes abgeleitet werden:
- **Blutentnahmen** sollten ausschließlich mit **Einmalgeräten** durchgeführt werden. Der Therapeut sollte **Handschuhe** tragen.
- Bei der versehentlichen **Verletzung** des Therapeuten durch eine möglicherweise infektiöse Kanüle wird empfohlen, die verletzte Stelle zu **desinfizieren**, zu erweitern und **„bluten zu lassen"**. Anschließend wird zu einer **Chemotherapie** mit einer der üblichen Dreierkombinationen über 4 Wochen geraten, obwohl man nicht weiß, ob diese Therapien eine Infektion verhindern können. Man schätzt die **Infektionsgefahr** nach einer solchen Verletzung auf lediglich **0,3%**. Dies bedeutet, dass in der weit überwiegenden Zahl der Fälle keine Übertragung stattfindet oder dass die übertragenen Viruszahlen nicht zu einer Infektion ausreichen.
- Auch **Akupunktur-Nadeln** bzw. Gerätschaften für **Piercing** oder **Tätowierung** sind penibel zu **sterilisieren**.
- Drogenabhängige sollten auf die **Mehrfachbenutzung von Kanülen verzichten**.
- Der wesentliche Übertragungsweg besteht heute in homosexuellem oder heterosexuellem Verkehr. Hier kann ausschließlich durch **Präservative** ein ausreichender Schutz erreicht werden.

**Blut** und **Blutprodukte** stellen in den westlichen Ländern **keine Gefahr** dar – abgesehen von **Einzelfällen** frisch infizierter Spender bzw. Patienten im Stadium I, bei denen noch keine Serokonversion stattgefunden hat und noch keine ausreichende Viruslast nachweisbar ist (diagnostische Lücke).

## 2.18.12 Meldepflicht

Der labormedizinisch **gesicherte Nachweis** der HIV-Infektion ist **nichtnamentlich** meldepflichtig nach § 7 IfSG.

**Zusammenfassung**

**HIV bzw. AIDS:** verursacht durch das **HI-Virus** Typ 1 und Typ 2
- **Übertragungswege:**
  - sexuelle Kontakte
  - diaplazentar
  - Muttermilch
  - Blut und Blutprodukte
- **Inkubationszeit:**
  - Stadium I: 3–6 Wochen (2 Wochen bis 3 Monate)
  - Stadium II: 6 Monate bis 10 Jahre (teilweise > 20 Jahre)
  - Stadium AIDS: ohne Therapie durchschnittlich 10 Jahre
- **Kontagionsindex:** in Abhängigkeit vom Übertragungsweg gering bis sehr gering
- **Manifestationsindex:** 0,5 (Stadium I), > 0,95 (ab Stadium II)
- **Symptome Stadium I (A):**
  - symptomatische Infektion (mononukleoseartig) oder inapparente Infektion
  - Latenzphase
  - generalisierte Lymphadenopathie (LAS)
- **Symptome Stadium II (B):**
  - Krankheitsgefühl
  - Fieber > 38,5 °C
  - Nachtschweiß
  - Gewichtsverlust (5–10%)
  - Diarrhö (> 4 Wochen)
  - rezidivierende Infektionen durch Bakterien, Viren, Pilze, Protozoen – z. B. bakterielle Pneumonien, Meningitis, Sepsis
  - oropharyngeale und vulvovaginale Candidosen (> 4 Wochen)
  - haarförmige Leukoplakie (Haarleukoplakie) der Zunge (Epstein-Barr-Virus)
  - zervikale Dysplasie (Carcinoma in situ)
  - Herpes Zoster mehrerer Dermatome
  - Reaktivierung tuberkulöser Herde
  - periphere Polyneuropathie (z. B. als Nebenwirkung der antiviralen Therapie, autoimmun oder infolge einer Zytomegalie-Infektion des Rückenmarks)
- **Symptome Stadium III (C):** AIDS-definierend
  - Pneumocystis-Pneumonie (PcP)
  - ZNS-Toxoplasmose
  - Candidose von Ösophagus, Trachea, Bronchien oder Lunge
  - Zytomegalie-Infektionen von inneren Organen oder Auge
  - Wasting-Syndrom
  - Kryptokokkose, Histoplasmose
  - Kaposi-Sarkom
  - invasives Zervixkarzinom
  - maligne Lymphome
  - HIV-Enzephalitis
- **Diagnostik:**
  - Serologie
  - in den ersten Monaten nach Infektion mögliche diagnostische Lücke
  - Stadieneinteilung nach den Symptomen und der Zahl der Helferzellen/µl Blut
- **Therapie:** Kombination von 3 Virustatika mit unterschiedlichen Angriffspunkten
- **Impfung:** nein
- **Meldepflicht:** nichtnamentlich nach § 7 IfSG
- **Behandlungsverbot:** ja

## 2.19 SARS

Das **schwere akute respiratorische Syndrom** (SARS) ist eine Erkrankung, die erstmals im Jahr 2002 in Südostasien (v. a. China) in Erscheinung trat und in der Folge zu zahlreichen schweren Krankheitsverläufen mit Todesfällen führte. Erreger war ein bis dahin unbekanntes Virus aus der Familie der **Coronaviren**. Diese **RNA-Viren** verursachten bis zu diesem Zeitpunkt beim Menschen ausschließlich banale Infekte der oberen Atemwege, vereinzelt mit Gastroenteritis. Die Übertragung des Virus auf den Menschen erfolgte durch den **Larvenroller** (chinesische Schleichkatze), von Mensch zu Mensch schließlich durch **Tröpfcheninfektion** – zumeist erst im Verlauf der 2. Krankheitswoche.

Die SARS-Epidemie war dank weltweiter prophylaktischer Maßnahmen im Sommer 2003 bereits wieder beendet. Seither kam es lediglich zu einzelnen Laborinfektionen.

### Symptomatik

Die Erkrankung beginnt nach einer Inkubationszeit von **2–10 Tagen** (durchschnittlich 5 Tage) mit **grippeähnlichen Symptomen** (Fieber > 38 °C, Schüttelfrost, Übelkeit und Kopfschmerzen). Zumeist erst in der 2. Krankheitswoche entstehen ein **trockener Husten** mit **Dyspnoe** sowie bei der Mehrzahl der Patienten (70%) auch umfangreiche **wässrige Durchfälle** ohne Blut- oder Schleimbeimengungen. Die Atemnot kann sich rasch verschlechtern, sodass etwa 20% der Erkrankten einer Intensivbehandlung mit Sauerstoffzufuhr bedürfen. In der Folge der **Pneumonie** können ein **Pneumothorax** oder **zystische Veränderungen** entstehen. Vor allem bei älteren Patienten mit Vorschädigungen im Bereich der Atemwege kann es zur bakteriellen Superinfektion kommen.

Kinder entwickeln die Erkrankung entweder gar nicht oder eher leicht und unspezifisch. In der Frühschwangerschaft zeigt sich ein Anstieg der fetalen Sterblichkeit.

## Diagnostik

Zur Diagnose dient neben den typischen Symptomen der direkte **Virusnachweis** (PCR). Ab dem 10. Krankheitstag werden auch die spezifischen **Antikörper** nachweisbar.

Im Blut besteht häufig eine **Lymphopenie**, manchmal auch eine **Thrombopenie**. Die **LDH**, seltener auch **CK** oder **Transaminasen**, sind erhöht. Daneben kommt es wegen der Durchfälle zu **Elektrolytverschiebungen** (Hyponatriämie, Hypokaliämie, Hypocalcämie).

Im **Röntgenbild** zeigt sich eine atypische interstitielle Pneumonie mit fleckförmigen Verschattungen über beiden Lungen.

## Therapie

Eine effektive Therapie gibt es **nicht**. Die **Letalität** liegt bisher bei **10%**.

## Meldepflicht

SARS wird im IfSG nicht ausdrücklich erwähnt, ist jedoch nach § 6 IfSG („bedrohliche Krankheit") sowie § 7 IfSG („schwerwiegende Gefahr für die Allgemeinheit") automatisch **meldepflichtig**.

### Zusammenfassung

**SARS:** verursacht durch ein **Coronavirus**
- **Übertragungswege:** Tröpfcheninfektion
- **Inkubationszeit:** 2–10 Tage
- **Symptome:**
  - atypische Pneumonie mit Husten und ausgeprägter Dyspnoe
  - wässrige Diarrhö
- **Diagnostik:**
  - PCR
  - Serologie
  - Röntgen-Thorax
- **Therapie:** symptomatisch
- **Impfung:** nein
- **Meldepflicht:** nach § 6 IfSG (dort aber nicht namentlich erwähnt)
- **Behandlungsverbot:** ja

# 3 Parasitäre Erkrankungen: Malaria

---

### Einführung

Parasiten (Schmarotzer) sind Lebewesen, die sich **auf Kosten anderer Lebewesen** vermehren, indem sie auf deren Körperoberfläche oder in inneren Körperhöhlen oder Geweben leben. Zu den tierischen Parasiten rechnet man neben den **Insekten** v. a. die einzelligen **Protozoen** und die vielzelligen **Würmer**.

Würmer und Protozoen werden nebst den von ihnen verursachten Erkrankungen im ➤ Fach Mikrobiologie besprochen. Übrig bleiben die Erkrankungen durch **Plasmodien**, von denen ausschließlich die **Malaria** von Bedeutung ist.

---

Der Name Malaria leitet sich ab vom italienischen mala area = **schlechte Luft** (in den Sumpfgebieten), weil man darin die Ursache der Krankheit gesehen hatte. Die Krankheit gehört seit Jahrhunderten zu den großen Seuchen der Menschheit.

## Epidemiologie

Die Malaria (Sumpffieber, Wechselfieber) ist weltweit verbreitet, v. a. in den **tropischen** und **subtropischen** Gebieten **unterhalb** einer Höhe von **2.000 Metern**. Über 3 Milliarden Menschen leben in den betroffenen Gebieten. 90% der Erkrankungen ereignen sich in **Afrika**. Früher war die Krankheit sogar in Europa endemisch, wurde aber nach dem 2. Weltkrieg durch Trockenlegen der Sümpfe weitgehend ausgerottet. In Teilen der Türkei sowie im Donaudelta ist sie noch anzutreffen, selten auch in Italien oder auf dem Balkan. Manchmal erkranken Menschen, die in der Nähe von internationalen Flughäfen wohnen (sog. **Airport-Malaria** durch eingeschleppte Mücken).

Man schätzt die Gesamtzahl der Betroffenen auf 300–500 Millionen. Jährlich kommen etwa 400 Millionen dazu. Da die Mehrzahl der Erkrankungen nach spätestens 2–3 Jahren ausheilt, bleibt der Bestand im Wesentlichen unverändert. Etwa **1,5–2 Millionen Menschen**, v. a. afrikanische Kleinkinder im Alter bis zu 5 Jahren, **sterben** Jahr für Jahr an der Krankheit. In Deutschland kommt es zu rund 1.000 (eingeschleppten) Fällen pro Jahr mit 15–30 Todesfällen.

## Krankheitsentstehung

Der für die Übertragung der Malaria-Plasmodien notwendige Vektor ist die **Anopheles-Mücke**. Es gibt gut 400 Unterarten der weltweit verbreiteten Mücke, von denen etwa 60 für die Übertragung der Malaria in Frage kommen. Während sich die männliche Mücke von Fruchtsäften ernährt, ist die **weibliche** zur Bildung ihrer Eier auf eine **Blutmahlzeit** angewiesen ( ➤ Abb. 3.1).

Ausgelöst wird die Malaria durch **Plasmodien**, die im **Speichel** der weiblichen Anopheles-Mücke vorkommen und beim Stich übertragen werden. Der Vollständigkeit halber sei erwähnt, dass die Plasmodien theoretisch auch über Bluttransfusionen oder mehrfach benutzte Kanülen bei Drogenabhängigen übertragen werden können. Auch eine diaplazentare Übertragung ist möglich.

Plasmodien sind rundliche bis längliche Protozoen, die je nach Art und Entwicklungsstadium so groß werden können, dass sie einen Erythrozyten vollständig auszufüllen vermögen. Man unterscheidet unter den knapp 160 Unterarten **4 Arten**, die beim **Menschen** zum Krankheitsbild der **Malaria** führen:

- **Plasmodium vivax**
- **Plasmodium ovale**
- **Plasmodium falciparum**
- **Plasmodium malariae.**

Während eine Malaria durch Plasmodium ovale fast nur in Westafrika und diejenige durch Plasmodium malariae nur sporadisch (= seltenste Form) auftritt, sind Plasmodium falciparum und Plasmodium vivax weltweit verbreitet.

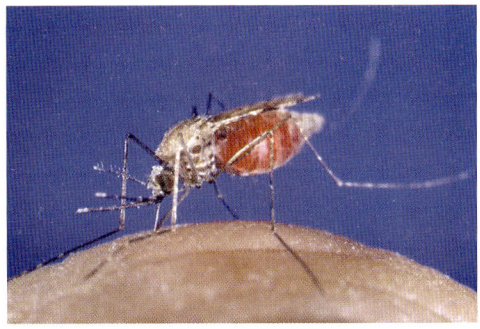

**Abb. 3.1** Weibliche Anopheles-Mücke bei der Blutmahlzeit. [2]

## Entwicklungszyklen der Plasmodien

Plasmodien machen zwei unterschiedliche Entwicklungszyklen durch – einen geschlechtlichen (mit Befruchtung und Bildung der Sporogonien) und einen ungeschlechtlichen. Dafür ist ein **Wirtswechsel** erforderlich:

- Die **ungeschlechtliche** Entwicklung erfolgt in zahlreichen **Tieren** wie Vögeln, Reptilien und Säugetieren einschließlich des **Menschen**, wobei allerdings für die Unterarten, die beim Menschen vorkommen, der Mensch auch den einzigen Wirt darstellt.
- Die **geschlechtliche** Entwicklung erfolgt **ausschließlich** in der weiblichen **Anopheles-Mücke**, die weltweit bis zu einer Höhe von etwa 2.000 m verbreitet ist – wegen der Larvenentwicklung nur im Bereich stehender Gewässer wie z. B. in Sumpfgebieten, an Seen oder kleinen Tümpeln.

Die Plasmodien sind für ihre Entwicklung auf die Anopheles-Mücke, aber auch auf **warme Umgebungstemperaturen** angewiesen. **Optimal** sind **27 °C**. Unterhalb 20 °C ist bei Plasmodium falciparum keine Entwicklung mehr möglich. Unterhalb 15 °C sistiert auch die Entwicklung von Plasmodium vivax.

Die mittlere **Lebensdauer** der **Anopheles-Mücke** liegt bei **2–3 Wochen**. In dieser Zeit benötigt die Mücke im Sinne der Plasmodien mindestens 2 Blutmahlzeiten, damit sich dieselben vermehren können – eine zu ihrer eigenen Infektion und die zweite zu deren Weitergabe. Weil die Plasmodien-Entwicklung in der Mücke zumindest 1–2 Wochen dauert, reicht die Zeit für die Plasmodien nicht immer aus.

### Ungeschlechtliche Entwicklung

Mit dem **Stich** der Anopheles-Mücke (zumeist in der **Dämmerung** oder **nachts**) gelangen zusammen mit Speichel die **Sporozoiten** (sehr kleine, bewegliche Plasmodienformen) ins Blut des Menschen. Über den Blutweg erreichen sie die **Leber**, in der sie sich in den Parenchymzellen durch Teilung vermehren (> Abb. 3.2). Diese ungeschlechtliche Teilung wird **Schizogonie** genannt; die entstehende Tochtergeneration ist der **präerythrozytäre Schizont**; die einzelnen Tochterzellen heißen **Merozoiten**.

Bei Infektionen durch Plasmodium vivax, Plasmodium ovale und Plasmodium malariae vermehrt sich ein Teil der intrahepatischen Formen nicht sofort, sondern bleibt **latent** in **Leberzellen** vorhanden, bevor die Zweiteilungen beginnen. Diese **schlafenden Formen** (sog. **Hypnozoiten**) sind die Ursache von **Rückfällen** – im Einzelfall noch nach 2–5 Jahren oder sogar (selten) Jahrzehnten.

Ein einzelner Sporozoit kann einige tausend Merozoiten erzeugen. Die befallene Leberzelle vergrößert sich und rupturiert schließlich, woraufhin die **Merozoiten** freigesetzt und **ins Blut ausgeschwemmt** werden. Damit beginnt gleichzeitig das **symptomatische Stadium** der Malaria. Im Blut dringen die Plasmodien in die **Erythrozyten** ein, um sich in der Folge ebenfalls in der Form der **Schizogonie** durch Zweiteilung zu vermehren. Auch hier werden die Tochterzellen wieder als **Merozoiten** bezeichnet.

Nach einer Entwicklungszeit von **48 Stunden** (Plasmodium malariae **72 Stunden**) sind die Erreger so groß geworden, dass sie

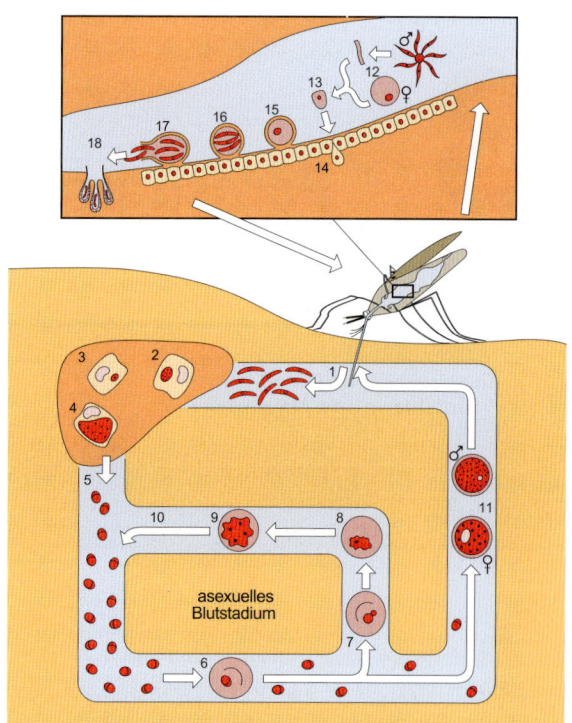

**Abb. 3.2** Entwicklungszyklus der Plasmodien in Menschen und Mücke. In der symptomfreien (präerythrozytären) Phase gelangen Sporozoiten beim Stich einer infizierten Anopheles-Mücke über den Speichel ins Blut des Menschen (1). Sie dringen in Leberparenchymzellen ein (2). Dort reifen sie in 2 Wochen zu Gewebeschizonten heran (4), die schließlich aufplatzen und 10.000–40.000 Merozoiten freilassen (5). Für ein paar Minuten kreisen die Merozoiten frei im Blut, dann beginnt mit ihrem Eindringen in rote Blutkörperchen (6) das asexuelle Blutstadium. Einzelne Parasiten bleiben als „schlummernde" Hypnozoiten (3) in der Leber zurück, von denen Rezidive ausgehen können. In Blutzellen reifen die Merozoiten zu Ringformen (7), Trophozoiten (8) und Schizonten (9) heran. Der Entwicklungszyklus endet damit, dass Merozoiten zurück in den Blutkreislauf gelangen (10). Diese Phase kann Monate oder sogar Jahre dauern. Einige Merozoiten gehen allerdings in ein sexuelles Stadium über, sodass sich in den roten Blutkörperchen männliche und weibliche Gametozyten (11) entwickeln, die beim Blutsaugen von Anopheles-Mücken aufgenommen werden können. Im Inseкten werfen die männlichen Gametozyten ihre Geißel ab (12) und werden zu Mikrogameten, die weibliche Gameten befruchten und Zygoten bilden (13). Nach Invasion der Darmmukosa (14) werden die Zygoten zu Oozysten (15), aus denen wieder tausende Sporozoiten (16) entstehen. Die Sporozoiten wandern aus dem Darm der Mücken (17) in die Speicheldrüsen ein (18). Damit schließt sich der Kreis – ein neuer Infektionszyklus kann beginnen. [39]

den größten Teil des Erythrozytenlumens einnehmen. Nach dieser Entwicklungszeit teilt sich der Kern mehrmals, der **Erythrozyt platzt** und setzt 6–30 **Tochtermerozoiten** frei, die in der Folge weitere Erythrozyten befallen. Dort bilden sie zunächst Ringformen, die in der Folge den Zyklus erneut durchlaufen.

Einzelne Merozoiten differenzieren sich nach etwa 10–12 Tagen auch in männliche und weibliche Geschlechtsstadien, die **Gametozyten** bzw. **Gamonten**. Es entsteht das Stadium der **Gamogonie**. Die Gametozyten sind aber im menschlichen Körper nicht zur Fortpflanzung befähigt.

Vom Stich der Anopheles-Mücke bis zum Auftreten der erythrozytären Formen vergehen bei Plasmodium **falciparum**

**5–7 Tage**, bei Plasmodium **vivax** und Plasmodium **ovale** etwa **8 Tage** und bei Plasmodium **malariae 15 Tage**. Dies entspricht gleichzeitig der kürzestmöglichen Inkubationszeit, indem zu diesem Zeitpunkt die ersten Symptome entstehen können.

**MERKE**

Allgemein wird die Inkubationszeit mit 8–20 Tagen angegeben, für Plasmodium malariae mit 20–35 Tagen.

### Geschlechtliche Entwicklung

Beim Stich eines infizierten Menschen durch eine gesunde Anopheles-Mücke gelangen die **Gametozyten** mit der Blutmahlzeit in den **Mitteldarm** bzw. **Magen der Mücke**, in dem sie sich vereinigen ( ➤ Abb. 3.2). Es entsteht in der Darmwand die **Oozyste** und daraus wieder **Sporozoiten**, die in die **Speicheldrüse** gelangen und beim nächsten Stich der Mücke auf den Menschen übertragen werden. Damit ist der Kreislauf geschlossen. Die Entwicklung in der Mücke dauert **1–2 Wochen**.

## Symptomatik

Ursache der entstehenden Symptome ist der **Erythrozytenzerfall** und ihr **Zusammenballen (Rosettenbildung)** bzw. auch **Adhärenz** an das Endothel von Venen und Kapillaren, wodurch sich in den Geweben eine **Hypoxie** bis hin zum **nekrotischen Zerfall** ausbildet. Adhärenz und Rosettenbildung sind typisch für die **Falciparum-Malaria**. Teilweise werden die Kapillaren auch von den **Plasmodien** selbst **verstopft**. Zusätzlich geben die Plasmodien **Toxine** ab, die immunsuppressive Wirkungen entfalten. **Antigen-Antikörper-Komplexe** können in der Niere eine **Immunkomplex-Nephritis** verursachen. Überwiegend betroffen sind **Gehirn**, **Leber**, **Lunge** und **Nieren**.

Während Plasmodium vivax, Plasmodium ovale und Plasmodium malariae bevorzugt entweder ältere Erythrozyten oder die Retikulozyten befallen und deshalb nur in jeweils geringer Anzahl im Blut erscheinen, ist **Plasmodium falciparum** nicht wählerisch und befällt **Erythrozyten jeden Alters**, wodurch im Blut riesige Erregerzahlen entstehen können.

Die Symptome sind in den ersten 3–7 Tagen unspezifisch mit mäßigem **Fieber**, **Krankheitsgefühl**, **Kopfschmerzen**, **Myalgien** sowie abdominellen Beschwerden mit **Übelkeit**, **Erbrechen** und **Durchfällen** und werden deshalb häufig als grippaler Infekt fehlgedeutet.

Erst im Anschluss hieran kommt es zu **Schüttelfrost** und **hohem Fieber** bis 41 °C. Typischerweise entsteht eine **Anämie** und **Hepatosplenomegalie**. Die häufige **Thrombopenie** – eventuell mit der Ausbildung von **Petechien** – kann man sich mit den staubedingten Einblutungen und der resultierenden Verbrauchskoagulopathie erklären.

In der Folge **wechseln** sich **fieberfreie Tage** mit den **klassischen Malariaanfällen** ab, bei denen Schüttelfrost, Fieber und kritische Entfieberung (steiler Fieberabfall innerhalb weniger Stunden) mit Schweißausbrüchen aufeinander folgen ( ➤ Abb. 3.3). Die Anfälle werden verursacht durch den

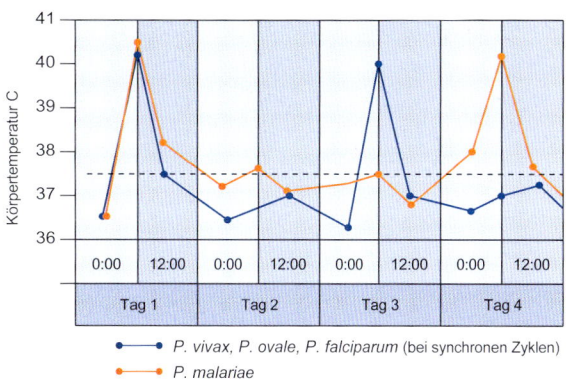

**Abb. 3.3** Intermittierendes Fieber bei Malaria. [39]

rhythmischen **Zerfall der infizierten Erythrozyten** (= Blutschizonten). Dabei erfolgt dieser Zerfall bei **Plasmodium vivax** und **Plasmodium ovale** alle **48 Stunden**, sodass es bei diesen Malariaformen an jedem 2. Tag zu Fieberanfällen kommt (Malaria tertiana). **Plasmodium malariae** führt im **3-Tage-Rhythmus** zu Fieberanfällen (Malaria quartana) ( ➤ Abb. 3.3).

Lediglich bei der **Malaria tropica**, verursacht durch **Plasmodium falciparum**, finden die Fieberanstiege **unregelmäßig** statt (häufig an jedem 2. oder 3. Tag, eventuell aber auch täglich), wodurch die Diagnostik erschwert wird. Dies ist gleichzeitig die **gefährlichste Form** der Malaria, die durch zerebrale Beteiligung mit **epileptischen Anfällen**, **Lähmungen** und **komatösen Zuständen** oder durch eine **Myokarditis** mit Kreislaufinsuffizienz innerhalb weniger Tage zum Tode führen kann und fast alleine für die 2 Millionen Toten pro Jahr verantwortlich ist (Letalität unbehandelt > 20%).

Bei der sog. **Quotidiana-Form** kommt es zu **täglichen Fieberanfällen**, verursacht zumeist durch die gleichzeitige Infektion mit **verschiedenen** Plasmodien.

Durch den wiederholten Erythrozytenzerfall kommt es bei jeder Form der Malaria zur normochromen, hämolytischen **Anämie** und **Splenomegalie**, teilweise auch zu **Ikterus** und **Hepatomegalie**, **Thrombopenie** mit flohstichartigen Blutungen **(Petechien)** und **Hypoglykämie** (Verbrauch durch die Plasmodien und Ausfall der Glukoneogenese).

Die zu erwartende **Retikulozytose fehlt**, weil das Knochenmark auf bisher ungeklärte Wiese supprimiert wird. Allerdings werden gerade die Retikulozyten regelmäßig befallen und zerstört.

Die **Milz** ist bei der Malaria immer tastbar und zumeist sehr **derb vergrößert**. Darüber hinaus ist sie durch das sog. **Malariapigment**, das die Plasmodien durch die Verdauung des Hämoglobins produzieren, **dunkel gefärbt**.

## Komplikation

Eine seltene Komplikation der **Malaria tropica** ist das **Schwarzwasserfieber**, bei dem es durch eine massive **Hämolyse** mit **Hämoglobinurie** zu **Nierenversagen** und **Koma** kom-

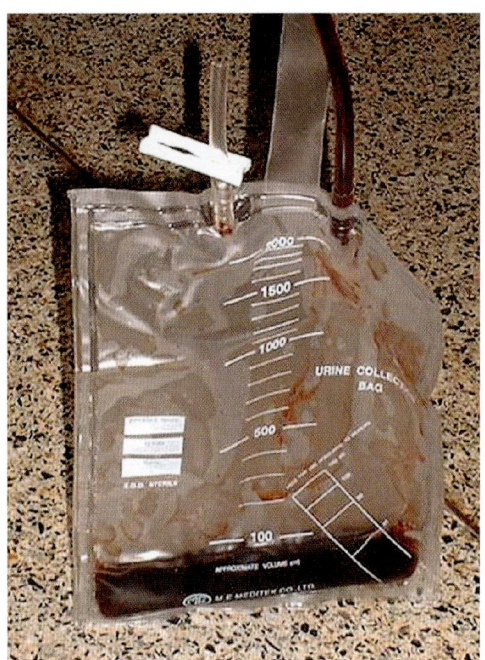

**Abb. 3.4** Urin beim Schwarzwasserfieber. [10]

Inzwischen gibt es auch einen sehr viel empfindlicheren **PCR-Test**. Für den Einsatz in den Malariagebieten ist er allerdings zu aufwendig und zu teuer. Zusätzlich existiert ein **Streifentest**, mit dem das Erkennen einer **Falciparum-Malaria** schnell und problemlos möglich geworden ist. Er beruht auf dem Nachweis eines Proteins, das von den Plasmodien produziert wird.

## Rezidive und Neuinfektionen

Während die Mehrzahl der Malaria-Formen nach spätestens 2–3 Jahren von alleine **ausheilt**, sofern der Patient diese Zeit überlebt, ist dies bei der **Malaria quartana** durch Plasmodium malariae **nicht** der Fall. Hier kann es noch nach Jahrzehnten zu Rezidiven aus Entwicklungsstadien der Plasmodien kommen, die überwiegend in der Leber persistieren (Hypnozoiten).

Malaria-Rezidive in der Form von Neuinfektionen sind jederzeit möglich, weil nur eine **Teilimmunität** entsteht. Am seltensten sieht man sie bei der Malaria tropica.

Rückkehrer aus Malaria-Endemiegebieten dürfen, auch wenn sie symptomfrei sind, 6 Monate lang kein Blut spenden.

men kann und bei dem zumeist innerhalb weniger Tage der Tod eintritt. Mitursache ist möglicherweise eine Arzneimittelreaktion (Chinin?). Der **Urin** ist **dunkel verfärbt** ( ➤ Abb. 3.4).

## Diagnostik

Die Diagnose wird, neben den klinischen Zeichen, v. a. im **Fieberanstieg** aus einem **Blutausstrich** bzw. dem sog. **dicken Tropfen** gestellt. Dabei hängt ein kleiner Blutstropfen vom Deckglas in eine Einsenkung des Objektträgers oder er wird auf dem Objektträger verrührt und unfixiert und ungefärbt im Mikroskop durchgemustert. Im typischen Fall findet man dabei Anteile der einzelnen Stadien, die in fortgeschrittenen Krankheitsfällen eine Zuordnung zum jeweiligen Erreger erlauben ( ➤ Abb. 3.5).

## Therapie und Prophylaxe

Eine Eindämmung oder gar **Ausrottung** der Malaria scheint **nicht mehr möglich**: Die Anopheles-Mücke wurde im Lauf der Jahre immer **resistenter** gegenüber sämtlichen eingesetzten Insektiziden. Dasselbe gilt für die Plasmodien gegenüber allen vorhandenen und neu entwickelten Chemotherapeutika. Wegen dieser beständigen Resistenzentwicklung gegenüber allen eingesetzten Medikamenten ändert sich auch die empfohlene Therapie jeweils im Abstand weniger Jahre.

**Neue Medikamente** wie Malarone® oder Riamet® werden weniger zur Prophylaxe und mehr zur **Akuttherapie** bei den ersten Symptomen (sog. Stand-by-Therapie) eingesetzt, wodurch die Resistenzentwicklung zumindest hinausgezögert

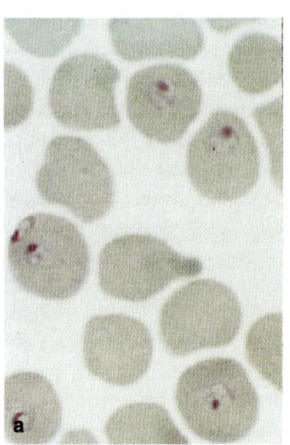 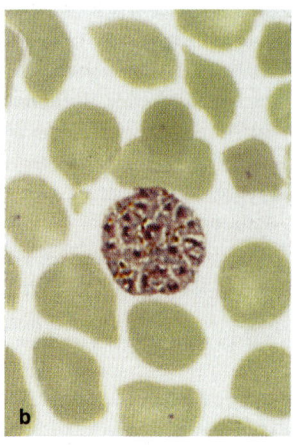 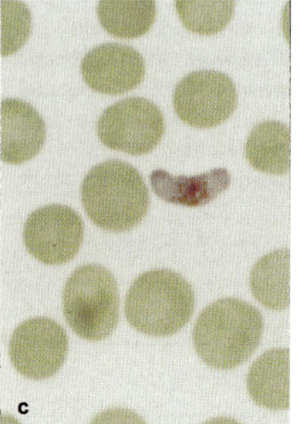 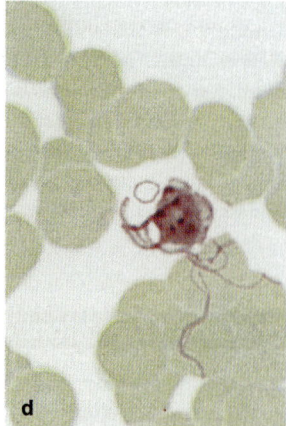

**Abb. 3.5** Verschiedene Stadien von Malariaparasiten. **a** Plasmodium falciparum-Ringformen in roten Blutkörperchen. **b** Blutschizont von Plasmodium vivax. **c** Weiblicher Plasmodium falciparum-Gametozyt. **d** Männlicher Plasmodium vivax-Gametozyt, der nach Abwerfen der Geißel zu einem 20–25 μm langen Mikrogameten wird. [39]

wird. Im Einzelfall sollte man sich vor Reiseantritt nach den neuesten Empfehlungen erkundigen.

### Allgemeine Vorbeugungsmaßnahmen

Die konsequente Anwendung der Maßnahmen zur **Vermeidung von Insektenstichen** kann das Risiko einer Malaria, aber auch von anderen, durch Insekten übertragenen Erkrankungen (z. B. Dengue-Fieber) erheblich verringern:

- Anwendung von **Moskitonetzen**
- Einreiben unbedeckter Hautstellen mit **Mücken abweisenden Mitteln** (Repellents); die besten Mittel im Test (Stiftung Warentest Juni 2004) waren Autan® Active Lotion, Care Plus und Anti Brumm forte
- Tragen von **hautbedeckender, heller Kleidung**, weil Mücken von dunklen Flächen angezogen werden
- Aufenthalt in **mückensicheren Räumen** (Klimaanlage, Fliegengitter)
- Die Verwendung von **Insektenvertilgungsmitteln** (Insektiziden) in Aerosolen, Verdampfern, Räucherspiralen („mosquito coils") u. ä. sowie zur Imprägnierung von Moskitonetzen bietet einen zusätzlichen Schutz.

Die **Expositionsprophylaxe** gegen die vorwiegend nacht- und dämmerungsaktiven Anopheles-Mücken ist angesichts der Resistenzentwicklung bei der Chemoprophylaxe **besonders wichtig**. Vor allem bei Säuglingen und Kleinkindern ist sie sehr effektiv durchführbar (z. B. Moskitonetz über dem Bett).

### Chemoprophylaxe

Die **medikamentöse Vorbeugung** (Chemoprophylaxe) der Malaria ist erschwert durch die Verbreitung von Resistenzen, die – nach Region und Ausmaß unterschiedlich – bereits gegen jedes der zur Verfügung stehenden Antimalariamittel möglich sind. Von besonderer Bedeutung ist die **Resistenz von Plasmodium falciparum**, dem Erreger der Malaria tropica, gegen **Chloroquin** (z. B. **Resochin**®), die v. a. in Asien sowie in Afrika südlich der Sahara und im Amazonasbecken vorkommt. Auch Resistenzen gegen Sulfonamid/Pyrimethamin-Kombinationen (z. B. **Fansidar**®) und andere Mittel (häufig als sog. „Multiresistenzen") haben erheblich zugenommen; gegen Chinin, Mefloquin, Atovaquon und Artemisinin sind sie noch selten. Einige Antimalariamittel sind nicht zur Prophylaxe geeignet oder mit dem Risiko erheblicher Nebenwirkungen belastet.

Eine Chemoprophylaxe ist bei Reisen in Malariagebiete mit hohem Übertragungspotenzial **grundsätzlich empfehlenswert** und kann das Risiko auch in Regionen mit multiresistenten Malaria-tropica-Erregern nach wie vor wesentlich reduzieren. Bei einer Chemoprophylaxe mit Chloroquin/Proguanil in Gebieten, in denen normalerweise Mefloquin oder Atovaquon/Proguanil empfohlen werden, sollte eine therapeutische Dosis eines Reservemittels mitgeführt werden, das bei malariaverdächtigen Symptomen und nicht erreichbarer ärztlicher Hilfe eingenommen wird (notfallmäßige Selbstbehandlung bzw. „Stand by"). Dies sollte jedoch grundsätzlich nur eine Notfallmaßnahme bis zum Erreichen ärztlicher Hilfe darstellen.

Die **alleinige Mitnahme** eines Malaria-Medikamentes zur eventuellen notfallmäßigen Selbstbehandlung **ohne prophylaktische Medikamenteneinnahme** kommt in Betracht bei

- kurzfristiger Malariaexposition (nur wenige Tage)
- Reisen in Gebiete mit niedriger Malariainzidenz
- bekannter Unverträglichkeit einer Chemoprophylaxe.

Die Entscheidung über die Art der Malariaprophylaxe muss anhand des konkreten Reisezieles sowie der Reisezeit, der Reisedauer und des Reisestils vom Arzt individuell getroffen werden, unter Berücksichtigung u. a. von Vorerkrankungen, Unverträglichkeiten und Medikamenteneinnahme.

Die einzige Chemoprophylaxe, die in der **Schwangerschaft** geeignet ist, besteht aus **Chloroquin** oder **Proguanil**. Alle weiteren Medikamente sind nicht ausreichend untersucht oder kontraindiziert. Da eine diaplazentare Übertragung der Plasmodien, mit nachfolgendem Abort oder zumindest Schädigungen des Kindes, möglich ist, wird Schwangeren bei Reisen in Endemiegebiete zur medikamentösen Prophylaxe geraten. Nicht-Schwangere sollten während einer Prophylaxe verhüten.

## Impfung

Seit vielen Jahren wird mit großem Aufwand an Impfstoffen gegen die Plasmodien gearbeitet – bisher **ohne Erfolg**. Eine Übersicht über die aktuelle Entwicklung gibt ➤ Abbildung 3.6.

## Meldepflicht

Eine nachgewiesene Malaria ist **meldepflichtig** nach § 7 IfSG. Entsprechend z. B. HIV, Syphilis und den Echinokokken-Erkrankungen hat die Meldung **nichtnamentlich** zu erfolgen.

---

**Zusammenfassung**

**Malaria:** verursacht durch **Plasmodium vivax, ovale, falciparum, malariae**

- **Wirtswechsel:**
  - geschlechtliche Entwicklung der Plasmodien in der Mücke
  - ungeschlechtliche Entwicklung im Menschen
- **Übertragungswege:**
  - Mückenstich
  - Transfusionen
  - diaplazentar
- **Inkubationszeit:** 8–20 Tage, 20–35 Tage (Malaria quartana)
- **Einteilung:**
  - Malaria tertiana (Plasmodium vivax, Plasmodium ovale)
  - Malaria quartana (Plasmodium malariae)
  - Malaria tropica (Plasmodium falciparum)
  - Malaria quotidiana (Mischinfektion)
- **Symptome** (v. a. Malaria tropica):
  - unspezifischer Beginn als „grippaler Infekt" mit abdominellen Symptomen
  - anschließend typische Fieberanfälle an jedem 2. oder 3. Tag mit Schüttelfrost und kritischer Entfieberung

| Stadium | Impfstrategie |
|---|---|
| 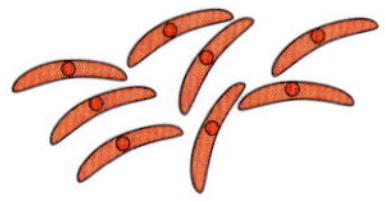 Sporozoiten | mit Sporozoitenvakzine hemmende Antikörper induzieren; bereits in Feldversuchen am Menschen getestet |
| 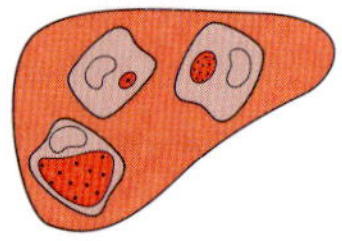 Leberstadium | mit Sporozoitenvakzine zellvermittelte Immunität induzieren; bereits am Menschen getestet |
| 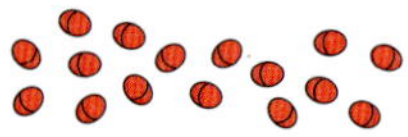 Merozoiten | durch Merozoiten-(Antigen-)Vakzine Antikörper induzieren, die die Invasion hemmen |
| 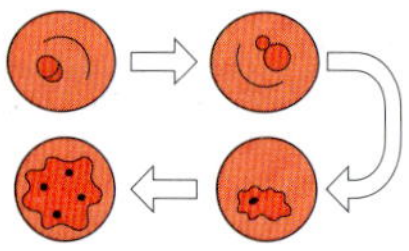 asexuelles Erythrozyten-stadium | Antigenvakzine im asexuellen Stadium, um andere Reaktionen auf das Blutstadium und gegen toxische Produkte zu induzieren |
| 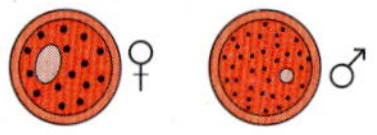 Gametozyten | Impfstoffe, die sexuelle Entwicklungsstadien unterbrechen (Übertragung-stoppende Vakzine) |
| 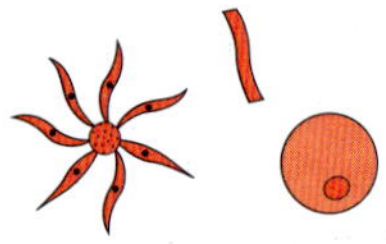 Gameten | |

**Abb. 3.6** Impfstoffentwicklung bei Malaria. [39]

– Hepatosplenomegalie, Ikterus
– Anämie, Thrombopenie mit Petechien
– Bauchschmerzen, Übelkeit mit Erbrechen
– zerebrale Beteiligung mit Anfällen, Lähmungen, Koma
– kardiale Beteiligung mit Myokarditis und Kreislaufinsuffizienz
– Immunkomplexnephritis, Schwarzwasserfieber, Niereninsuffizienz
– Beteiligung der Lunge bis hin zur respiratorischen Insuffizienz
– Hypoglykämie, Laktatazidose
– Tod im Multiorganversagen
• **Diagnostik:**
– ungefärbter Blutausstrich bzw. „dicker Tropfen"
– PCR
– Streifentest
• **Therapie:** Chemotherapeutika wie Resochin®, Malarone®, Riamet®, Sulfonamide
• **Prophylaxe:**
– Moskitonetze
– Repellents
– helle Kleidung
– mückensichere Räume
– Verwendung von Insektiziden
– Chemoprophylaxe oder Stand by
• **Impfung:** keine
• **Meldepflicht:** nichtnamentlich nach § 7 IfSG
• **Behandlungsverbot:** ja

# KAPITEL

# 4 Prion-Erkrankungen

**Prionen** sind **kleine Eiweißmoleküle** mit einem Molekulargewicht um 28.000 Dalton, entsprechend einer Anzahl von etwa 250 Aminosäuren. Die Moleküle sind in ihrer „Originalform" **physiologisch** und bei jedem Menschen vorhanden. Codiert („gebildet") werden sie vom kurzen Arm des Chromosoms 20. Die Eiweißmoleküle finden sich in hoher Konzentration in den **Nervenzellen** aller Menschen, wo sie sowohl in die Membranen der Nervenzellen eingebaut werden als auch in freier Form vorkommen. Sie besitzen wahrscheinlich Bedeutung für die Reizweiterleitung sowie für den Kupferhaushalt, evtl. auch für die Schadstoffentsorgung der Nervenzellen. Auch auf der Zelloberfläche von **B-Lymphozyten** erscheinen physiologischerweise Prionen. Versuchstiere, bei denen die Prionen-Produktion gentechnologisch unterdrückt worden war, zeigten allerdings keine Symptome.

**Mutationen** auf dem **Chromosom 20**, von denen inzwischen mehrere bekannt sind, führen zu Veränderungen der Eiweißstruktur und damit zu veränderten Eigenschaften, die auf bisher ungeklärte Weise aus physiologischen Eiweißmolekülen **infektiöse Partikel** entstehen lassen – mit **Eigenschaften**, die eigentlich **Viren** bzw. **Viroiden** zu Eigen sind. Bezeichnenderweise ist immer noch nicht endgültig geklärt, ob patho-

gene Prionen nur aus Aminosäuren bestehen, oder ob sie nicht doch kleine Mengen an (Virus-)Nukleinsäure enthalten, die für eine Replikation im Sinne einer Infektion erforderlich scheint. Im Modell vermögen allerdings pathogene Prionen ihre veränderte räumliche Struktur auf normale Prionen zu übertragen.

2007 hat man in Versuchen mit Mäusen den **möglichen Mechanismus** gefunden, mit dem die Prionen von einer infizierten Zelle zu den Nachbarzellen gelangen, sodass sich die Infektion ausbreiten kann. Prionen aktivieren hierfür offensichtlich **Retroviren**, die in die DNA jeder Säugetierzelle als ruhende Proviren integriert sind. Menschliche DNA besteht z. B. zu etwa 9% aus derartigen schlummernden Retroviren, die genauso wie die eigentliche menschliche DNA an die Nachkommen vererbt werden (sog. vertikale Übertragung). Die Virus-DNA ist teilweise mutiert und defekt, sodass daraus keine neuen Viren entstehen können. Ein anderer Teil jedoch lässt sich wahrscheinlich von den Prionen zur Vermehrung anregen, wobei sie dann die Prionen integrieren und zu den Nachbarzellen weitertragen.

In der Regel ordnen sich die **pathologischen Prionen** zu **stäbchen-** bzw. **fibrillenartigen Partikeln**, die im **Gehirn** von

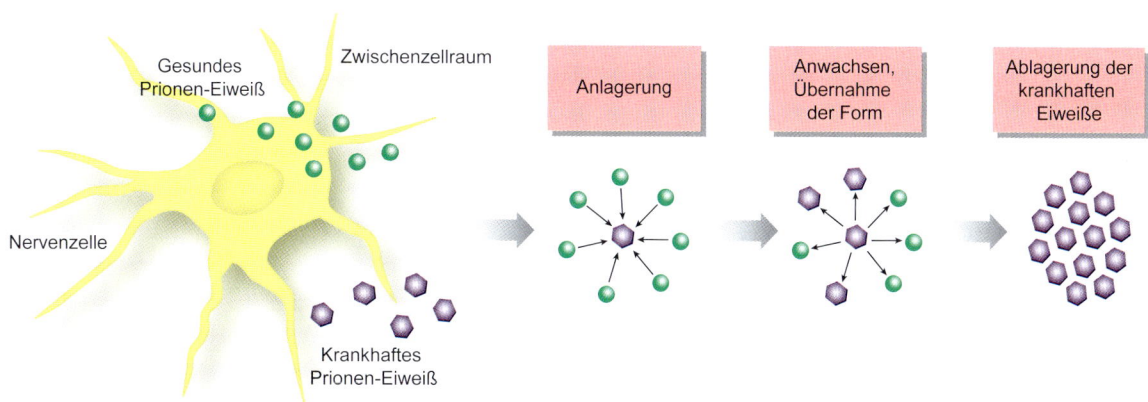

**Abb. 4.1** Vermehrung der Prionen: Gesunde Prionen-Eiweiße lagern sich an kranke an und übernehmen deren falsche Form. Die Haufen wachsen und brechen auseinander. Neue Erreger verformen ihrerseits gesunde Eiweiße. So lässt sich der sprunghafte Keimanstieg bei kranken Lebewesen erklären.

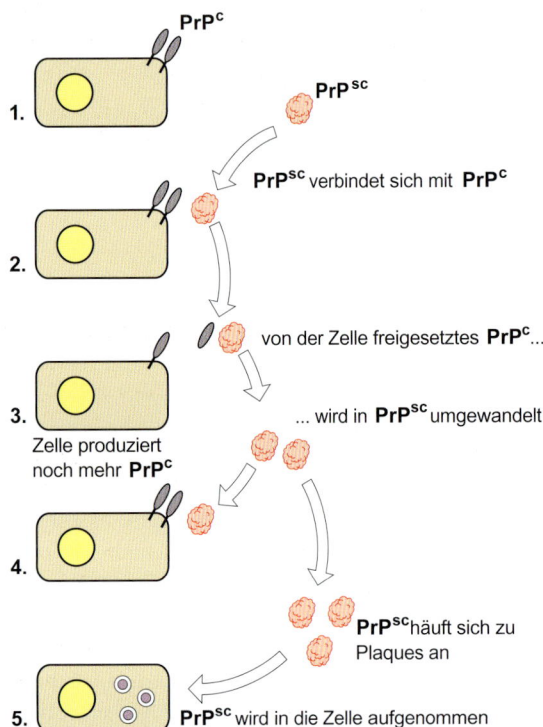

**Abb. 4.2** Zellschädigung durch Prionen. **1** Von normalen Zellen wird PrPc als lineares Zellmembranprotein exprimiert. **2** Ist globuläres PrP$^{Sc}$ als freies Glykoprotein vorhanden, kann es mit PrP$^c$ interagieren. **3** PrP$^c$ löst sich von der Zellmembran und wird in PrP$^{Sc}$ umgewandelt. **4** Weil die Zellen vermehrt PrP$^c$ produzieren, beginnt der Zyklus ständig von neuem. **5** In Plaques angehäuftes PrP$^{Sc}$ wird in die Zellen aufgenommen. [39]

Menschen und Tieren mit Prion-Erkrankungen elektronenmikroskopisch nachgewiesen werden können. Mit Zunahme der Partikel und ihrer Akkumulation (➤ Abb. 4.1) entsteht unlösliches **Amyloid**, begleitet von einer **Aktivierung von Gliazellen** (sog. **Gliose**) mit Bildung von Interleukinen. Amyloid-Ablagerung und/oder die Gliose führen schließlich, nach langer Latenzzeit, zur **Zerstörung der Nervensubstanz** (➤ Abb. 4.2).

Die Prionmoleküle sind **außerordentlich resistent** gegenüber eiweißspaltenden **Enzymen** (Proteasen), gegenüber **Hitze**, radioaktiver **Strahlung** oder **chemischen Einflüssen**. Bei der üblichen Zubereitung von Speisen (Fleisch) werden sie nicht zerstört. Im Erdreich können sie Jahre überdauern, was z. B. für die Erkrankung bei Hirschen und Elchen Bedeutung hat.

## 4.1 Prion-Erkrankungen im Tierreich

Es existiert eine kleine Anzahl von Erkrankungen, die teilweise familiär **erblich**, teilweise aber auch in der Art einer Infektion **übertragbar** sind. Die Übertragung erfolgt hierbei nicht nach den üblichen Mechanismen von Mensch zu Mensch oder vom lebenden Tier auf den Menschen, sondern ausschließlich durch **orale Aufnahme befallener Nervensubstanz** oder der **operativen Übertragung** von **Dura** oder **Kornealsubstanz** von Infizierten auf Gesunde.

Zu den Prion-Erkrankungen rechnet man **Kuru**, **Scrapie** der Schafe, den **Hirschwahnsinn (CWD)**, verschiedene Formen der **Creutzfeldt-Jakob-Krankheit (CJK)**, die **bovine spongiforme Encephalopathie (BSE = sog. Rinderwahnsinn)** sowie einzelne erbliche Erkrankungen wie z. B. die **familiäre tödliche Insomnie** (➤ Abb. 4.3).

Die Erkrankungen werden unter dem Begriff der **spongiformen Enzephalopathien** zusammengefasst, weil sich die **schwammartige** Struktur (= spongiform) der zerebralen Nervensubstanz und die verursachten neurologischen Störungen im Wesentlichen gleichen.

### 4.1.1 Kuru

Kuru als wohl älteste bekannte Prion-Erkrankung war unter den Einwohnern **Papua-Neuguineas** mit einem Anteil von 1 % der Bevölkerung weit verbreitet. Übertragen wurde die Erkrankung durch **Kannibalismus**, indem Hirnanteile menschlicher Opfer verspeist wurden. Seit dem Ende des Kannibalismus werden nur noch sporadische Krankheitsfälle gemeldet.

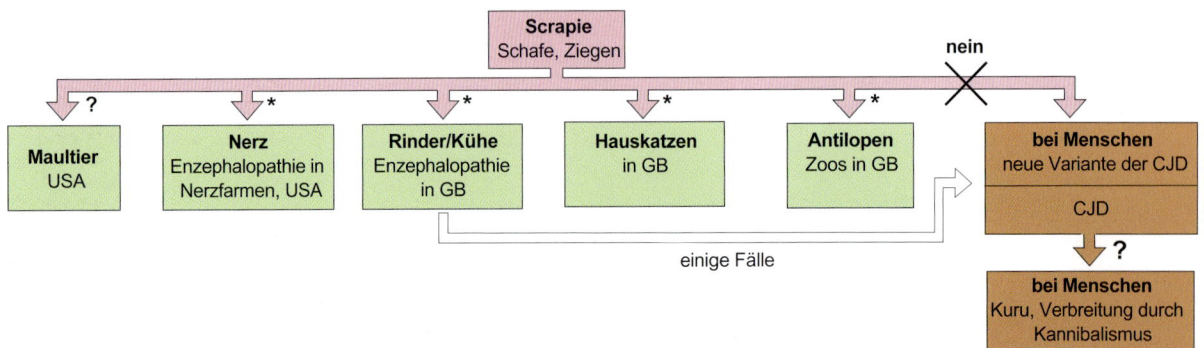

**Abb. 4.3** Ausbreitung des Scrapie-Erregers zwischen verschiedenen Spezies. Fast alle waren auf Labortiere (Nagetiere und Primaten) übertragbar. * Hier wurde die Infektion auf Scrapie-verseuchtes Material von Schafen im Futtermittel zurückgeführt. [39]

## 4.1.2 BSE

BSE ist seit etlichen Jahren als ein möglicher Verursacher der Creutzfeldt-Jakob-Krankheit des Menschen (➤ 4.2) in den Schlagzeilen. Seit 1985 wurden, v. a. in England, mehr als 200.000 **Rinder** vom Rinderwahnsinn befallen.

**Ursache** der Seuche ist wahrscheinlich die Verfütterung von **Tiermehl**, das aus **Scrapie-infizierten Schafen** hergestellt wurde, evtl. auch **tierisches Fett aus Milchaustauschern**. Bei der Herstellung des Tiermehls wurden in zahlreichen Ländern die Temperaturen (133 °C) und Drücke (3 bar), die als Untergrenze zur Inaktivierung von Prionen erforderlich sind, nicht immer eingehalten. Noch mehr gilt dies hinsichtlich der Fette aus Milchaustauschern.

Es wird davon ausgegangen, dass die **Übertragung auf den Menschen** über **Gehirn** und **Rückenmark**, eventuell auch aus **Innereien**, **Dickdarm**, **Milz**, **Lymphknoten** und **Drüsen** von Schlachttieren **möglich** ist und zur vCJK führt. Das Protein scheint nach seiner oralen Aufnahme entweder direkt über die **vegetativen Nervengeflechte der Darmwand** oder aber, nach

einer Infektion von Lymphknoten und Milz, über die dort endenden **vegetativen Nerven** (Sympathikus und Parasympathikus) ins Gehirn zu gelangen (➤ Abb. 4.4). Die Milz wird auf dem Blutweg erreicht; es sind einige Fälle belegt, bei denen Patienten nach einer **Bluttransfusion** eine vCJK entwickelt haben.

## 4.2 Creutzfeldt-Jakob-Krankheit

Die Creutzfeldt-Jakob-Krankheit (**CJK**) erschien früher nur in **sporadischer Form** oder, seltener (10% der Fälle), auch **familiär** mit **dominantem Erbgang**. Bevorzugt erkranken an dieser Form der CJK **ältere Menschen** über 60 Jahre. Die Inzidenz liegt weltweit jährlich bei einem Fall auf 1 Million Einwohner; in Deutschland kommt es alljährlich zu rund 120 Meldungen.

Neuerdings führen nun auch **Infektionen** (Duratransplantate; neurochirurgische Maßnahmen mit unzureichender Instrumentensterilisation; Hormonsubstitution durch STH oder GnRH, die aus Leichen gewonnen wurden; BSE) zur CJK. Diese Form wird als neue **Variante der CJK (vCJK)** bezeichnet. Eine Übertragung zwischen (lebenden) Menschen scheint auch hier nicht möglich, doch wird inzwischen die Meinung vertreten, dass Prionen von **CJK-Kranken**, die gleichzeitig an einer **Entzündung der Niere** leiden, mit dem **Urin ausgeschieden** und auf gesunde **Menschen übertragen** werden könnten. Ursache sind die B-Lymphozyten, die im Rahmen der Entzündung in der Niere erscheinen und ihre Prionen an den Harn abgeben.

In der Großhirnrinde, im Zwischenhirn und im Kleinhirn der Erkrankten erscheinen zahlreiche **spongiforme Veränderungen** (rundliche Vakuolen, die dem Gehirn eine **schwammartige Struktur** verleihen; ➤ Abb. 4.5), eine **Degeneration von Nervenzellen** und eine **Proliferation der Gliazellen**. Die Vakuolen nehmen bei der **vCJK** häufig eine im CT oder Kernspin erkennbare Form an, die an einen **Hockeyschläger** erinnert und damit bereits in frühen Krankheitsstadien eine Unterscheidung in CJK und vCJK erlauben. Entzündliche Veränderungen gibt es bei den Prion-Erkrankungen nicht.

### Symptomatik

Die CJK besitzt die **längste aller Inkubationszeiten** (6 Monate bis zu 30 Jahre). Im Vordergrund der Symptome stehen **Kopfschmerzen**, **Reizbarkeit**, **Insomnie**, **Gedächtnisstörungen**, eine rasch voranschreitende **Demenz**, **Myoklonien** und **Koordinationsstörungen**. Im weiteren Krankheitsverlauf kommt es zu **parkinsonähnlichen Erscheinungen** mit Hypokinesie, Spastik und Rigor. **Hyperreflexie** und **positives Babinski-Zeichen** sind häufig. Die Erkrankung verläuft nach einer Dauer von durchschnittlich 8 Monaten (längstens 2 Jahren) stets **letal**. Eine Therapie ist demnach nicht möglich.

Die **neue Variante (vCJK)** wurde 1996 zum ersten Mal gemeldet. Das durchschnittliche **Erkrankungsalter** liegt bisher

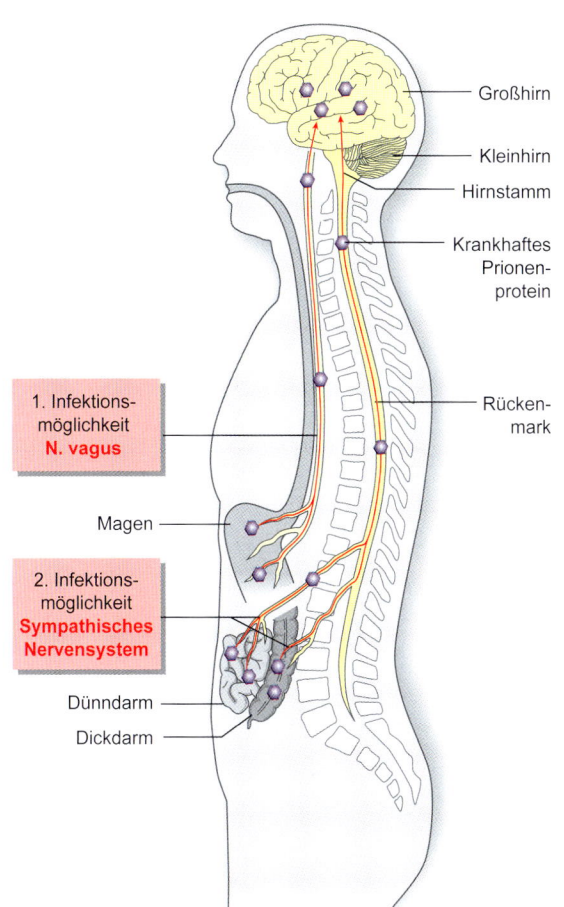

Großhirn

Kleinhirn

Hirnstamm

Krankhaftes Prionenprotein

Rückenmark

1. Infektionsmöglichkeit **N. vagus**

Magen

2. Infektionsmöglichkeit **Sympathisches Nervensystem**

Dünndarm

Dickdarm

**Abb. 4.4** Zwei Mögliche Wege der Infektion mit Prionen: Zum einen können die Prionen über den N. vagus in das Gehirn gelangen und zum anderen über das vegetative Nervensystem. In letzterem Fall nehmen die Erreger einen Umweg über das Rückenmark.

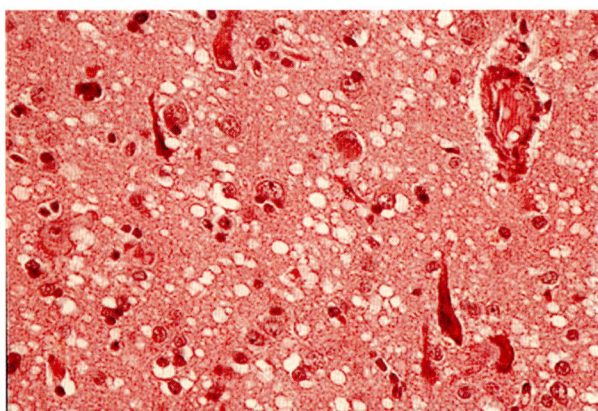

**Abb. 4.5** Schwammartige Hirnstruktur (spongiforme Veränderungen) bei Creutzfeldt-Jakob-Krankheit. [24]

bei **27 Jahren**. Am Erkrankungsbeginn stehen zunächst schwere **Depressionen** im Vordergrund. Später folgen die Symptome der bekannten CJK. Man könnte CJK und vCJK als „Alzheimer im Zeitraffer" beschreiben. Die durchschnittliche Erkrankungsdauer der vCJK beträgt bisher 14 Monate. Die Erkrankten **sterben** dann in völliger **Bewegungs- und Sprechunfähigkeit**.

In Großbritannien, wo die Seuche 1985 ihren Ausgang nahm, starben zwischen 1995 und 2006 rund 160 Menschen an der vCJK. In Deutschland gibt es (Stand 2010) noch keinen einzigen Fall einer vCJK, doch ist dies wohl nur eine Frage der langen Inkubationszeit. Allerdings ist die Zahl an BSE-kranken Rindern seit Jahren rückläufig. So wurden 2005 in Deutschland noch 32 Rinder registriert; 2006 waren es nur noch 16, sodass es möglich erscheint, dass es in Deutschland niemals eine vCJK geben wird. Verdachtsfälle werden einem Zentrum in Göttingen gemeldet, das bereits seit 1993 alle deutschen CJK-Fälle untersucht. Dies gilt für die Erkrankten, aber auch postmortal für deren Gehirne.

## Meldepflicht

Nach § 6 IfSG besteht, mit Ausnahme der familiären Fälle (10% aller Erkrankungen), Meldepflicht bereits bei **Verdacht**.

### Zusammenfassung

**Creutzfeldt-Jakob-Krankheit:** Prion-Erkrankung

- **Ursache:**
  - Fehlfaltung physiologischer Proteine mit Ablagerung im Nervengewebe
  - Degeneration der Nervenzellen, begleitende Gliose
  - schwammartige (spongiforme) Umwandlung der zerebralen Nervensubstanz
- **Übertragungswege:**
  - orale Aufnahme von Nervensubstanz oder Anteilen aus Milz, Lymphknoten oder Drüsen befallener Schlachttiere
  - neurochirurgische Eingriffe mit unzureichend sterilisierten Geräten
  - Duratransplantate
  - Übertragung im Tierreich durch Tiermehl
- **Inkubationszeit:** 6 Monate bis 30 Jahre
- **Symptome:**
  - schwere Depressionen
  - Reizbarkeit
  - Kopfschmerzen
  - Demenz
  - später parkinsonähnliches Bild
  - Tod nach etwa 12 Monaten Krankheitsdauer
- **Diagnostik:** Untersuchung in Göttingen, u. a. durch CT oder MRT
- **Therapie:** nicht möglich
- **Impfung:** keine
- **Meldepflicht:** nach § 6 IfSG – mit Ausnahme familiärer Fälle
- **Behandlungsverbot:** ja

# 5 Infektionsschutzgesetz

Im 3. Abschnitt des **Inf**ektionss**chutzg**esetzes (IfSG) wird in den §§ 6–15 das **Meldewesen** geregelt. Dabei sind im § 6 die meldepflichtigen **Krankheiten** und im § 7 der meldepflichtige Nachweis von **Krankheitserregern** aufgelistet. Diese Trennung läuft sinngemäß darauf hinaus, dass der § 6 diejenigen Krankheiten definiert, die bereits bei **Verdacht** durch den jeweiligen Therapeuten (einschließlich Heilpraktiker) zu melden sind, während sich der § 7 auf Infektionskrankheiten bezieht, die erst nach erbrachtem **Nachweis** des jeweiligen Krankheitserregers durch den **Laborarzt** meldepflichtig werden.

Die entsprechende Formulierung des § 7 lautet: „Namentlich ist bei folgenden Krankheitserregern, soweit nicht anders bestimmt, der direkte oder indirekte Nachweis zu melden, soweit die Nachweise auf eine akute Infektion hinweisen". Mit der Formulierung eines **indirekten Nachweises** wird ausgedrückt, dass der Nachweis von (zumeist) **IgM-Antikörpern** dem **direkten Nachweis** des Erregers **gleichgestellt** wird.

Die Meldung hat, nach **§ 9**, unter Nennung des **Patientennamens**, seines **Geburtsdatums**, seiner **Anschrift** und weiteren Angaben ans zuständige **Gesundheitsamt** zu erfolgen und sollte „unverzüglich, spätestens **innerhalb von 24 Stunden**" durchgeführt werden.

Unter Bezugnahme auf den § 6 ist in § 8 festgehalten, dass der Meldepflichtige dem Gesundheitsamt unverzüglich mitzuteilen hat, wenn sich eine **Verdachtsmeldung** (nach § 6) **nicht bestätigt** hat. Dies kommt für den Heilpraktiker allerdings nicht in Frage, denn das aus der Meldepflicht folgende Behandlungsverbot beinhaltet gleichzeitig das Verbot der diagnostischen Abklärung (Diagnostik als Teil der Therapie). Der Heilpraktiker wird also grundsätzlich gar nicht oder höchstens per Zufall erfahren, ob sein Verdacht bestätigt wird oder eben nicht.

> **HINWEIS PRÜFUNG**
>
> Das Infektionsschutzgesetz und ganz besonders **§ 2** (Begriffsbestimmungen), **§ 6**, **§ 7**, **§ 8**, **§ 20**, **§ 22** (Impfung), **§ 24** (Behandlungsverbot), **§ 30** (Quarantäne), **§ 34** (Schutz von Gemeinschaftseinrichtungen) und **§ 42** („Berufsverbot" z. B. für Ausscheider) sollten gelesen und sinngemäß gelernt werden – der § 6 sogar im Wortlaut.

## 5.1 § 7

Die Erkrankungen des § 7 bzw. die aufgelisteten Erreger lösen nach dem Gesetzestext weder für den niedergelassenen Arzt noch für den Heilpraktiker eine Meldepflicht aus. Die **Meldung** ist vielmehr dem **Laborarzt** bzw. **Pathologen** übertragen, sodass letztendlich für den medizinischen Alltag des Heilpraktikers in Bezug auf Meldepflichten ausschließlich der § 6 von Bedeutung ist.

Der § 7 erhält jedoch für den Heilpraktiker **Bedeutung** zum einen im Hinblick auf die **Prüfung**, weil davon auszugehen ist, dass sämtliche Erkrankungen, die im IfSG aufgelistet sind, zumindest prinzipiell bis ins Detail abgefragt werden können. Zum anderen sind sämtliche Erkrankungen und Krankheitserreger der §§ 6 und 7 mit einem **Behandlungsverbot** für Heilpraktiker belegt ( ➤ § 24).

Im § 7 sind auch **6 Krankheitserreger** aufgelistet, bei deren Nachweis eine **nichtnamentliche Meldung** zu erfolgen hat. Hier tauchen nun erstmals HIV und Echinokokken auf, gemeinsam mit konnatalen Infektionen (Röteln und Toxoplasmose) sowie der letzten, noch meldepflichtig verbliebenen sog. Geschlechtskrankheit (Syphilis).

> **MERKE**
>
> Nichtnamentliche Meldepflicht nach § 7:
> • Syphilis (Lues)
> • HIV (AIDS)
> • Echinokokken

- konnatale Rötelninfektion (Rötelnembryopathie)
- konnatale Toxoplasmose
- Malaria

## 5.2 § 8

Der § 8 des IfSG definiert diejenigen **Personen**, die **zur Meldung verpflichtet** sind. Dabei wird unter **Punkt 8** auch konkret auf den **Heilpraktiker** eingegangen und dessen uneingeschränkte Meldepflicht in Bezug auf die Verdachtsdiagnosen des § 6 und weiterer Verpflichtungen aus diesem Paragraphen festgehalten.

Dies bedeutet, dass der **Heilpraktiker** automatisch **meldepflichtig** wird, sofern er als Therapeut eine nach § 6 meldepflichtige Erkrankung vermutet und dass er diese Meldepflicht nicht mehr an den Hausarzt, zu dem er den Patienten eventuell überweist, delegieren darf. Die einzige **Ausnahme** von dieser Verpflichtung ist darin zu sehen, dass dem Heilpraktiker eine bereits erfolgte **Meldung**, z. B. durch den Hausarzt des Patienten, **zuverlässig bekannt** ist.

## 5.3 § 24

Ein **Behandlungsverbot** für Heilpraktiker besteht nach § 24 IfSG für alle nach den §§ 6 und 7 **übertragbaren Krankheiten**. Zusätzlich ist hier festgehalten, dass **alle sexuell übertragbaren Krankheiten**, auch wenn sie keiner Meldepflicht unterliegen, unter das Behandlungsverbot fallen. Dies gilt auch für die Krankheiten bzw. ihre Erreger, die im § 34 IfSG aufgelistet sind.

Grundsätzlich darf der Heilpraktiker seit dem 1.1.2001 **uneingeschränkt untersuchen** und behandeln, muss aber den **Genitalbereich** ab dem Moment **aussparen**, wo er eine **Erkrankung** oder einen **Erreger nach den §§ 6, 7, 24 oder 34** feststellt oder vermutet. Dies könnte im Einzelfall dann zu Problemen führen, wenn der ärztliche Voruntersucher dort Gesundheit attestiert, wo dann eben doch ein aufgelisteter Erreger vorgefunden wird. Nicht wenigen Patientinnen wird trotz geklagter Beschwerden gleich von mehreren aufgesuchten Gynäkologen allerbeste Gesundheit bescheinigt, teilweise unter Hinweis auf psychosomatische Zusammenhänge. Aus meiner Sicht ist der Heilpraktiker in solchen Fällen vom Behandlungsverbot entbunden und dies in zweifacher Hinsicht: Zum einen ist vor dem Gesetz der Gynäkologe der Fachmann und nicht der Heilpraktiker. Wenn aber der Fachmann Erreger, die unter das Behandlungsverbot fallen, negiert, können sie auch nicht da sein. Zum anderen würde die Verweigerung einer Behandlung in solchen Fällen bedeuten, dass man seinem Beruf zuwiderhandeln müsste, indem man einem Patienten die erbetene Hilfe verweigert, ohne ihm Alternativen aufzeigen zu können.

## 5.4 § 34

Hier geht es um **Erkrankte** (u. a. an Mumps, Skabies, Keuchhusten, Windpocken, A-Streptokokken-Erkrankungen, „Verlausung"), die als **Betreuer** oder **Betreute Gemeinschaftseinrichtungen** wie Schulen, Kindergärten, Kindertagesstätten usw. ( **>** § 33) so lange **nicht besuchen dürfen**, bis nach **ärztlichem Urteil** die Gesundheit wiederhergestellt ist. Das „ärztliche Urteil" bedingt das **Behandlungsverbot für Heilpraktiker**.

Aus entsprechendem Grund darf der Heilpraktiker **nicht impfen**, weil nach § 22 die Impfung durch einen Arzt zu dokumentieren ist – ganz abgesehen von der Verschreibungspflicht der Impfstoffe.

## 5.5 Namentliche Meldepflicht nach § 6

Namentlich meldepflichtig sind nach § 6 Infektionsschutzgesetz bei **Krankheitsverdacht**, **Erkrankung** und **Tod**:

- Botulismus
- Cholera
- Diphtherie
- humane spongiforme Enzephalopathie (außer familiär-hereditäre Formen)
- akute Virushepatitis (alle Formen)
- enteropathisches hämolytisch-urämisches Syndrom (HUS)
- virusbedingtes hämorrhagisches Fieber
- Masern
- Meningokokken-Meningitis und -Sepsis
- Milzbrand
- Poliomyelitis
- Pest
- Tollwut
- Typhus abdominalis bzw. Paratyphus
- menschliche Infektion an aviärer Influenza (Vogelgrippe) – seit 5/2007

Namentlich meldepflichtig sind nach § 6 auch für Heilpraktiker

- die (nachgewiesene) **Erkrankung** und der **Tod** an einer **aktiven** („behandlungsbedürftigen") **Tuberkulose**, auch wenn ein bakteriologischer Nachweis nicht gelungen ist. Eine **zusätzliche Meldepflicht** an das Gesundheitsamt entsteht für den **Arzt** (nicht für den Heilpraktiker), wenn der Erkrankte die **Behandlung verweigert** oder **abbricht**.
- die **Verletzung** oder **Berührung** eines Menschen durch ein **tollwutkrankes, tollwutverdächtiges oder tollwutansteckungsverdächtiges Tier** oder eines Tierkörpers.
- der **Verdacht** auf eine **mikrobiell bedingte Lebensmittelvergiftung** oder eine **akute infektiöse Gastroenteritis**, wenn Personen betroffen sind, die Lebensmittel herstellen oder behandeln bzw. in Küchen von Gaststätten oder sonstigen Verpflegungseinrichtungen beschäftigt sind oder wenn zwei oder mehr gleichartige Erkrankungen auftreten, zwischen denen ein epidemischer Zusammenhang vermutet wird.

- der **Verdacht** einer über das übliche Ausmaß einer **Impfreaktion** hinausgehenden gesundheitlichen **Schädigung**. Die Meldepflicht entsteht nach § 2 auch in den Fällen, bei denen nicht der Impfling, sondern eine **Kontaktperson** geschädigt wurde, was nur bei **Lebendimpfstoffen** möglich ist. Nach § 20 wird durch die STIKO definiert, was unter einer üblichen Impfreaktion zu verstehen ist.
- „das Auftreten einer **bedrohlichen Krankheit** oder das Auftreten von zumindest **2 gleichartigen Erkrankungen**, bei denen ein **epidemischer Zusammenhang** zu vermuten ist, wenn dies auf eine schwerwiegende Gefahr für die Allgemeinheit hinweist und Krankheitserreger als Ursache in Betracht kommen."

## 5.6 Namentliche Meldepflicht nach § 7

Namentlich meldepflichtig sind nach § 7 Infektionsschutzgesetz für **Laborärzte** und **Pathologen** (nicht Heilpraktiker) der **direkte oder indirekte Nachweis** der folgenden **Krankheitserreger**, soweit sie auf eine akute Infektion hinweisen:

- Adenoviren (nur bei direktem Nachweis im Konjunktivalabstrich)
- Bacillus anthracis
- Borrelia recurrentis
- Brucellen
- darmpathogene Campylobacter-Bakterien
- Chlamydia psittaci
- Clostridium botulinum oder sein Toxin
- Corynebacterium diphtheriae
- Coxiella burnetii
- Cryptosporidium parvum
- Ebola-, Hanta-, Lassa-, Marburg-Virus und sonstige Erreger eines hämorrhagischen Fiebers
- obligat pathogene Escherichia coli
- Francisella tularensis
- FSME-Virus
- Gelbfieber-Virus
- Giardia lamblia
- Haemophilus influenzae (nur direkter Nachweis aus Liquor oder Blut)
- Hepatitis-Virus A, B, C, D, E
- Influenzaviren (nur direkter Nachweis)
- Legionellen
- Leptospira interrogans
- Listeria monocytogenes (nur direkter Nachweis aus Liquor oder Blut oder aus Abstrichen von Neugeborenen)
- Masern-Virus
- MRSA (methicillinresistenter Staphylococcus aureus) – Nachweis aus Blut oder Liquor
- Mycobacterium leprae
- Mycobacterium tuberculosis, africanum, bovis (direkter Erregernachweis)

- Neisseria meningitidis (nur direkter Nachweis aus Liquor oder Blut)
- Norwalk-ähnliches Virus → Noro- und Sapoviren (nur direkter Nachweis aus dem Stuhl)
- Polio-Virus
- Rabies-Virus
- Rickettsia prowazekii
- Rotavirus
- alle Salmonellen
- Shigellen
- Trichinella spiralis
- Vibrio cholerae
- Yersinia enterocolitica
- Yersinia pestis

Außerdem sind nach § 7 **nichtnamentlich** zu melden:
- Treponema pallidum
- Echinokokken
- HIV
- Plasmodien
- konnatale Infektionen durch Rubella-Viren
- konnatale Infektionen durch Toxoplasma gondii

## 5.7 Gesetze, die den Heilpraktiker in seiner Berufsausübung einschränken

- **Heilpraktikergesetz:** z.B. keine Berufsausübung „im Umherziehen", Berufsbezeichnung deutlich machen
- **Bürgerliches Gesetzbuch (BGB):** Behandlungspflicht nach Übernahme der Behandlung (kein Abbruch „zur Unzeit")
- **Sozialgesetzbuch:** keine Bescheinigungen (z.B. Arbeitsunfähigkeitsbescheinigung [AU]) für gesetzlich Versicherte, keine Reha-Maßnahmen
- **Berufsordnung für Heilpraktiker** (unverbindlich, aber allgemein akzeptiert): Aufklärungspflicht, Sorgfaltspflicht, Dokumentationspflicht, Schweigepflicht
- **IfSG:** §§ 2, 6, 7, 8, 9, 22 (Impfausweis), 24, 30 (Quarantäne), 34 (Gemeinschaftseinrichtungen), 42 (Tätigkeitsverbote), 44 (Umgang mit Krankheitserregern)
- **Hebammengesetz:** keine Geburtshilfe (außer in Notfällen) von der 1. Wehe bis zum Ende des Wochenflusses (→ nur Ärzte und Hebammen)
- **Abtreibungsstrafrecht:** kein Schwangerschaftsabbruch
- **Bestattungsgesetze** (Landesrecht): keine Leichenschau oder Todesbescheinigung (→ nur Ärzte)
- **Zahnheilkundegesetz:** keine Behandlung der Mundhöhle, von der feuchten Innenseite der Lippen bis zum vorderen Gaumenbogen (und Kiefergelenk) (→ nur Ärzte und Zahnärzte)
- **Transplantationsgesetz:** keine Organentnahmen
- **Transfusionsgesetz:** keine Gewinnung und Übertragung von Blut und Blutprodukten
- **Kastrationsgesetz:** keine Entfernung der Keimdrüsen
- **Röntgenverordnung:** keine eigenverantwortliche Anwendung von Röntgenstrahlen

- **Embryonenschutzgesetz:** diverse Einschränkungen bei der Erzeugung bzw. Verwendung menschlicher Embryonen
- **Arzneimittelgesetz:** keine verschreibungspflichtigen Medikamente (→ mit „Rp." in der Roten Liste gekennzeichnet)
- **Betäubungsmittelgesetz:** keine Verordnung von Betäubungsmitteln einschließlich ihrer homöopathischen Zubereitungen; erlaubt sind nur Opium ab D6 und Papaver somniferum ab D4
- **Heilmittelwerbegesetz:** keine irreführende Werbung, z. B. Heilversprechen, Verschweigen von Nebenwirkungen; keine Werbung mit Bezug auf maligne Erkrankungen, Suchtkrankheiten, Erkrankungen des IfSG, Schwangerschaft
- **Strafprozessordnung:** keine Blutentnahmen etc. für forensische Untersuchungen
- **Medizinproduktegesetz:** enthält Angaben zu Anschaffung, Wartung und Betrieb von technischen Geräten

# 6 Impfkalender und Lernhilfen

## 6.1 Impfkalender

Von der **STIKO** (**St**ändige **I**mp**fko**mmission am Robert-Koch-Institut in Berlin) werden eine Reihe von Impfungen für Säuglinge, Kinder und Jugendliche allgemein empfohlen ( > Tab. 6.1). Eine offizielle Empfehlung durch die STIKO bedeutet gleichzeitig, dass die **Kosten** für diese Impfungen **von den Kassen übernommen** werden.

> **MERKE**
> Die Impfungen gegen Masern, Mumps, Röteln und Windpocken **(MMRV)** stellen **Lebendimpfungen** dar.
> In der Schwangerschaft sind Lebendimpfungen grundsätzlich kontraindiziert, weil sich „Lebendiges" vermehren und damit potenziell auch die Plazentarschranke überwinden kann. Dagegen sind Totimpfstoffe prinzipiell erlaubt, gerade weil hier eine Vermehrung von Keimen und dadurch auch Bedrohung des Kindes unmöglich ist.

**Tab. 6.1** Impfkalender für Säuglinge, Kinder und Jugendliche (Empfehlungen der Ständigen Impfkommission am Robert-Koch-Institut). Stand: Juli 2010.

| Empfohlenes Impfalter | Impfung |
|---|---|
| ab Beginn 3. Lebensmonat | • 1. Diphtherie-Tetanus-Pertussis (DTaP)<br>• 1. Hepatitis-B-Impfung (HB)<br>• 1. inaktivierte Polio-Vakzine (IPV)<br>• 1. Haemophilus influenzae Typ b (Hib)<br>• 1. Pneumokokken-Impfung |
| ab Beginn 4. Lebensmonat | • 2. Diphtherie-Tetanus-Pertussis (DTaP)<br>• 2. Hepatitis-B-Impfung (HB)<br>• 2. inaktivierte Polio-Vakzine (IPV)<br>• 2. Haemophilus influenzae Typ b (Hib)<br>• 2. Pneumokokken-Impfung |
| ab Beginn 5. Lebensmonat | • 3. Diphtherie-Tetanus-Pertussis (DTaP)<br>• 3. Hepatitis-B-Impfung (HB)<br>• 3. inaktivierte Polio-Vakzine (IPV)<br>• 3. Haemophilus influenzae Typ b (Hib)<br>• 3. Pneumokokken-Impfung |
| ab Beginn 12.–15. Monat | • 4. Diphtherie-Tetanus-Pertussis (DTaP)<br>• 4. Hepatitis-B-Impfung (HB)<br>• 4. inaktivierte Polio-Vakzine (IPV)<br>• 4. Haemophilus influenzae Typ b (Hib)<br>• 4. Pneumokokken-Impfung<br>→ Abschluss der Grundimmunisierung<br>• 1. Masern-Mumps-Röteln-Varizellen (MMRV)<br>• Meningokokken-Impfung (getrennt von den anderen Impfungen; Impfung auch für Kontaktpersonen zu Erkrankten) |
| bis Ende 2. Lebensjahr | 2. Masern-Mumps-Röteln-Varizellen (MMRV) |
| 5.–6. Lebensjahr | Tetanus-Diphtherie-Pertussis (TdaP) Auffrischimpfung (Td-Impfstoff gegenüber DT: reduzierter Diphtherietoxoidgehalt) |
| 9.–17. Lebensjahr | • Tetanus-Diphtherie-Pertussis (TdaP) Auffrischimpfung<br>• inaktivierte Polio-Vakzine (IPV) Auffrischimpfung<br>• Grundimmunisierung mit Hepatitis-B-Impfung (HB) und Masern-Mumps-Röteln (MMR) für alle bisher nicht Geimpften bzw. Komplettierung eines unvollständigen Impfschutzes |

**Tab. 6.1** Impfkalender für Säuglinge, Kinder und Jugendliche (Empfehlungen der Ständigen Impfkommission am Robert-Koch-Institut). Stand: Juli 2010. (Forts.)

| Empfohlenes Impfalter | Impfung |
|---|---|
| 12.–17. Lebensjahr (nur für Mädchen) | HPV-Impfung (Gardasil®, Cervarix®) 3-mal (0, 2, 6 Monate) |
| Erwachsene | • Auffrischimpfungen im 10-Jahres-Abstand für Diphtherie und Tetanus (Td), allerdings wird seit Juli 2009 wegen der häufigen Keuchhustenfälle bei Erwachsenen einmalig eine Kombination mit Pertussis empfohlen als Tdap (ap gegenüber aP: reduzierter Antigengehalt)<br>• Masern-Impfung für alle ab 1970 Geborenen mit unklarem Impfstatus empfohlen<br>• Röteln-Impfung für alle Frauen im gebärfähigen Alter mit unklarem Impfstatus empfohlen<br>• Meningokokken-Impfung für Kontaktpersonen zu Erkrankten |
| Frauen mit Kinderwunsch | aP (bei Bedarf als DTaP) |
| Schwangere | Influenza-Impfung |
| alle Personen ab 60 Jahren sowie Patienten mit kardiopulmonalen Vorerkrankungen, Diabetes mellitus oder Immunschwächen | • Influenza-Impfung<br>• Pneumokokken-Impfung |

## 6.2 Lernhilfen

### Erkrankungen durch Bakterien und Viren, die nur beim Menschen vorkommen

#### Bakterien
- Streptokokken der Gruppe A: Angina tonsillaris, Scharlach, Erysipel bzw. Phlegmone, Impetigo contagiosa
- Corynebacterium diphtheriae: Diphtherie
- Salmonella typhi bzw. paratyphi: Typhus abdominalis bzw. Paratyphus
- Shigellen: bakterielle Ruhr
- Vibrio cholerae, Vibrio El Tor: Cholera
- Mycobacterium tuberculosis: Tuberkulose
- Mycobacterium leprae: Lepra
- Bordetella pertussis: Keuchhusten
- Treponema pallidum: Syphilis
- Gonokokken: Gonorrhö
- Meningokokken: Meningitis, Sepsis

#### Viren
- Masern
- Polio
- Röteln
- Mumps
- HIV
- alle Hepatitisviren
- alle Herpesviren

### Zoonosen

= bei Wirbeltieren vorkommende Infektionen, die auf den Menschen übertragen werden können:
- Brucellose
- Creutzfeldt-Jakob-Krankheit
- Echinokokkose
- EHEC/EIEC
- Leptospirose
- Listeriose
- Milzbrand
- Pest
- Q-Fieber
- Salmonellen-Enteritis
- Tollwut
- Tuberkulose (bovine Form)
- Toxoplasmose
- Tularämie
- Yersiniose

### Durch Vektoren übertragene Krankheiten

#### Zecken
- Lyme-Borreliose
- FSME
- Rückfallfieber
- Tularämie (selten)

#### Mücken
- Malaria
- virusbedingtes hämorrhagisches Fieber (einschließlich Gelbfieber)

**Läuse**
- Fleckfieber
- Rückfallfieber

**Flöhe**
- Pest

## Lebensmittelvergiftungen

**Durch Toxine ausgelöst**
- Staphylococcus aureus
- Clostridium botulinum
- Salmonellen

**Durch Bakterien ausgelöst**
- obligat pathogene Escherichia coli
- Salmonellen
- Brucellen
- Listerien
- Clostridien
- Shigellen

> **MERKE**
> Clostridien und Salmonellen verursachen also sowohl durch eigene Vermehrung als auch durch Toxinbildung Vergiftungen.

## Typische Fieberverläufe

**Biphasischer Fieberverlauf**
- Morbus Weil
- Masern
- Poliomyelitis
- Gelbfieber
- FSME

**Undulierender Fieberverlauf**
- Brucellose (Maltafieber)

**Remittierender Fieberverlauf**
- Hohlrauminfektionen (z. B. Sinusitis)

**Intermittierender Fieberverlauf**
- Rückfallfieber
- Sepsis
- Organabszesse
- Malaria

**Fieber-Kontinua**
- Typhus abdominalis (Stadium II)
- Lobärpneumonie
- Fleckfieber

**Treppenförmiger Fieberverlauf**
Typhus abdominalis (Stadium I)

## Enteritisformen

**Enteritis infectiosa**
- obligat pathogene Escherichia coli
- Salmonellen
- Yersinien
- Shigellen
- Campylobacter jejuni
- Staphylokokken (selten)
- Streptokokken (selten)

**Virale Enteritis**
- Rotaviren
- Noroviren
- Adenoviren

**Enterokolitis nach Antibiotikagabe**
- Staphylococcus aureus
- Clostridium difficile (blutig)

## Erreger von blutigen Durchfällen

- pathogene Escherichia Coli (EIEC, EHEC)
- Amöben
- Campylobacter jejuni
- Shigellen-Ruhr
- Milzbrand (nur bei Darmbefall)
- Clostridium difficile

## Erreger von Harnwegsinfekten

- Escherichia coli (50–80%)
- weitere Enterobakterien wie Proteus, Klebsiella, Serratia
- Enterokokken (bis 25%)
- Chlamydien
- Trichomonaden

## Toxinverursachte Krankheiten

- Helicobacter-Gastritis
- Milzbrand
- Keuchhusten
- Clostridien-Erkrankungen
- Diphtherie
- Cholera
- EIEC, EHEC
- bakterielle Ruhr

## Bakterielle Erkrankungen, die keine Immunität hinterlassen

- alle opportunistischen Infektionen (Enterokokken, Enterobakterien)
- obligat pathogene Enterobakterien
- Tuberkulose

- Spirochäten-Erkrankungen (Syphilis, Rückfallfieber, Borreliose)

## Granulombildung durch intrazelluläre Bakterien

- Tuberkulose
- Typhus
- Lues
- Listeriose
- Brucellose
- Legionärskrankheit
- Yersiniose

## Krankheiten mit möglichem Exanthem

- Influenza
- Hepatitis B
- infektiöse Mononukleose
- Zytomegalie
- HIV

## Krankheiten mit relativer Bradykardie

- Typhus
- Ornithose
- Brucellose
- Morbus Weil
- Q-Fieber
- Gelbfieber
- Influenza

## Krankheiten, die zur Embryopathie bzw. Fetopathie führen

- Röteln
- Toxoplasmose
- Listeriose
- Lues
- Zytomegalie
- Mumps
- Windpocken
- HIV
- Malaria
- prinzipiell alle Erreger mit Ausnahme der Viren grippaler Infekte (z. B. Rhinoviren)

## Sexuell übertragbare Krankheiten (➤ Tab. 6.2)

Sie werden häufig als **STD** (**s**exually **t**ransmitted **d**eseases) bezeichnet.

Bei **nicht meldepflichtigen Erkrankungen** wie einer **Candidose**, **Chlamydieninfektion** oder **Zytomegalie** kann davon

**Tab. 6.2** Sexuell übertragbare Krankheiten (STD).

| Krankheit | Erreger | Meldepflicht |
|---|---|---|
| Syphilis (Lues) | Treponema pallidum | § 7 nicht-namentlich |
| Lymphogranuloma venereum (Lymphogranuloma inguinale) | Chlamydia trachomatis | |
| Granuloma inguinale | Calymmatobacterium | |
| Gonorrhö (Tripper) | Gonokokken | |
| Ulcus molle | Haemophilus ducreyi | |
| Adnexitis (Salpingitis), Sterilität, Harnwegsinfekt, Reizblase, Enuresis nocturna, Prostatitis | Chlamydia trachomatis | |
| Adnexitis | Mykoplasmen | |
| Genitaltuberkulose | Mykobakterien | § 6 |
| Kolpitis | Ureaplasma urealytica | |
| Aminkolpitis, Fluor mit Fischgeruch | Gardnerella vaginalis | |
| Kolpitis mit schaumigem Fluor, Zystitis, Urethritis | Trichomonaden (Trichomonas vaginalis) | |
| Kolpitis, Vulvitis mit weißlichen Belägen | Candida albicans | |
| Vulvitis, Zervizitis, Zervixkarzinom | humane Papillomaviren (HPV) | |
| Aphthen, gruppiert stehende Bläschen | Herpes-Virus Typ 2 | |
| Zytomegalie beim Erwachsenen | Zytomegalie-Virus | |
| akute Hepatitis | Hepatitis-Viren B, C, D, G | § 6 |
| HIV-AIDS | HI-Virus | § 7 nichtnamentlich |
| Skabies (Krätze) | Krätzmilbe | |
| Pediculosis der Schamhaare (Verlausung) | Filzlaus | |
| Mollusca contagiosa im Genitalbereich (Dellwarzen) | Virus aus der Pockengruppe | |

ausgegangen werden, dass sich das **Behandlungsverbot** ausschließlich auf die **genitale Diagnostik und Therapie** dieser Erkrankungen erstreckt, also z. B. auf einen vulvovaginalen Befall. Dies gilt auch für **Dellwarzen** (Mollusca contagiosa), die manchmal den sexuell übertragbaren Erkrankungen zugerechnet werden. Dellwarzen findet man allerdings vorwiegend bei Kindern, seltener bei atopischen oder immundefizienten Erwachsenen. Hier erscheinen sie dann bevorzugt an Stamm oder Extremitäten, Gesicht und Hals und eher selten im Genitalbereich. Nur im letzteren Fall wird demnach der § 24 zur Anwendung kommen.

## Übertragungswege und Inkubationszeiten wichtiger Infektionskrankheiten (➤ Tab. 6.3)

**Tab. 6.3** Übertragungswege und Inkubationszeiten wichtiger Infektionskrankheiten.

| Erkrankung | Inkubations- zeit | Übertragungsweg |
|---|---|---|
| **Stunden** | | |
| Staphylococcus aureus-Toxin | 2–6 Stunden | Lebensmittel |
| Gasbrand | 5 Std.–5 Tage | verschmutzte, anaerobe Wunden |
| Salmonellen- Enteritis | 8 Std.–2 Tage | Lebensmittel, Wasser |
| Botulismus-Toxin | 12–36 Stunden | Lebensmittel |
| **Tage** | | |
| Pontiac-Fieber | 1–2 Tage | Aerosole (Wassertröpfchen) |
| Erkältungsviren | 1–2 Tage | Tröpfcheninfektion |
| Lungenpest | 1–2 Tage | Tröpfcheninfektion |
| Norovirus-Enteritis | 1–2 Tage | fäkal-oral |
| Rotavirus-Enteritis | 1–3 Tage | fäkal-oral |
| EHEC-Colitis | 1–3 Tage | Rinder und Rinderprodukte |
| Pneumokokken- pneumonie | 1–3 Tage | Tröpfcheninfektion |
| Influenza | 1–4 Tage | Tröpfcheninfektion |
| Rotz | 1–5 Tage | Pferde, Esel |
| Ulcus molle | 1–6 Tage | sexuelle Kontakte |
| Erysipel | 1–7 Tage | Hautdefekte |
| Meningokokken- Sepsis | 2–5 Tage | Tröpfcheninfektion, Kuss |
| Meningokokken- Meningitis | 2–5 Tage | Tröpfcheninfektion, Kuss |
| Cholera | 2–5 Tage | Wasser, roher Fisch |
| Angina tonsillaris | 2–5 Tage | Tröpfcheninfektion |
| Tularämie | 2–5 Tage | Tierkontakte, Lebensmittel, Aerosole, Zecken, Bremsen |
| Diphtherie | 2–5 Tage | Tröpfcheninfektion |
| Gonorrhö (Mann) | 2–5 Tage | sexuelle Kontakte |
| Gonorrhö (Frau) | 3–21 Tage | sexuelle Kontakte |
| Scharlach | 2–5 (–7) Tage | Tröpfcheninfektion |
| Shigellen-Ruhr | 2–7 Tage | Finger, Futter, Fliegen, Fäzes |
| Milzbrand | 2–7 Tage | Hautwunden, Fleisch, Inhalation |
| Bubonenpest | 2–7 Tage | Rattenfloh |
| Herpes simplex | 2–7 Tage | Direkter Kontakt, Speichel |
| Campylobacter- Enteritis | 2–7 Tage | Lebensmittel, fäkal-oral |
| Gelbfieber | 3–6 Tage | Mückenstich (Aedes ägypti) |
| Rückfallfieber | 4–7 Tage | Zecken, Läuse |
| Dengue-Fieber | 5–8 Tage | Aedes aegypti, direkter Kontakt |
| Legionärskrankheit | 2–10 Tage | Aerosole (Wassertröpfchen) |

**Tab. 6.3** Übertragungswege und Inkubationszeiten wichtiger Infektionskrankheiten. (Forts.)

| Erkrankung | Inkubations- zeit | Übertragungsweg |
|---|---|---|
| SARS | 2–10 Tage | Tröpfcheninfektion |
| Yersiniose | 3–10 Tage | Lebensmittel, Wasser |
| Staphylococcus aureus-Infektion | 4–10 Tage | Keimträger (Nase) |
| Poliomyelitis | 5–14 Tage | Schmier- und Tröpfcheninfek- tion, Fliegen, Wasser |
| Trichinose | 5–14 Tage | (Schweine-)Fleisch |
| Trachom | 6–10 Tage | Schmierinfektion, Wasser |
| Typhus bzw. Para- typhus | 10 (3–60) Tage | Lebensmittel, Wasser |
| **Wochen** | | |
| FSME | 7–14 Tage | Zeckenstich, rohe Milch (selten) |
| Keuchhusten | 7–14 Tage | Tröpfcheninfektion |
| Morbus Weil | 7–14 Tage | Urin von Tieren |
| Exanthema subitum | 7–14 Tage | Tröpfcheninfektion |
| Ringelröteln | 7–14 Tage | Tröpfcheninfektion |
| Masern | 8–14 Tage | aerogen (Tröpfcheninfektion) |
| Fleckfieber | 10–14 Tage | Läusekot |
| Malaria quartana | 20–35 Tage | Anopheles-Mücke |
| Malaria (übrige Formen) | 8–20 Tage | Anopheles-Mücke |
| Borreliose (Wanderröte) | 3–33 Tage | Zeckenstich |
| Tetanus | 3 Tage– 3 Wochen | verschmutzte Wunden |
| Listeriose | 3 Tage– 6 Wochen | Milch, Milchprodukte |
| Giardiasis (Lamblien) | 1–3 Wochen | Lebensmittel, Wasser |
| Lymphogranuloma inguinale | 1–3 Wochen | sexuelle Kontakte |
| Ornithose | 1–3 Wochen | Papageien und andere Vögel |
| Mononukleose | 1–3 Wochen | Kuss, Tröpfcheninfektion |
| Brucellose (Morbus Bang) | 1–3 Wochen | tierische Ausscheidungen |
| Q-Fieber | 2–3 Wochen | Staubinhalation, Milch, konta- minierte Kleidung |
| Windpocken | 2–3 Wochen | aerogen, direkter Kontakt |
| Mumps | 2–3 Wochen | Tröpfcheninfektion |
| Röteln | 2–3 Wochen | Tröpfcheninfektion |
| Syphilis | 3 Wochen | sexuelle Kontakte |
| Hepatitis A und E | 2–7 Wochen | Trinkwasser, Lebensmittel, Schmierinfektion |
| Zytomegalie | 3–8 Wochen | Tröpfchen-, Schmierinfektion, diaplazentar, sexuelle Kontak- te |
| Tuberkulose | 4–6 Wochen | Tröpfcheninfektion, Kuhmilch |

**Tab. 6.3** Übertragungswege und Inkubationszeiten wichtiger Infektionskrankheiten. (Forts.)

| Erkrankung | Inkubationszeit | Übertragungsweg |
|---|---|---|
| **Monate** | | |
| Amöben-Ruhr | Tage bis Monate | Trinkwasser, Lebensmittel |
| Tollwut | 1–3 Monate (10 Tage–10 Monate) | Tierspeichel |
| Hepatitis C | 2 Wochen–6 Monate | Blut, sexuelle Kontakte |
| Hepatitis B | 1–6 Monate | Blut, sexuelle Kontakte |
| **Jahre** | | |
| Lepra | 6 Monate–8 Jahre (bis Jahrzehnte) | Nasensekret, Hautkontakt, Muttermilch |
| HIV-Erkrankung Stadium I | 2 Wochen–3 Monate | Blut und Blutprodukte, |
| HIV-Erkrankung Stadium II | 6 Monate bis 10 Jahre | homo- und heterosexueller |
| HIV-Erkrankung Stadium III (AIDS) | Jahre bis zu 20 Jahre | Verkehr, unsterile Nadeln, diaplazentar, Muttermilch |
| Creutzfeldt-Jakob | 6 Monate–30 Jahre | Fleisch, Hirnsubstanz, sporadisches Auftreten, familiär |

## Kontagions- und Manifestationsindex (> Tab. 6.4)

### Kontagionsindex
Bezeichnet die **Wahrscheinlichkeit einer Infektion beim Kontakt zu einem Infizierten**. Ein Kontagionsindex von 0,7 bedeutet, dass sich beim Kontakt von 100 nicht immunen, also auch nicht geimpften Personen zu einem Erkrankten etwa 70 infizieren werden, demnach also apparent oder inapparent erkranken, während 30 den Erreger nicht übertragen bekommen und/oder nicht vermehren, sodass auch keine erkennbare (spezifische) Immunantwort erfolgt.

### Manifestationsindex
Bezeichnet die **Wahrscheinlichkeit**, dass eine **Erkrankung im Anschluss an eine Infektion erkennbar (apparent) in Erscheinung tritt**. Nahezu jeder infiziert sich an einem Masern- oder Polio-Infizierten (Kontagionsindex > 0,95). Während aber nach einer Maserninfektion nahezu jeder auch die Masern bekommt (Manifestationsindex > 0,95), ist eine Polio-Erkrankung trotz Infektion eine seltene Ausnahme (Manifestationsindex 0,001 = Einer von Tausend): Sowohl der infektiöse Mensch als auch diejenigen, die sich an ihm infizieren, erscheinen klinisch vollkommen gesund.

**Tab. 6.4** Kontagions-, Manifestationsindex und Erkrankungshäufigkeiten von Infektinoskrankheiten.

| | Kontagionsindex | Manifestationsindex | Erkrankungen/Jahr Deutschland/weltweit |
|---|---|---|---|
| Masern | 0,99 | 0,99 | 1.000 |
| Windpocken | 0,99 | 0,99 | > 700.000 (vor Einführung der Impfung) |
| Rotaviren | 0,99 | 0,3 | > 100.000 Meldungen |
| Norwalk-Viren | 0,99 | 0,3 | 250.000 Meldungen |
| Poliomyelitis | 0,99 | 0,001 | 0/2 Mio. |
| Syphilis | 0,90 | 0,99 | 2.000 |
| Keuchhusten | 0,85 | | |
| Typhus | 0,50 | | 200/17 Mio. |
| Röteln | 0,50 | 0,5 | 75.000 |
| Mumps | 0,40 | 0,5 | 50.000 |
| Herpes simplex | 0,50 | 0,01 | |
| Mononukleose | 0,65 | | |
| Zytomegalie | | 0,01 | |
| Hepatitis A | | 0,7 | < 1.000 |
| Hepatitis B | | 0,65 | < 1.000/30 Mio. |
| Hepatitis C | | 0,25 | 5.000/10 Mio. |
| Influenza | 0,35 | 0,65 | |
| Scharlach | 0,25 | | |
| FSME | 0,25 | 0,03 | 250 |
| Shigellen-Ruhr | | 0,15 | 1.000 |
| Diphtherie | 0,15 | 0,99 | 2 |
| Tollwut | 0,10 | 0,99 | 0/45.000 |
| Malaria | | 0,99 | 1.000/400 Mio. |
| Borreliose | | 0,05 | 60.000 |
| Lepra | | 0,05 | 2/700.000 |
| HIV | 0,01 | 0,99 | 1.000/4 Mio. |

# Abbildungsnachweis

Der Verweis auf die jeweilige Abbildungsquelle befindet sich bei allen Abbildungen im Buch am Ende des Legendentextes in eckigen Klammern. Alle nicht besonders gekennzeichneten Grafiken und Abbildungen: Susanne Adler, Lübeck, © Elsevier GmbH, München.

[1]  Adler S.

[2]  Auerbach P. S.: Wilderness Medicine, 5th ed., Mosby, 2007

[3]  Babbush C. A., Fehrenbach M. J., Emmons M.: Mosby's Dental Dictionary, 2nd ed., Mosby, 2007

[4]  Baren J. M., Rothrock S. G., Brennan J. A.: Pediatric Emergency Medicine, 1st ed., Saunders, 2007

[5]  Boon N. A. et al.: Davidson's Principles and Practice of Medicine, 20th ed., Churchill Livingstone, 2006

[6]  Brooker C.: Mosby's Dictionary of Medicine, Nursing and Health Professions, 1st ed., Mosby, 2011

[7]  Carey W. D.: Current Clinical Medicine 2009, 1st ed., Saunders, 2008

[8]  Christensen B. L., Kockrow E. O.: Foundations and Adult Health Nursing, 5th ed., Mosby, 2005

[9]  Classen M. et al.: Innere Medizin, 5. Aufl., Elsevier GmbH, Urban & Fischer Verlag, 2004

[10]  Cohen J., Powderly W. G., Opal S. M.: Infectious Diseases, 3rd ed., Mosby, 2010

[11]  Cohen J., Powderly W. G.: Infectious Diseases, 2nd ed., Mosby, 2003

[12]  Colledge N. R., Walker B. R., Ralston S. H.: Davidson's Principles and Practice of Medicine, 21st ed., Churchill Livingstone, 2010

[13]  Copstead-Kirkhorn L.-E., Banasik J. L., Copstead L.-E. C.: Pathophysiology, 3rd ed., Saunders, 2005

[14]  Douglas G., Nicol, F., Robertson, C.: MacLeod's Clinical Examination, 11th ed., Churchill Livingstone, 2005

[15]  Dubitzky A.

[16]  Ferri F. F.: Ferri's Clinical Advisor 2009, 1st ed., Mosby, 2008

[17]  Ferri F. F.: Ferri's Color Atlas and Text of Clinical Medicine, 1st ed., Saunders, 2008

[18]  Fitzpatrick J. E., Morelli J. G.: Dermatology Secrets in Color, 3rd ed., Elsevier, Mosby, 2007.

[19]  Forbes C. D., Jackson W. F.: Farbatlas der Inneren Medizin, 1. Aufl., Elsevier GmbH, Urban & Fischer Verlag, 2008

[20]  Forbes A., Misiewicz J. J., Compton C. C.: Atlas of Clinical Gastroenterology, 3rd ed., Mosby, 2005

[21]  Forbes B. A., Sahm D. F., Weissfeld A. S.: Bailey & Scott's Diagnostic Microbiology, 12th ed., Mosby, 2007

[22]  Frazier M. S., Drzymkowski J., Drzymkowski J. W.: Essentials of Human Disease and Conditions, 3rd ed., Saunders, 2004

[23]  Goldman L., Ausiello D., Arend W.: Cecil Medicine, 23rd ed., Saunders, 2007

[24]  Goljan E. F.: Rapid Review Pathology, 3rd edition, Mosby, 2009

[25]  Gruber G., Hansch A.: Kompaktatlas Blickdiagnosen in der Inneren Medizin, 1.Aufl., Elsevier GmbH, Urban & Fischer Verlag, 2006

[26]  Habif T. P.: Clinical Dermatology, 5th ed., Mosby, 2009

[27]  Herring J. A.: Tachdjian's Pediatric Orthopaedics, 4th ed., Saunders, 2007

[28]  Ibsen O.: Oral Pathology for the Dental Hygienist, 5th ed., Saunders, 2008

[29]  Kiechle M.: Gynäkologie und Geburtshilfe, 1. Aufl., Elsevier GmbH, Urban & Fischer Verlag, 2007

[30]  Kliegman R. M. et al.: Nelson Textbook of Pediatrics, 18th ed., Saunders, 2007

[31]  Kradin R. L.: Diagnostic Pathology of Infectious Disease, 1st ed., Saunders, 2010

[32]  Kumar V., Abbas A. K., Fausto N.: Robbins and Cotran's Pathologic Basis of Disease, 7th ed., Saunders, 2004

[33]  Kumar P., Clark M.: Clinical Medicine, 6th ed., Saunders, 2005

[34]  Kumar P., Clark M.: Kumar and Clark's Clinical Medicine, 7th ed., Saunders, 2009

[35]  LeMone P., Burke K. M., Bauldoff G.: Medical – Surgical Nursing: Critical Thinking in Patient Care, 5th ed., Pearson Education, 2011

[36]  Mahon C. R., Manuselis G., Lehman D. C.: Textbook of Diagnostic Microbiology, 3rd ed., Saunders, 2006

[37]  Mayatepek E.: Pädiatrie, 1. Aufl., Elsevier GmbH, Urban & Fischer Verlag, 2007

[38]  Mims C. et al.: Medical Microbiology, 3rd ed., Elsevier GmbH, Urban & Fischer Verlag, 2004

[39]  Mims C. et al.: Medizinische Mikrobiologie, 2. Aufl., Elsevier GmbH, Urban & Fischer Verlag, 2006

[40]  Mir M. A.: Blickdiagnosen, 1. Aufl., Elsevier GmbH, Urban & Fischer Verlag, 2007

[41]  Murray P. R., Rosenthal K. S., Pfaller M. A.: Medical Microbiology, 5th ed., Mosby, 2005

[42]  Raichle G.

[43]  Renz-Polster H., Krautzig S., Braun J.: Basislehrbuch Innere Medizin, 4. Aufl., Elsevier GmbH, Urban & Fischer Verlag, 2008

[44]  Rigel D. S., Friedman R., Dzubow L. M.: Cancer of the skin, 1st ed., Saunders, 2004

[45]  Rintelen H.

[46]  Turgeon M. L.: Linne & Ringsrud's Clinical Laboratory Science: The Basics and Routine Techniques, 5th ed., Mosby, 2006

[47]  Swartz M.: Textbook of Physical Diagnosis: History and Examination, 5th ed., Saunders, 2005

[48]  Ward K. N., McCartney A. C., Thakker B.: Notes on Medical Microbiology: Including Virology, Mycology and Parasitology, 2nd ed., Churchill Livingstone, 2008

[49]  Wein A. J. et al.: Campbell – Walsh Urology, 9th ed., Saunders, 2006

[50]  Wilson J., Jenner E. A.: Infection Control in Clinical Practice, 3rd ed., Bailliere Tindall, 2006

[51]  Yanoff M., Duker J. S.: Ophthalmology, 3rd ed., Mosby, 2008

[52]  Zaoutis L. B., Chiang V. W.: Comprehensive Pediatric Hospital Medicine, 1st ed., Mosby, 2007

# Register

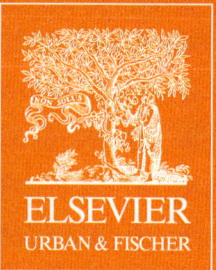
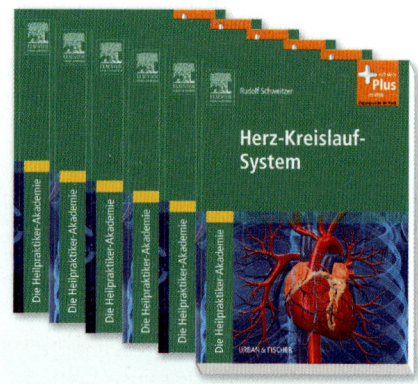
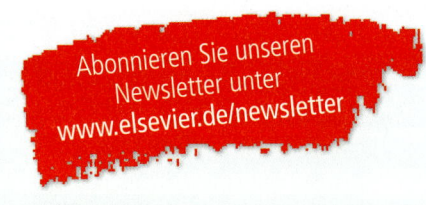
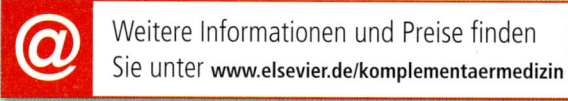